Justine Strupp

Gewürze & Kräuter in der Naturkosmetik

Justine Strupp

Gewürze & Kräuter in der Naturkosmetik

Gesund und schön von Kopf bis Fuß

Leopold Stocker Verlag
Graz – Stuttgart

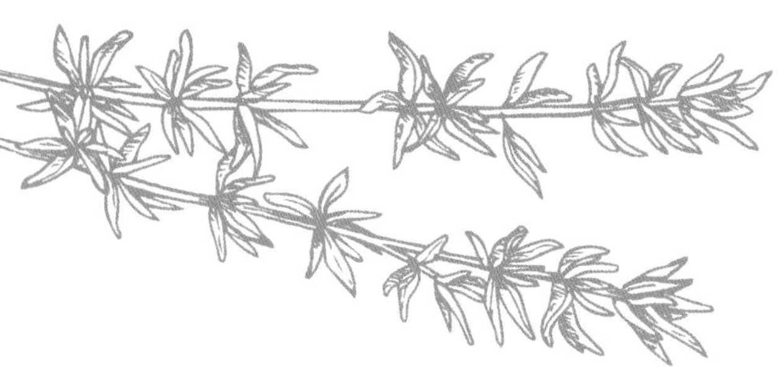

Umschlaggestaltung: Werbeagentur Rypka, A-8143 Dobl/Graz
Titelbilder: Vorderseite: Mona Lorenz, Gmunden. Rückseite: Justine Strupp
Bildnachweis: Alle Abbildungen stammen, so nicht anders angegeben, dankenswerterweise von der Autorin.

Bibliographische Information der Deutschen Nationalbibliothek
Die Deutsche Nationalbibliothek verzeichnet diese Publikation in der Deutschen Nationalbibliographie; detaillierte bibliographische Daten sind im Internet über http://dnb.d-nb.de abrufbar.

Hinweis:
Dieses Buch wurde auf chlorfrei gebleichtem Papier gedruckt. Die zum Schutz vor Verschmutzung verwendete Einschweißfolie ist aus Polyethylen chlor- und schwefelfrei hergestellt. Diese umweltfreundliche Folie verhält sich grundwasserneutral, ist voll recyclingfähig und verbrennt in Müllverbrennungsanlagen völlig ungiftig.

Auf Wunsch senden wir Ihnen gerne kostenlos unser Verlagsverzeichnis zu:
Leopold Stocker Verlag GmbH
Hofgasse 5 / Postfach 438
A-8011 Graz
Tel.: +43 (0)316/82 16 36
Fax: +43 (0)316/83 56 12
E-Mail: stocker-verlag@stocker-verlag.com
www.stocker-verlag.com

ISBN 978-3-7020-2059-0

Layout: Werbeagentur Rypka, A-8143 Dobl/Graz

Inhalt

Unser Auge 84

Tief durchatmen 90

Einmal zuhören, bitte! 96

Mundhöhle (Cavitas oris propria) 100

Das größte Organ des menschlichen Körpers

Flexibilität und Bewegung durch einen gesunden Rücken

Das Herz – ein besonderer Muskel

Hände und Nägel 156

Beine und Füße – gesund und munter 164

Glossar 172

Anhang 176

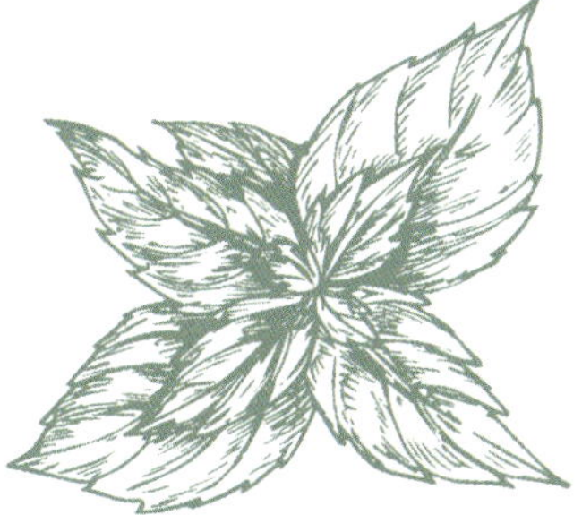

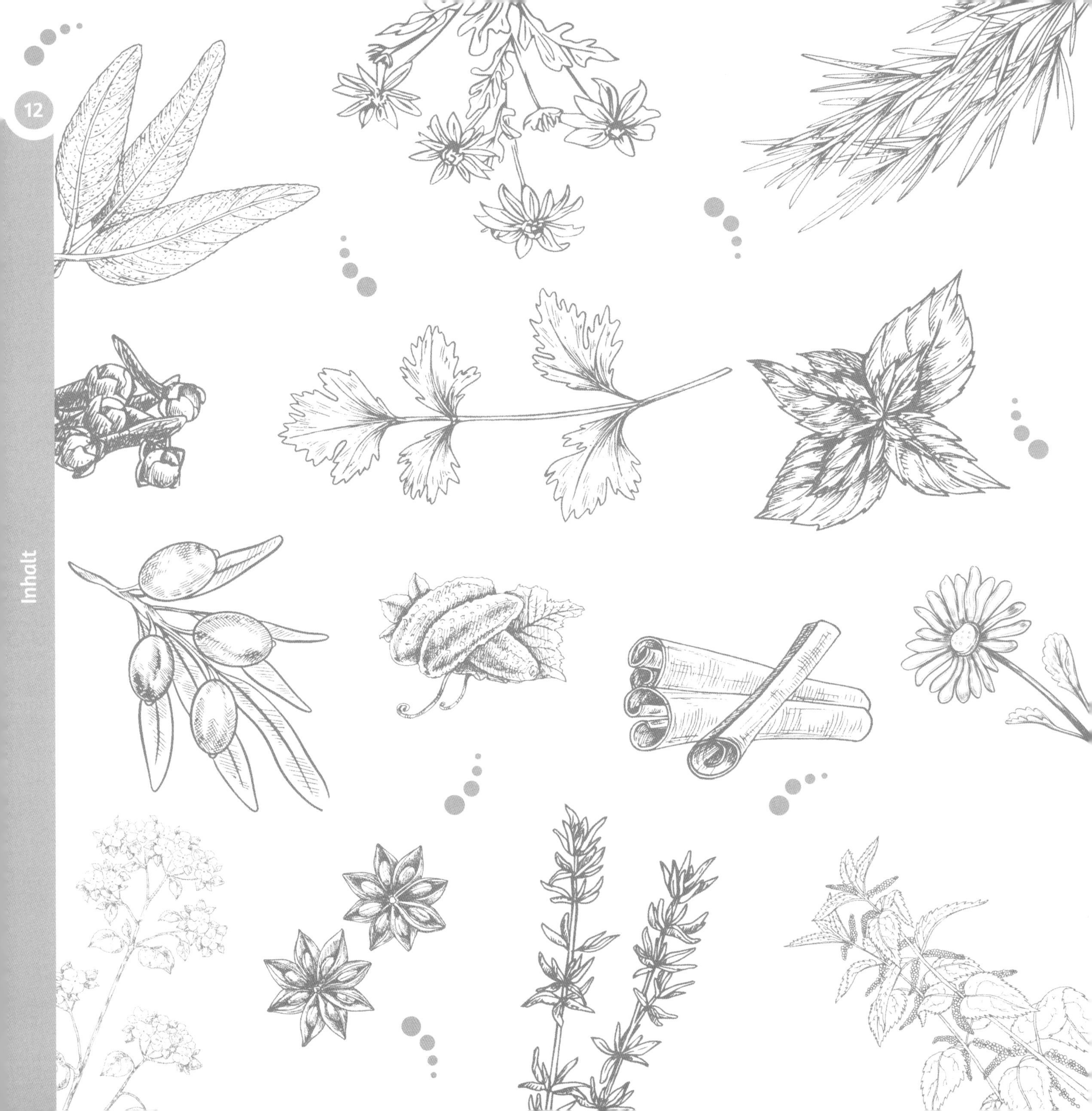

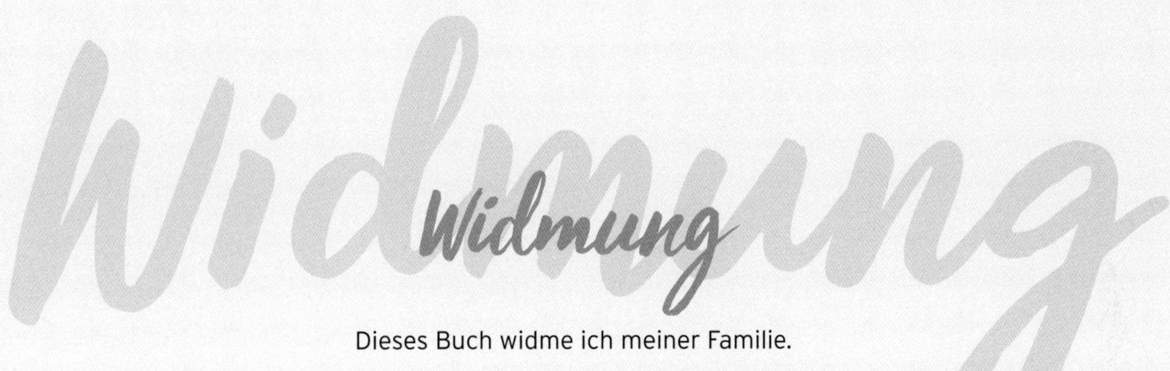

Widmung

Dieses Buch widme ich meiner Familie.

„Was ist wichtiger?“, fragte der große Panda.
„Der Weg? Oder das Ziel?“
„Die Weggefährten“, sagte der kleine Drache.
(James Norbury)

Einleitung

Naturkosmetik und die Herstellung eigener Produkte gewinnen immer mehr an Aufmerksamkeit. Die Menschen wollen wissen, was in ihren Produkten enthalten ist, und prüfen deren Herkunft und Nachhaltigkeit. Schönheitspflege wurde seit Anbeginn der Menschheit betrieben – entweder aus traditionellen oder rituellen und religiösen Motiven heraus. Die eigene Herstellung und die Verwendung von Pflanzen für Medizin oder Kosmetik haben in den letzten Jahrzehnten durch die Industrie und den gesellschaftlichen Wandel an Aufmerksamkeit verloren. Jedoch wächst das Interesse an Phytotherapie und deren eigener Herstellung wieder sehr stark an. Phytotherapie beinhaltet die Heilung oder die Linderung von Krankheiten und geistigen Beschwerden durch die Nutzung der heilenden Wirkung von Kräutern und Heilpflanzen oder Teilen der Pflanze, wie zum Beispiel die Wurzeln, die Rinde, die Blüten oder die Blätter. Die pflanzlichen Wirkstoffe werden extrahiert und daraus werden Tinkturen, Cremes, Tees, Öle oder Salben hergestellt.

Gerade bei selbst hergestellter Kosmetik ist besonders auf die Qualität und Frische der Rohstoffe, aber auch auf die Herstellung zu achten. Dabei muss sauber und gewissenhaft gearbeitet werden und alle Materialien müssen vorher desinfiziert oder, wenn möglich, sterilisiert werden, um eine Grundkontamination von Bakterien und Keimen zu vermeiden. Menschen, die sich ihre Kosmetik selbst rühren, möchten gezielt auf Konservierungsstoffe und Füllmaterialien verzichten. Dies stellt jedoch bei wasserhaltigen Produkten ein Problem dar, da diese nicht mikrobiell stabil sind und ein ideales Milieu für die Vermehrung von Mikroorganismen bieten.

Unsere Haut ist selbst von vielen körpereigenen Mikroorganismen besiedelt, was dazu führt, dass die selbst hergestellte Kosmetik nicht keimfrei ist. Die zusätzlichen Verunreinigungen durch unsere eigene Haut ist somit auf ein Minimum zu begrenzen. Eine Vielzahl von Problemen und Hautreaktionen lässt sich auf eine Verkeimung oder eine nicht ausreichende Konservierung zurückführen. Diese Verunreinigung sieht man der Kosmetik aber leider oft nicht an.

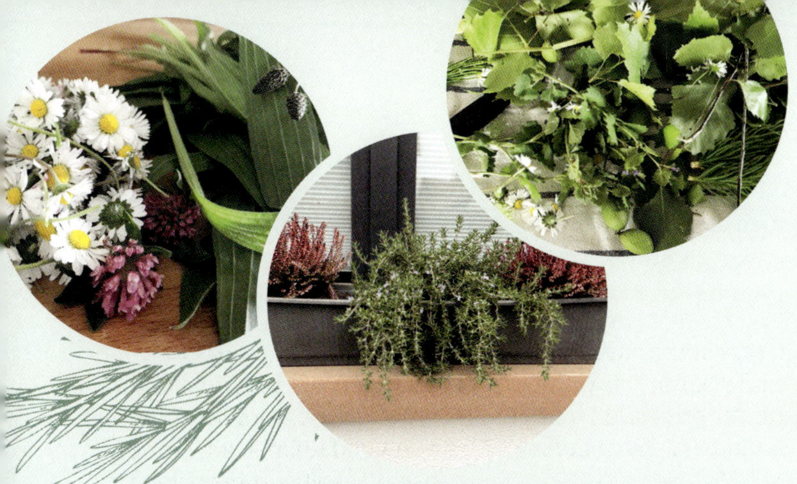

Zudem ist auch jeder Hauttyp sehr unterschiedlich. Die Beschaffenheit unserer Haut hängt von sehr vielen unterschiedlichen Faktoren ab, wie zum Beispiel dem Lebensstil, der Ernährung, äußeren Einflüssen, aber auch das Alter spielt hierbei eine entscheidende Rolle.

Bei der Herstellung zuhause sollten Sie alles nur in sehr kleinen Mengen herstellen, so verschwenden Sie keine Rohstoffe, wenn doch einmal etwas schlecht wird. Auch nicht jede angerührte Creme gefällt einem, so dauert es auch nicht so lange, um diese aufzubrauchen.

Sie können ausprobieren, was für Ihre Haut am besten ist, hier spielt auch der pH-Wert eine entscheidende Rolle. Näheres dazu später auf S. 17.

Das Sammeln der Pflanzen sollte stets sehr bewusst geschehen.

Nehmen Sie aus der Natur nur so viel, wie Sie auch wirklich verwenden.

Deswegen sollten Sie sich vor jedem Sammeln bewusstmachen, welches Kraut gerade blüht, wie es aussieht und, noch viel wichtiger, was Sie daraus herstellen möchten. Sie sollten nie von einem Ort alles nehmen, es darf gar nicht auffallen, dass Sie überhaupt etwas entnommen haben. Besonders bei Blüten ist dies von großer Bedeutung, da diese für viele Insekten als Nahrung dienen und somit auch für unser Überleben von Bedeutung sind. Zudem sollte auch nicht im Naturschutzgebiet gesammelt werden und auch keine Kräuter entnommen werden, die unter Naturschutz stehen.
In diesem Buch werden ausschließlich Hinweise zu Heilkunde und Naturkosmetikprodukten gegeben. Dies trifft immer nur auf die jeweilige beschriebene Art und die angegebene Verwendung zu. Sie zu gebrauchen, setzt daher Ihre sichere Kenntnis voraus, die Pflanzen auch zu erkennen. Jede Behandlung sollte nur in einem bestimmten Zeitraum stattfinden, auch selbst gemischte Kräuterteemischungen sollten regelmäßig gewechselt werden. Insgesamt sollten nur kleine gesundheitliche Probleme selbst behandelt werden. Den Arztbesuch kann, darf und will dieses Buch nicht ersetzen.

Kräuter richtig trocknen

Die Art und Weise des Trocknens sowie die Aufbewahrung sind entscheidend, wie lange Kräuter ihre Aromen behalten. Das ist für jede Pflanze sehr unterschiedlich. Am besten sammeln Sie sie an einem regenfreien Tag, da bei Regen das Aroma der Kräuter am geringsten ist. An sonnigen Tagen zur Mittagszeit ist die geeigneteste Zeit zum Kräuter sammeln, da sich hier das meiste Aroma entfaltet.

Bei selbst gesammelten Kräutern sollte auf das Waschen, wenn möglich, verzichtet werden, dadurch können sie beschädigt werden und ihre wertvollen Inhaltsstoffe können dadurch leiden oder sogar verloren gehen. Außerdem dauert der Trocknungsvorgang umso länger. Durch Schütteln und Ausbreiten auf einem entsprechenden Kräutertrockner

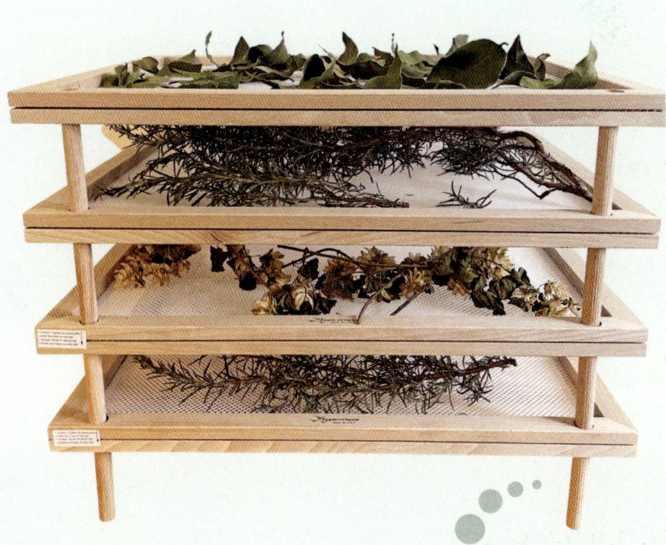

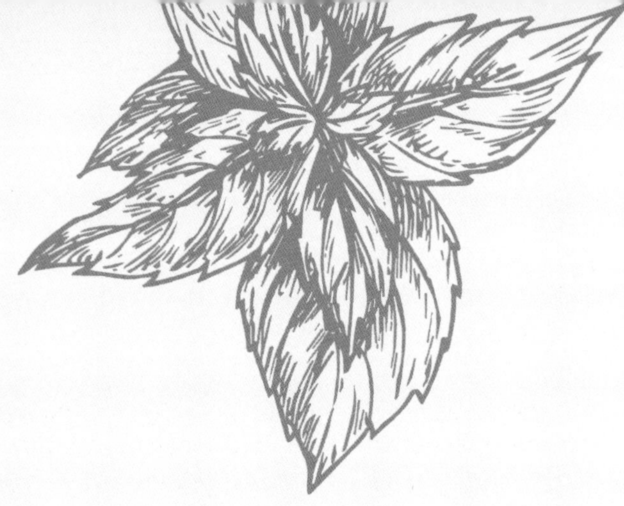

oder einer Küchenrolle können alle Insekten, die sich noch auf den Pflanzen befinden, fliehen.

Die Pflanze sollte so wenig wie möglich beim Trocknen zerkleinert werden, da hierbei die wichtigen ätherischen Öle und Inhaltsstoffe austreten.

Kräuter an der Luft trocknen

Hierbei handelt es sich um die schonendste Art, Kräuter zu trocknen. Dies ist zwar sehr zeitintensiv, jedoch bleiben die wertvollen Inhaltsstoffe erhalten und das Kraut wird am besten konserviert.

Zum Trocknen in Bündeln eignen sich windgeschützte, trockene, warme und schattige Plätze. Es sollte jedoch nicht wärmer als 35 °C werden, da sich sonst die ätherischen Öle verflüchtigen können. Die Kräuter werden kopfüber aufgehängt. Dieser Vorgang kann von 5 Tagen bis zu 3 Wochen dauern.

Kräuter im Dörrautomat trocknen

Hier ist ein Dörrautomat geeignet, der den Kräutern auf niedrigen Temperaturen die Feuchtigkeit entzieht (zwischen 35 und 50 °C).

Kräuter im Backofen trocknen

Die Kräuter können auch im Backofen getrocknet werden. Hierfür werden die Kräuter zerkleinert und auf dem Backblech mit Backpapier ausgebreitet. Hier eignet es sich am besten, den Ofen auf 30 bis 50 °C einzustellen. Die Kräuter dürfen nicht zu dicht aneinander liegen. Um diesen Vorgang besonders schonend zu machen, sollten hierfür ca. 2-3 Stunden eingeplant werden.

Aufbewahrung

Die Gläser sollten dunkel sein und an einem trockenen Ort aufbewahrt werden. Dann sind die Kräuter und ihre Geschmacks- und Inhaltsstoffe bis zu einem Jahr haltbar.

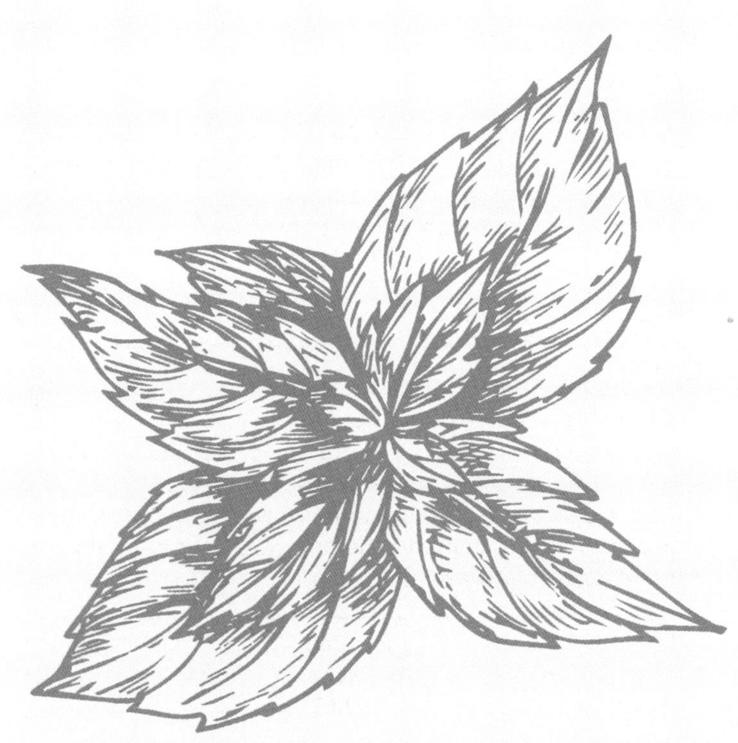

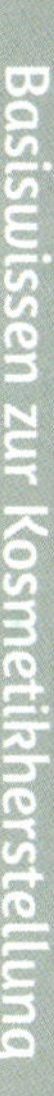

Basiswissen zur Kosmetikherstellung

Bei selbst hergestellter Kosmetik ist es besonders wichtig, einige Dinge zu beachten:

* Frische Rohstoffe verwenden (MHD beachten).
* In Ruhe und sauber arbeiten.
* Alles vorher gut reinigen und desinfizieren.
* Die Produkte entsprechend lagern.
* Cremes mit einem Spatel entnehmen, um Verunreinigungen zu vermeiden und die Haltbarkeit zu verlängern.

pH-Wert

Mit dem pH-Wert (lat. *Potentia hydrogenii*) wird der Säuregehalt einer Flüssigkeit bestimmt. Diese kann sauer, neutral oder basisch/alkalisch sein. Die Skala reicht von 0 bis 14. In der Mitte, bei einem pH-Wert von 7, liegt der so genannte Neutralpunkt, der destilliertem Wasser entspricht. Von 0-6,9 spricht man vom Säurebereich und von allem ab 7,1-14 von dem alkalischen Bereich.

Unsere Haut hat einen pH-Wert von 4,1-5,8, der als pH-hautneutral bezeichnet wird, aber im sauren Bereich liegt. Dies entsteht durch den produzierten Schweiß und Talg, der auch als Säuremantel bezeichnet wird. Diese chemische Barriere schützt uns automatisch vor Krankheitserregern, indem deren Wachstum gehemmt wird oder diese umgehend abgetötet werden.

Daher sollten Sie immer schauen, dass Sie mit Pflege- und Reinigungsmitteln, die alkalisch sind alles, Ihre Haut nicht zu sehr aus dem Gleichgewicht bringen und die Haut sich schnell erholen kann.

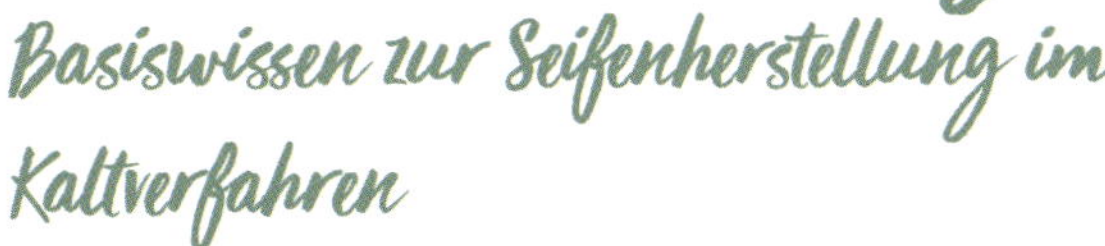

Dieses Verfahren eignet sich meiner Meinung nach am besten für einen Anfänger und lässt der eigenen Kreativität einen größeren Spielraum als das Heißverseifen. Das ausführliche Belesen vor der eigenen Seifenherstellung ist von großer Wichtigkeit.

Durch die niedrigen Temperaturen, die beim Kaltverfahren zustande kommen, bleiben die pflegenden Eigenschaften der Öle und Fette erhalten. Diese Art von Seifen sind besonders hochwertig und sehr pflegend für die Haut.

Seifen werden aus pflanzlichen und tierischen Ölen und Fetten hergestellt. Dabei handelt es sich um den so genannten „Fettansatz", welcher mit Natronlauge vermischt wird. Dieses Verfahren nennt man Seifesieden, was künstlich durch Mixen erzeugt wird, um den Prozess der chemischen Reaktion, die „Verseifung" genannt wird, zu erhöhen. Dabei verbinden sich die Fettsäuremoleküle mit den Laugenmolekülen und bilden aus Säure und Base ein Seifenmolekül. Beide Bestandteile neutralisieren sich somit gegenseitig. Bei diesem chemischen Prozess bleibt das Glycerin erhalten, das einen pflegenden Effekt hat. Hierbei handelt es sich um ein Triol, der einfachste dreiwertige Alkohol, welcher in Fetten und Ölen vorhanden ist.

Die Natronlauge muss für jede Seife individuell ausgerechnet werden, da jedes Öl und Fett eine andere Verseifungszahl hat. Für die Berechnung gibt es Seifentabellen (siehe S. 22) und Seifenrechner im Internet. Die genaue Menge der Natronlauge muss sehr genau ausgerechnet werden, bis auf zwei Stellen nach dem Komma. Wird die Lauge zu schwach, verseifen die Öle und Fette nicht richtig und die Seife kann dadurch schmierig werden. Verwenden Sie jedoch zu viel Natronlauge, können Sie sich damit die Haut verätzen. Ist die Seife richtig verseift, sind weder Öle noch Fette nachweisbar. Durch den chemischen Prozess ist Seife, strenggenommen, eigentlich ein Salz, welches sich in Wasser wieder auflöst.

- Als erstes werden Öle und Fette mild geschmolzen, bei niedriger Temperatur, um sicherzustellen, dass die wertvollen Eigenschaften der Öle erhalten bleiben, was die einzige Wärmezufuhr bei diesem Verfahren ist.
- Als Nächstes kommt die Vorbereitung der Natronlauge. Sie ist ätzend und muss vorsichtig gehandhabt werden. Die Natronlauge wird in destilliertem Wasser gelöst, um eine starke alkalische Lösung herzustellen. Dieser Prozess der Herstellung erzeugt Wärme und die Lösung kann sehr heiß werden (80–100 °C).
- Mischen der Natronlauge und der Öl-Fett-Mischung: Bei ungefähr 35–45 °C wird die Natronlauge, die vorher in destilliertem Wasser gelöst worden ist, der Öl-Fett-Mischung langsam und vorsichtig hinzugegeben. Die Natronlauge sollte immer durch ein Sieb in die Mischung gegossen werden, da hierbei am besten beurteilt werden kann, ob sich die Lauge vollständig aufgelöst hat und sich keine Klümpchen gebildet haben. Durch die Zugabe der Natronlauge trübt sich der Seifenleim und bekommt eine Art sämige Konsistenz. Dies ist ein chemischer Prozess, welcher auch als Verseifung bekannt ist. Während dieser Reaktion werden die Öle und Fette in Glycerin und Seife umgewandelt
- Rühren und Emulgieren: Mit dem Stabmixer mixen und rühren Sie jetzt abwechselnd den Seifenleim, bis dieser noch etwas dickflüssiger wird und Sie eine Abzeichnung auf dem Leim erkennen können, die so genannte „Spurbildung". Beim Rühren bleibt der Mixer aus und nimmt die Funktion eines Kochlöffels ein. Daran erkennen Sie, dass der Seifenleim fertig ist. Dieser Vorgang stellt sicher, dass die Verseifung gleichmäßig abläuft. Dieser Prozess kann einige Zeit dauern.
- Nachdem die Seifenmasse angedickt ist, können dem Leim Zusatzstoffe, wie Farben und Duftöle, untergerührt werden. Die Seifenmasse kann jetzt in die vorbereiteten Seifenformen abgefüllt werden. Es gibt Seifenformen, die isolierend sind. Andernfalls können Sie die Seife mit Handtüchern oder Frischhaltefolie zudecken. Die Wärme ist für die Seife wichtig, um in die „Gelphase" zu gelangen. Hierbei heizt sich die Seife durch die chemische Reaktion der Lauge auf bis zu 75 °C auf. Die Temperatur schwankt je nach Zugabe der Zusätze, die in den Seifenleim gegeben worden sind.
- Nach ein paar Tagen kann die Seife aus ihrer Form genommen werden. Die Seife ist dann erkaltet und fest geworden und kann mühelos aus der Form gelöst werden. Geht dies nicht problemlos, sollte man noch ein paar Tage abwarten. Jedoch müssen Sie sich noch etwas gedulden, bis Sie die Seife benutzen können.
- Die Seife muss erst einen Reifungsprozess durchlaufen, der, je nach verwendeten Ölen und Fetten, bis zu 6 Wochen dauern kann. Dieser findet bei Zimmertemperatur statt, hierbei sollte darauf geachtet werden, dass die Seife atmen kann und trocken gelagert wird. Reine Olivenseife sollte mindestens bis zu 6 Monaten reifen. Frisch gesiedete Seife hat am Anfang einen sehr hohen pH-Wert, der für die Haut zu reizend wäre. Die menschliche Haut hat einen pH-Wert zwischen 4,1 und 5,8. Eine gereifte Seife sollte einen pH-Wert von 8–10 haben, um sie zu verwenden. Mit Indikatorpapier, welches man in jeder Apotheke erhält, können Sie den pH-Wert überprüfen.

Natriumhydroxid (NaOH)

Bei Natriumhydroxid, auch Ätznatron genannt, handelt es sich um einen Gefahrenstoff.

Er ist für die Seifenherstellung unumgänglich und kann in Pulver-, Kügelchen- oder Plättchenform in der Apotheke oder im Internet bestellt werden. Seine Wirkung als Lauge entfaltet das Natriumhydroxid, wenn es in Wasser gelöst wird. Bei der Herstellung dieser Lauge sollten einige Sicherheitsregeln befolgt werden.

Die Lauge kann bei Körperkontakt jeglicher Art schwere Verätzungen hervorrufen. Auch das Einatmen kann schwere Folgen haben. Daher sollte das Natriumhydroxid sicher und für Kinder und Haustiere unzugänglich aufbewahrt werden. Es muss beschriftet sein und trocken gelagert werden.

Beim Anmischen der Lauge ist es enorm wichtig, eine Schutzbrille, Handschuhe und einen Mundschutz zu tragen. Die Räumlichkeiten sollten sehr gut zu lüften sein oder Sie mischen die Lauge direkt im Freien oder am offenen Fenster an.

Das Natriumhydroxid muss immer ins Wasser gegeben werden, niemals umgekehrt, da dies sonst zu heftigen Reaktionen führen kann.

Ruhiges Arbeiten ist gefordert, während der Seifenherstellung sollen Kinder und Tiere nicht im selben Raum sein.

Sollte Ihre Haut trotz aller Vorsicht mit der Lauge in Kontakt gekommen sein, muss diese lange mit lauwarmem Wasser abgespült und mit Essig neutralisiert werden. Sollte etwas Lauge ins Auge gehen, sollte es lange nur mit Wasser ausgespült und umgehend ein Arzt aufgesucht werden.

Vorteile von eigener Seife

Besonders hervorzuheben ist, dass Sie so selbst bestimmen können, welche Inhaltsstoffe in die eigene Seife kommen, und Sie sind selbst für die Qualität der Rohstoffe verantwortlich. Ihre Seife kann auf Ihre persönlichen Hautbedürfnisse abgestimmt werden.

Selbst gesiedete Seifen sind rückfettend und pflegen die Haut nachhaltig.

Ein schöner Nebeneffekt, den die Seife auch noch mit sich bringt, ist, dass Sie vollständig biologisch abbaubar ist. Dies spricht zusätzlich für selbst gesiedete Seife.

Der Arbeitsplatz

Viele Arbeitsplatten reagieren sehr empfindlich auf die Lauge. Diese können Sie vorher mit Folie oder Zeitungspapier abkleben.

Grundsätzlich sollten Sie, bevor Sie mit dem Arbeiten beginnen, dafür sorgen, dass der Arbeitsplatz aufgeräumt ist und Sie sich genügend Zeit nehmen können. Das A und O beim Herstellen von Kosmetikprodukten und Seifesieden ist das genaue und sterile Arbeiten. Dies garantiert eine längere Haltbarkeit und mehr Freude an den selbst hergestellten Produkten. Am besten desinfizieren Sie sich auch die Hände vor dem Arbeiten nochmal mit Alkohol oder tragen Einmalhandschuhe (bei der Seifenherstellung natürlich Pflicht).

Alle neu gekauften Gegenstände, die zur Kosmetikherstellung dienen sollen, vor dem ersten Benutzen reinigen und anschließend auch desinfizieren.

Am besten lassen Sie diese dann an der Luft trocknen, denn durch Abtrocknen mit Tüchern oder Ähnlichem könnten Sie die Utensilien auch wieder verunreinigen.

Verwenden Sie bei der Entnahme der Rohstoffe auch immer frische Löffel oder Spatel. Nie mit den Fingern entnehmen.

Sicheres Arbeiten

Pur aufgetragen, können einige Rohstoffe durch ihre hohe Konzentration Haut, Schleimhäute und Augen schnell reizen. Besonders bei ätherischen Ölen müssen Sie aufpassen, da diese durch ihre hohe Konzentration zusätzlich noch allergische Reaktionen hervorrufen können.
Viele Stoffe wie NaOH oder auch Zitronensäure können die Haut auch in kleinsten Mengen verätzen.
Zusätzlich können Rohstoffe, die in Pulverform vorliegen, so fein sein, dass diese schnell aus Versehen eingeatmet werden können.

Pflanzliche Öle und Fette

(Verseifungszahl)

Aprikosenkernöl (0,1330): Dieses Öl ist ein universell einsetzbares Basisöl. Es ist sehr gut geeignet für empfindliche Haut. **MHD: 6 Monate**

Avocadoöl (0,1339): Hierbei handelt es sich um ein Fruchtfleischöl. Es ist von der Farbe her trüb und gelblich bis tiefgrün. Durch den hohen Gehalt an Palmitoleinsäure fördert Avocadoöl die Zellerneuerung und ist besonders gut für strapazierte und sehr beanspruchte Haut geeignet. **MHD: 12 Monate**

Babbassuöl (0,1750): Es zieht sehr schnell in die Haut ein, jedoch nicht tief, was die Haut weich und geschmeidig macht. Babassuöl hat einen hohen Anteil an Laurinsäure, welche antimikrobiell wirkt, was besonders bei Hautunreinheiten gut wirkt. **MHD: 18 Monate**

Brokkolisamenöl (0,1247): Dieses Öl ist besonders gut für die Haarpflege geeignet und gilt als Silikonersatz. Für die Haut wirkt es sehr pflegend und zellaktivierend, was vor allem an dem hohen Anteil an Alpha-Linolensäure liegt. **MHD: 12 Monate**

Distelöl (0,1355): Ist ein Pflanzenöl, welches aus den Achänen der Färberdistel gewonnen wird. Es ist ein sehr hautpflegendes Öl, welches bei fettiger Haut zum Einsatz kommt. Auch gut als Basisöl zu verwenden. **MHD: 6 Monate**

Erdnussöl (0,1355): Es ist hellgelb und hat einen angenehmen Geruch. Es kann sehr gut als Basisöl verwendet werden und ist sehr mild. **MHD: 24 Monate**

Hanföl (0,1345): Dieses Öl eignet sich für sehr empfindliche Haut, hat eine entzündungshemmende Wirkung und durch die Alpha-Linolensäure auch eine zellerneuernde Wirkung. Zudem macht es die Haut glatt und weich. **MHD: 6 Monate**

Hagebuttenkernöl: siehe Wildrosenöl.

Johanniskrautöl (0,1356): Johanniskrautöl wird auf der Basis von einem Olivenölauszug gewonnen. **MHD: 9 Monate**

Jojobaöl (0,0660): Besteht nicht aus Triglyceriden und ist damit kein Öl, sondern, rein chemisch betrachtet, flüssiges Wachs. Dieses Öl ist universell einsetzbar, es zieht sehr langsam ein und wird daher gern für Augenkosmetika verwendet. Es eignet sich auch sehr gut als Basisöl. **MHD: 24 Monate**

Kakaobutter (0,1380): Hierbei handelt es sich um eine Pflanzenbutter, sie eignet sich für spröde und gereizte Haut und wird in kleinen hellgelben Pellets oder am Stück angeboten. Sie wird aus den Samen des Kakaobaums gewonnen. Sie bringt einen schönen natürlichen Glanz auf die Haut und ist zudem noch sehr pflegend. **MHD: 12 Monate**

Kaktusfeigenöl (0,1350): Durch das enthaltende Gamma-Tocopherol schützt es vor Autoxidation. Autoxidation bezeichnet eine Oxidation durch Luftsauerstoff. Bei dieser Reaktion handelt es sich um eine Kettenreaktion, unter der freie Radikale freigesetzt werden, diesen Sauerstoffverbindungen fehlt ein Elektron, welches sie sich dann von Ihrer Umgebung zurückholen. Diese hauteigenen Moleküle werden dann dadurch geschädigt. Kaktusfeigenöl bewahrt die Feuchtigkeit und eignet sich daher besonders für sehr gereizte und empfindliche Haut. **MHD: 6 Monate**

Kokosöl (0,1830): Es zieht schnell ein, aber nur oberflächlich. Die Haut wird glatt und weich, ohne dass sie fettig aussieht. Für die Haare wirkt es auch pflegend und glättend. **MHD: 12 Monate**

Macadamianussöl (0,1390): Es ist besonders für trockene und sensible Haut geeignet und zieht durch die Palmitoleinsäure besonders schnell ein. Es wirkt regenerierend und glättet die Haut. **MHD: 9 Monate**

Mandelöl (0,1365): Mandelöl ist ein vielseitiges Basisöl, welches für jeden Hauttyp geeignet ist. Es pflegt sehr ausgewogen und ist rückfettend. **MHD: 6 Monate**

Mangobutter (0,1371): Sie hat eine ähnliche Konsistenz wie Kakaobutter. Sie ist nicht so rückfettend und reichhaltig, wie Sheabutter, jedoch weist sie einen angenehmeren Eigengeruch auf. Sie wirkt feuchtigkeitsspendend und glättend. **MHD: 12 Monate**

Olivenöl (0,1345): Hierbei handelt es sich um ein Fruchtfleischöl. Es ist ein traditionelles Basisöl, welches entzündungshemmend und erwärmend ist. Es zieht sehr langsam in die Haut ein und eignet sich daher besonders gut für sehr trockene und schorfige Haut. **MHD: 9 Monate**

Pfirsichkernöl (0,1345): Es ist hell- bis mittelgelb und hat einen sehr geringen Eigengeruch, weshalb es sich sehr gut zum Beduften eignet. Zusätzlich ist es ein universell einsetzbares Basisöl und daher sehr gut für empfindliche Haut geeignet. **MHD: 6 Monate**

Rapsöl (0,1345): Sehr hochwertiges Öl, es ist gelblich und hat einen geringen Eigengeruch. Es eignet sich sehr für empfindliche Haut und ist feuchtigkeitsspendend. **MHD: 12 Monate**

Reiskeimöl (0,1345): Es wirkt antioxidativ, ist ein sehr leichtes, gering fettendes Öl, was der Haut viel Feuchtigkeit verleiht. Durch den hohen Phytosterolgehalt hat das Öl eine sehr pflegende Eigenschaft für sensible und gereizte Haut. **MHD: 12 Monate**

Rizinusöl (0,1286): Weist einen hohen Anteil an Tririzinolein und eine hohe Polarität auf und ist gut in Alkohol löslich. Es ist ein eher zähflüssiges Öl, macht Narbengewebe elastisch und fördert die Haftung von Pigmenten. **MHD: 6 Monate**

Sanddornfruchtfleischöl (0,1426): Es ist orangerot und wirkt durch den hohen Anteil an Carotinoiden antioxidativ, zellerneuernd und entzündungshemmend. Es färbt ab und wird daher nur in sehr geringen Mengen eingesetzt. **MHD: 12 Monate**

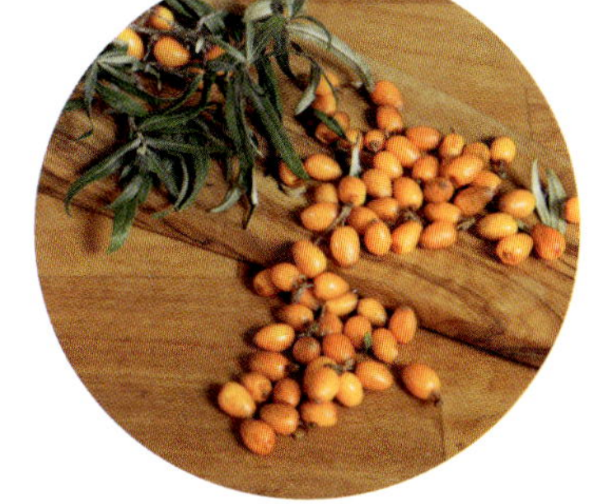

Sanddornkernöl (0,1372): Es ist feuchtigkeitsbindend und wie das Sanddornfruchtfleischöl wirkt es zellerneuernd und entzündungshemmend. **MHD: 6 Monate**

Schwarzkümmelöl (0,1350): Besteht fast nur aus ungesättigten Fettsäuren und ist vielseitig einsetzbar. Es hilft bei Blähungen, Schuppenflechte, Rheuma u. v. m. und eignet sich für jeden Hauttyp. **MHD: 3 Monate**

Sesamöl (0,1376): Es wirkt regenerierend, sollte bei Allergien gegen Nüsse jedoch nicht verwendet werden. Es fördert die Zellerneuerung und ist besonders gut für strapazierte und sehr beanspruchte Haut geeignet. **MHD: 12 Monate**

Sheabutter (0,1282): Wirkt rückfettend, glättend und beruhigt strapazierte Haut. Sie ist für jeden Hauttyp unglaublich gut verträglich. **MHD: 24 Monate**

Sojaöl (0,1355): Hat einen hohen Linolsäuregehalt, was für die Haut sehr pflegend und zellaktivierend wirkt. **MHD: 6 Monate**

Sonnenblumenöl (0,1350): Es hat einen sehr geringen Anteil an gesättigten Fettsäuren. Sonnenblumenöl sollte kühl und dunkel gelagert werden. Es eignet sich sehr gut als Basisöl, wirkt entzündungshemmend und ist ein sehr mildes Öl. **MHD: 6 Monate**

Squalan/Phytosqualan: Es ist klar und geruchlos und zählt zu den unverseifbaren Komponenten. Unverseifbar sind Begleitstoffe von Ölen, welche keine Fette sind. Dadurch ist es besonders sanft und pflegend zur Haut. Es ist ein wesentlicher Bestandteil des Hydro-Lipidfilms unserer Haut. Es wird heutzutage aus Pressrückständen des Olivenöls gewonnen. **MHD: 12 Monate**

Traubenkernöl (0,1285): Weist einen hohen Anteil an Tririzinolein auf, macht Narbengewebe elastisch und eignet sich für jeden Hauttyp. **MHD: 9 Monate**

Walnussöl (0,1335): Es ist das an Linolsäure reichste Nussöl, zieht schnell in die Haut ein und glättet sie. Es beruhigt strapazierte und geschädigte Haut. **MHD: 6 Monate**

Wildrosenöl/Hagebuttenöl (0,1359): Es regeneriert die Hauterneuerung, wirkt heilend und fördert die Kollagenproduktion. Es ist sehr gut für reife und entzündliche Haut geeignet. **MHD: 3 Monate**

Wachse

Wachse sind, rein chemisch gesehen, Fette, die nicht wie Pflanzenöle mit Glycerin verknüpft sind, sondern mit Wachsalkoholen. Die meisten Wachse sind rein pflanzlich, so genannte *Cuticulawachse*, und wasserabweisend. Sie fungieren als Konsistenzgeber, Co-Emulgatoren und stabilisierende Komponenten in Emulsionen.

Pflanzliche Wachse

Beerenwachs (Fruchtwachs): Gewonnen wird es aus der Fruchtschale von Sumachgewächsen. Es ist geruchslos und in gelb-weißen Pastillen erhältlich. Es hat nach der Verarbeitung eine geschmeidige, nicht klebende Konsistenz. Schmelzpunkt: bei ca. 50 °C

Candelillawachs (Gräserwachse): Wird aus Wolfsmilchgewächsen gewonnen, die das Wachs zum Schutz vor Verdunstung ausscheiden. Das Wachs wird gewonnen, indem die Triebe abgeschnitten und in heißes Wasser gelegt werden.

Danach kann das Wachs abgeschöpft werden. Das Wachs ist gräulich bis gelb. Das Candelillawachs klebt nicht und bindet sehr schnell, zudem glänzt es sehr schön. Schmelzpunkt: bei ca. 70 °C

Carnaubawachs (Blattwachs): Hierbei handelt es sich um Wachsschuppen der brasilianischen Carnauba-Palme. Es ist sehr hart und gelb bis grünlich. Es verleiht den Produkten einen besonderen Glanz. Beim Schmelzen duftet es heuartig. Es ist das härteste bekannte, natürliche Wachs. Schmelzpunkt: bei ca. 80-87 °C

Rosenwachs (Blütenwachs): Blütenwachse sind mild duftend. Diese Art von Wachs wird gewonnen, indem die Blüten in einem Lösungsmittel, wie z. B. Hexan, ausgezogen werden. Bei diesem Prozess werden mehrfach frische Blüten nachgelegt. Gewonnen wird eine gelbliche bis braune feste Masse. Diese Wachse eignen sich besonders für Duftsalben und Parfums. Schmelzpunkt: bei ca. 50-60 °C

Tierische Wachse

Bienenwachs: Hierbei handelt es sich um ein Ausscheidungsprodukt von Honigbienen aus deren Wachsdrüsen und wird für die Herstellung von Waben verwendet. Es ist konsistenzgebend, pflegt und schützt die Haut, von Natur aus ist es gelb und riecht nach Honig. Es ist aber auch in gebleichter Form (weiß) in der Apotheke erhältlich. Schmelzpunkt: bei ca. 60 °C

Tabelle Verseifungszahlen

Aprikosenkernöl	0,1350	Kaktusfeigenöl	0,1350	Sanddornfruchtfleischöl	0,1426
Avokadoöl	0,1335	Kokosöl	0,1830	Sanddornkernöl	0,1372
Babassuöl	0,1750	Lanolin	0,0750	Schwarzkümmelöl	0,1350
Bienenwachs	0,0690	Macadamianussöl	0,1390	Schweineschmalz	0,1380
Brokkolisamenöl	0,1247	Mandelöl	0,1365	Sesamöl	0,1376
Butter	0,1640	Mangobutter	0,1371	Sheabutter	0,1282
Carnaubawachs	0,0690	Margarine	0,1345	Sojaöl	0,1355
Distelöl	0,1355	Olivenöl	0,1345	Sonnenblumenöl	0,1350
Erdnussöl	0,1355	Pfirsichkernöl	0,1345	Traubenkernöl	0,1285
Hanföl	0,1345	Rapsöl	0,1345	Walnussöl	0,1335
Johanniskrautöl	0,1356	Reiskeimöl	0,1345	Wildrosenöl/ Hagebuttenöl	0,1359
Jojobaöl	0,0660	Rindertalg	0,1405	Ziegenfett	0,1370
Kakaobutter	0,1380	Rizinusöl	0,1286	Zitronensäure	0,5710

Rezepturen selbst berechnen

* Auswahl der Öle und Fette: Die Herstellung von Seifen erfordert die genaue Berechnung der Zutaten. Als erstes sollten Sie sich entscheiden, wie viel Seife Sie herstellen und welche Öle und Fette Sie zur Herstellung verwenden möchten. Jedes Öl und Fett hat unterschiedliche Eigenschaften und beeinflusst das Endprodukt.
* Berechnung der Mengen: Jedes Öl benötigt eine bestimmte Menge an NaOH, um es zu verseifen. Hierfür benötigen Sie die Verseifungszahlen, welche in der Tabelle angegeben oder im Internet zu finden sind. Zusätzlich finden Sie im Internet auch Seifenrechner, wenn Sie Ihre Seife nicht selbst berechnen möchten. Dennoch ist es von Vorteil es einmal selbst zu berechnen zur Kontrolle. Die Berechnung muss von absoluter Genauigkeit sein, ansonsten kann es zu Hautreizungen und Verbrennungen durch die Seife kommen. Sie kann auch durch zu viel Öl einfach nicht aushärten, wird bröckelig oder sehr schnell ranzig.

Beispielrechnung: Herstellung einer 500 g Seife, welche sich aus folgenden Zutaten zusammensetzt:

250 g Rapsöl x 0,134 = 33,5 g Natronlauge	**50 %**
200 g Kokosfett x 0,190 = 38 g Natronlauge	**40 %**

50 g Sheabutter x 0,128 = 6,4 g Natronlauge 10 %
Jetzt werden die Mengen der Natronlauge für jedes Öl und Fett zusammengerechnet, dies entspricht: 77,9 g Natronlauge

* Überfettung: Da die Seife unsere Haut auch pflegen soll, rechnet man eine Rückfettung mit ein, dies bedeutet man reduziert das Natriumhydroxid oder man erhöht den Fettgehalt der Seife. Um eine Überfettung von 7 % zu erreichen, müssen mehr Öl und Fett in die Lauge, somit werden nicht alle Bestandteile während des Verseifungsprozesses umgewandelt und die pflegenden Eigenschaften der Seife bleiben enthalten.

Berechnung:
Dies wird wie folgt berchnet:
77,9 g Natronlauge x 0,07 = 5,453 g für mehr Fette zum Hinzufügen oder
77,9 g Natronlauge x 0,93 = 72,44 g für die Reduzierung der Natronlauge

* Herstellung Lauge: Somit werden 72,44 g Natronlauge für die angegebene Menge der Öle und Fette zum Verseifen benötigt, um die Seife herzustellen. Die Menge an Wasser, um das Natriumhydroxid zu lösen, hängt von der Konsistenz, der Inhaltsstoffe und der Härte der Seife ab. Normalerweise wird die Wassermenge im Verhältnis zur Natronlauge 2 : 1 berechnet. Der Richtwert liegt bei 30–35 % des Gesamtgewichts der Öle und Fette, was an Wasser hinzuzugeben ist.

Bei 30 % Wasser wären das bei 500 g x 0,30 = 150 g Wasser
Bei 35 % Wasser wären das bei 500 g x 0,35 = 175 g Wasser
Bei einem Verhältnis von 2 : 1 wären es rund 158 g Wasser.

* Dies bedeutet bei Seifen mit einem hohen Anteil an festen Fetten, einen höheren Wassergehalt zu berechnen. Zusätzlich können beigefügte Rohstoffe, wie Gewürze oder ätherische Öle, sowie andere Rohstoffe die Spurbildung unheimlich beschleunigen. Dies kann man ebenfalls mit einem höheren Wassergehalt entschleunigen.
* Bei einem solchen Rezept würde ich mich für einen Wasseranteil von 33 % entscheiden, was rund 165,0 g Wasser beträgt.

Seifenrechner finden Sie im Internet:
www.naturseife.com
www.seifdichein.de

Ätherische Öle

Persönlich finde ich unbeduftete Kosmetik und Seifen sehr schön, diese eignen sich auch hervorragend für Allergiker und für sehr empfindliche Haut. Zum Verschenken eignen sich diese auch besser, da Allergiker auf ätherische Öle reagieren können.

Hierbei gibt es zwei verschiedene Arten von ätherischen Ölen:
* „echte" ätherische Öle
* industriell hergestellte Parfümöle

Beim Kauf sollte immer darauf geachtet werden, dass die Öle auch für die kosmetische Herstellung geeignet sind. Einige ätherische Öle lassen den Seifenleim in Sekundenschnelle festwerden und andere Düfte verfliegen leider wieder sehr schnell. Schreiben Sie Ihre gesammelten Erfahrungen immer auf, wie sich die jeweiligen Öle verhalten haben.

Bergamotte: duftet herrlich frisch, fruchtig, süß, kann die Lichtempfindlichkeit erhöhen. Besonders gut bei fettiger Haut, Akne und Hautausschlägen.

Cajeputöl: Es riecht eukalyptusartig und wird mit der Technik der Wasserdampfdestillation gewonnen. Es hilft bei Erkältungen und Herpes.

Eukalyptusöl: wird gerne bei Salben für Erkältungen eingesetzt, dieser Duft hält sich sehr gut in der Seife.

Fenchel: für fettige und unreine Haut, entzündungshemmend.

Fichte: riecht fantastisch nach Wald. Wird gerne bei Salben für Erkältungen eingesetzt.

Grapefruitöl: riecht sehr frisch und belebend, wirkt stimmungsaufhellend und leistungsfördernd.

Ingweröl: riecht würzig und frisch, fördert die Durchblutung, wärmt, hilft bei Muskelverspannungen und Bindegewebsschwäche.

Lavendelöl: Ein Klassiker unter den Düften, wirkt beruhigend und vertreibt sogar Motten und Wespen.

Limettenöl: duftet sehr frisch, wird gerne in Cremes, Deos und Salben verwendet.

Orangenöl: ein sehr frischer Duft, welcher aus der Orangenschale gewonnen wird.

Pfefferminzöl: sehr frischer Duft, welcher gerne für Salben und Cremes verwendet wird.

Rosenöl: riecht sehr blumig und frisch, entspannt und wirkt antidepressiv.

Rosmarinöl: entzündungshemmend und krampflösend.

Salbeiöl: entzündungshemmend und wundheilend, hilft bei starkem Schwitzen.

Tannennadelöl: waldig, frisch. Stärkt die Nerven, hilft bei Menstruationsbeschwerden.

Teebaumöl: sehr dominanter Duft, etwas holzig und dennoch frisch. Wirkt antiviral und antibakteriell.

Thymianöl: klärt die Haut und hilft bei Unreinheiten. Wirkt desinfizierend und heilend.

Wacholderöl: gegen Rheuma und Krämpfe, hilft bei Muskelkater und wirkt blutreinigend.

Weihrauchöl: rauchig, bitter, würzig. Unterstützt trockene und beanspruchte Haut.

Zitronenöl: duftet sehr frisch, wird gerne in Cremes, Deos und Salben verwendet.

Lecithine

Hierbei handelt es sich um rückfettende Lipide, welche auch analog zur Haut als Emulgatoren fungieren, indem sie mit den Doppelmembranen in der Barriereschicht der Haut eine Verbindung eingehen und dadurch rückfettend wirken und Wasser effektiv binden.

Lysolecithin, flüssig (E322)/Fluidlecithin BE: Durch die ungesättigten Fettsäuren sollte Lecithin im Kühlschrank aufbewahrt werden, ansonsten kann es schnell zerfallen. Es kann bei höheren Fett- und Wasserphasen gut eingesetzt werden, ohne dass es an Wirkung verliert. Kombiniert mit Wachs oder Lanolin, verliert es seine Klebrigkeit und sorgt für eine schöne Feuchtigkeit.

Sterole und Phytosterole

Diese Substanzen gehören zu den unverseifbaren Stoffen. Gewonnene Sterole aus der Natur sind den hauteigenen sehr ähnlich. Sie binden effektiv Feuchtigkeit und mindern den Wasserverlust, erhöhen die Geschmeidigkeit der Haut, sind entzündungshemmend, juckreizstillend und wirken sogar restrukturierend.

Lanolin: Ist ein Talgdrüsensekret, welches aus Schafswolle extrahiert wird. Es ist weiß bis hellgelb und hat eine vaselinartige Konsistenz. Beim Kauf sollten Sie darauf achten, dass Sie wasserfreies Wollwachs kaufen, das so genannte Lanolin anhydrid. Es wirkt besonders bei sehr strapazierter und rissiger Haut, da es sehr tief in die Haut eindringt, regeneriert und heilt und sie geschmeidig macht.

Wollwachsalkohol: Wird genau wie Lanolin aus der Schafswolle extrahiert. Es ist von seiner Konsistenz her schwerer und klebriger, dafür preiswerter als Lanolin und hat einen geringeren Schmelzpunkt. Es verbessert die Feuchtigkeitsbindung von Wasser von der Haut und wirkt ähnlich wie Lanolin.

Hydratisierer

Hierbei handelt es sich um feuchtigkeitsbindende Substanzen. Sie können Wassermoleküle an sich binden und diese dadurch am Verdunsten hindern. Dies verringert das Austrocknen der Haut.

Allantoin: ist das pflanzliche Pendant zu Harnstoff, welches aber inzwischen auch chemisch hergestellt wird. Es ist hitzebeständiger und leichter in der Verarbeitung. Es kann als weißes, geruchloses Pulver gekauft werden und wirkt genau wie Urea.

Aktivkohle: Sie kommt granuliert oder gepresst in Tablettenform vor und besteht überwiegend aus Kohlenstoff. Sie absorbiert meist kleine Moleküle. Aktivkohle wird aus tierischen, pflanzlichen, mineralischen oder chemischen Stoffen hergestellt. In erster Linie wird sie als Mittel zur Entfernung von unerwünschten Stoffen eingesetzt. In der Kosmetik macht man sich diese Eigenschaft auch zunutze, indem sie Schmutz, Öl und Fett aus Poren ziehen soll.

Betain: Hierbei handelt es sich um ein Aminosäurederivat, das aus der Melasse der Zuckerrübe gewonnen wird, die als Nebenprodukt bei der Zuckerproduktion entsteht. Der Name leitet sich von der Zuckerrübe ab, lateinisch *Beta vulgaris*. Es schützt die Zellen vor Denaturierung und die Haut vor Austrocknung und bringt die Eigenschaft mit, Emulsionen geschmeidig zu machen. In Haarprodukten wirkt es haarfestigend und haltfördernd.

Glycerin: Chemisch gesehen ist Glycerin ein Alkohol. Es ist farb- und geruchlos und seine Konsistenz ist sehr zähflüssig. Glycerin kann chemisch hergestellt oder auch pflanzlich gewonnen werden. Es spendet Feuchtigkeit, wirkt barriereschützend und eignet sich auch sehr gut in Pflegeprodukten für die Hautreinigung.

Harnstoff/Urea: Harnstoff wird synthetisch hergestellt. Er wirkt wundheilend, vor allem bei Hauterkrankungen wird er gerne eingesetzt. Bei der Verarbeitung benötigt er einen stabilen pH-Wert von 6,2, um sich nicht zu zersetzen, außerdem sollte er nur bei Zimmertemperatur verarbeitet werden, da er sonst seine Wirkung einbüßt. Er ist juckreizstillend, pflegt und macht die Haut an sehr verhornten, schorfigen Stellen wieder geschmeidig.

Maisstärke: In der Kosmetik wird Maisstärke gerne in Pudern oder bei Badebomben eingesetzt. Zudem stabilisiert sie Emulgatoren, absorbiert Feuchtigkeit jeglicher Art und hinterlässt auf der Haut ein angenehmes Gefühl.

Milchpulver: Es gibt die verschiedensten Arten von Milchpulver: Mager-, Vollmilch, Molke u. v. m. Zusätzlich gibt es Ziegen- und Schafsmilchpulver, die einen höheren Fettgehalt haben. Besonders für Hautprobleme eignet sich Milchpulver als schöner Zusatz, da es viele Vitamine und Mineralstoffe enthält und diese beruhigend und wohltuend für die Haut sind.

Natrium (Soda): Natriumhydrogencarbonat kommt in der Natur als natürliches Mineral vor und wird als Nebenprodukt bei der Ölförderung gewonnen. Man findet es in jedem Supermarkt meist unter dem Namen Kaisernatron. Es wird gerne für Badebomben in Kombination mit Zitronensäure verwendet, da dies eine chemische Reaktion hervorruft, sodass es sprudelt. Natrium ist leicht alkalisch und macht das Wasser weich.

Zitronensäure: Sie findet im Haushalt in vielen Bereichen Anwendung, wie zum Reinigen oder Kochen. In Badezusätzen wird sie oft mit Natron für den Sprudeleffekt kombiniert. Bei der Arbeit mit Zitronensäure sollten Sie jedoch immer vorsichtig sein, da es sich hierbei um eine Säure handelt, die zu Verletzungen führen kann. Bei der Lagerung sollte darauf geachtet werden, dass der Aufbewahrungsort luftdicht ist, da Zitronensäure sehr wasseranziehend ist.

Vitamine und feine Beigaben

Vitamine können vom Körper nicht selbst produziert werden und müssen über die tägliche Nahrung aufgenommen werden. Einige von ihnen können auch äußerlich aufgetragen werden. Sie sind entweder fett- oder wasserlöslich, was vom jeweiligen Vitamin abhängt.

D-Panthenol/Dexpanthenol: ist eine Vorstufe des B-Vitamins. Es ist farblos und wird als Flüssigkeit angeboten. Es beteiligt sich an regenerierenden Stoffwechselproduktionen der Haut, wirkt entzündungshemmend, wundheilend, feuchtigkeitsbindend und stärkt die Elastizität der Haut. Schon in einer sehr geringen Konzentration kann es seine vollkommene Wirkung entfalten.

Perlatin/Seidenweiß: bringt in der Kosmetik einen schönen Perlmuttschimmer.

Seidenprotein: Hierbei handelt es sich, wie der Name schon sagt, um ein Protein, das aus Seidenfasern gewonnen wird. Es wirkt gegen Falten und ist feuchtigkeitsspendend.

Vitamin E/Tocopherol: Hierbei handelt es sich um ein zellschützendes Vitamin, welches Kosmetik konserviert und sie somit länger haltbar macht. Es ist klar und zähflüssig und Tocopherol ist fettlöslich und lässt sich daher sehr gut in Emulsionen und Ölmischungen einarbeiten. Es sollte hauptsächlich nicht bei Temperaturen über 50 °C eingearbeitet werden, da es ansonsten Abbauprozessen unterliegt. Es wirkt hautglättend, entzündungshemmend und zellerneuernd.

Gelbilder

Gelbilder stellen oft eine Grundlage für Kosmetikprodukte dar. Sie quellen in Wasser und dicken an. Sie werden auch als Hydrokolloide bezeichnet. *Hydro lässt sich* aus dem Griechischen als Wasser übersetzen und *Kolloid* bedeutet leimartig, was ihre Eigenschaften zusätzlich beschreibt. Zusätzlich sind Gelbilder wasserbindend und können in Kombination mit anderen Wirkstoffen deren Wirksamkeit noch verstärken. Hier kommt es auf die richtige Mengenangabe an, sonst kann es sein, dass das Gemischte sehr verklumpt.

Xanthan (transparent): Hierbei handelt es sich um ein Fermentationsprodukt von Mikroorganismen. Es wird als weißes Pulver bis hin zum Granulat verkauft. In Wasser wird es transparent. Xanthan kann sowohl in kaltem als auch in warmem Wasser angerührt werden und ist sehr temperaturstabil. Es macht die Haut geschmeidig, verwendet man jedoch zu viel, kann das Gemisch von der Haut sozusagen wieder abgerubbelt werden.

Guarkernmehl: stammt aus einer Leguminose, die aus Indien stammt. Es ist ein weiß-gelbliches Pulver, welches aus dem Nährgewebe des Samens gewonnen wird. Daher stammt auch die Eigenschaft des Quellens. Zusätzlich wirkt es als Stabilisator und löst sich sowohl im kalten als auch im warmen Wasser sehr gut. Sobald Guarkernmehl als Gelbilder eingesetzt wird, sollte das Rezept entsprechend konserviert werden, da Guarkernmehl sehr anfällig für Mikroorganismen ist.

Emulgatoren

Bei den meisten hergestellten Kosmetikprodukten handelt es sich um Emulsionen, dabei werden zwei unterschiedliche Komponenten miteinander verbunden, die sich natürlich wieder voneinander trennen würden, wie es bei Öl und Wasser der Fall ist. Hierfür werden Emulgatoren benötigt, die eine stabile Verbindung zwischen den beiden Stoffen herstellen.
Es gibt verschiedene Arten von Emulsionen:

Öl-in-Wasser-Emulsion (O/W): Hierbei umschließt der Emulgator das Öl im Wasser. Diese Emulsionen sind sehr leicht, fetten nicht und wirken erfrischend.

Wasser-in-Öl-Emulsion (W/O): Hierbei wird das Wasser im Öl durch den Emulgator stabilisiert. Diese Emulsionen sind rückfettend und sehr reichhaltig.

Mischemulsion: Hier ist das Verhältnis der Stoffe ausgeglichen. Diese Emulsion ist ein Zwischending von der Wirkung her von den oben bereits genannten.

Emulsan (O/W): Hierbei handelt es sich um kleine hellgelbe Pellets. Emulsan lässt sich leicht verarbeiten. Es eignet sich besonders gut für sehr trockene Haut, Mischhaut und sensible Haut. Emulsan kann auch nach einigen Stunden noch nachdicken, deswegen sollten Sie sich nicht wundern, wenn die Konsistenz am Anfang eher wässrig erscheint.

Lamecreme (W/O) (O/W): Auch in einer sehr niedrigen Dosierung wirkt Lamecreme sehr emulgierend. Sie erzeugt auf der Haut ein sehr weiches und angenehmes Gefühl und

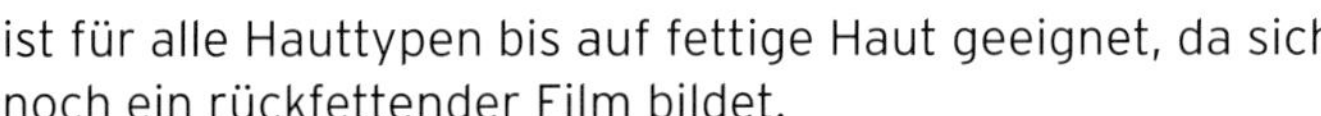

ist für alle Hauttypen bis auf fettige Haut geeignet, da sich noch ein rückfettender Film bildet.

Montanov68 (O/W): Hierbei handelt es sich um eine Mischung aus Cetyl- und Stearylalkohol. Gewonnen wird es aus dem Kokosöl der Maniokpflanze. Es kann in Form von kleinen weißen Pastillen gekauft werden. Dieser Emulgator sollte sehr hochtourig verarbeitet werden, dann entwickelt er eine sehr cremige bis hin zur sahnigen Konsistenz.

Tenside

Tenside können sich durch ihre Molekülstruktur gleichzeitig an Wasser und Fett binden. Besonders bei reinigenden Kosmetikprodukten, wie zum Beispiel Shampoo oder Duschgel, kommen sie zum Einsatz.

Haarsoft: Hierbei handelt es sich um ein sehr mildes Zuckertensid. Es wirkt leicht verdickend und rückfettend und eignet sich daher sehr gut für Badekosmetik und zum Waschen. Es macht die Haare weich und gut durchkämmbar.

Plantapon SF: Ist ein Reinigungsprodukt für Haut und Haare. Es kann gelblich bis klar sein und ist flüssig. Es ist rein pflanzlich und stammt aus den Fettsäuren von Kokos-, Palmkern- und Maiskeimölen ab. Es schäumt sehr schön und reinigt die Haut sehr mild, ohne diese dabei auszutrocknen, und eignet sich sogar für Babyreinigungsprodukte, weil es so mild ist.

SLSA (Sodium Lauryl Sulfoacetate): Es wird in weißer Pulverform angeboten. SLSA kommt hauptsächlich im Bereich der Badekosmetik vor. Es ist mild zur Haut und trocknet diese nicht aus, reinigt sehr gut und schäumt. Da das Puder sehr fein ist, sollte beim Verarbeiten darauf geachtet werden, dieses nicht einzuatmen.

Blütenwasser

Bei der Wasserdampfdestillation von Blüten oder Blättern entsteht Blütenwasser. Diese werden meist zur Herstellung von Gesichtswässern genutzt oder als Wasserbasis in Cremes.

Der Unterschied zum Hydrolat ist die Intensität. Blütenwasser sind verdünnt mit noch etwas Wasser, bei Hydrolaten handelt es sich um reine Destillate, hier ist die Wirkung meist etwas stärker.

Hamameliswasser: Es riecht eher herb und eignet sich sehr gut für fettige und Mischhaut. Es ist auch hervorragend geeignet bei Haut, welche schnell zu Irritationen und Entzündungen neigt. Es lässt sich auch gut pur verwenden.

Rosenwasser: wird bei sensibler und trockener Haut eingesetzt. Es riecht wunderschön frisch und blumig.

Orangenblütenwasser: nennt man auch Neroliwasser. Es eignet sich bei reifer und strapazierter Haut, ist für jeden Hauttyp geeignet und hat einen sehr angenehm frischen Duft.

Farbzusätze

Hierbei sind der Phantasie keine Grenzen gesetzt. Sie können mit natürlichen Zutaten oder mit synthetisch hergestellten Produkten färben. Viele Gewürze eignen sich sehr gut dazu.

Alkannawurzel: Sie sollte vor dem Verwenden in Öl ausziehen, welches rot wird. Zur Seife wird es in kleinen Mengen in der sämigen Phase hinzugefügt, hier verfärbt es sich allerdings blau.

Brennnessel: erzeugt ein mildes Grün.

Curry: In der Seife ergibt es einen warmen Gelbton.

Indigo: wird in der Seife blau. Es reichen bereits kleine Mengen, da es sehr intensiv färbt.

Kaffee: Kaffee kann in Pulverform oder als Laugenersatz dienen. Er färbt die Seife bräunlich und verleiht ihr einen schönen milden Kaffeegeruch.

Kakaopulver: wird in der Seife je nach Menge hell- bis dunkelbraun.

Kamille: wird in der Seife beigefarben.

Kurkuma: ergibt ein sehr sattes Gelb in der Seife.

Kohle: färbt je nach Menge grau bis schwarz.

Melisse/Minze: erzeugt ein sehr mildes Grün.

Roter Paprika: Hier sollten Sie auf die milde Gewürzform zurückgreifen, er wird in der Seife leicht aprikotfarben, verwenden Sie jedoch zu viel, wird es braun.

Spirulina: färbt mittel- bis dunkelgrün.

Tonerden: siehe Tonerden, S. 67.
Synthetisch hergestellte Pigmente gibt es in jeder Farbe und diese bleiben auch farbecht in der Seife.

Abkürzungen und Zeichenerklärungen

Msp.	Messerspitze
g	Gramm
MHD	Mindesthaltbarkeitsdatum
ml	Milliliter
%	Prozent
NaOH	Natriumhydroxid
🐾	Für Haustiere geeignet
🎖	Heilpflanze des Jahres vom NHV Theophratus
EL	Esslöffel
TL	Teelöffel
Tr.	Tropfen
l	Liter
Dest. Wasser	Destilliertes Wasser
🌱	Vegan
🏆	Heilpflanze des Jahres von den Kräuterfreunden (wurde 2004 aufgelöst)
!	Arzneipflanze des Jahres (Universität Würzburg/WWF)

Konservierung

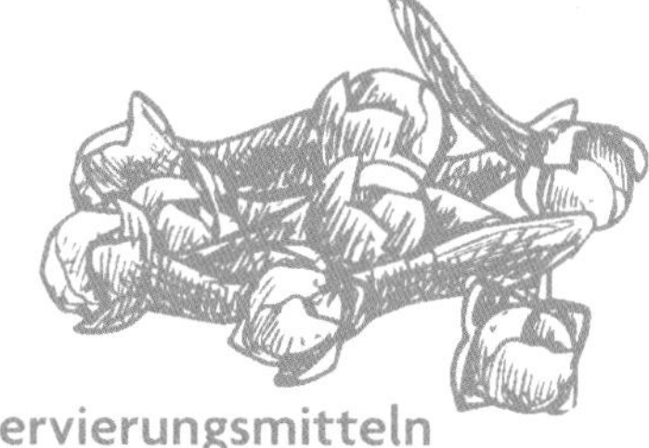

Basisinformation zu Konservierungsmitteln

Konservierungsmittel sind dazu da, die Haltbarkeit von Lebensmitteln oder Kosmetika zu verlängern. Sie gehören zu den antimikrobiellen Bioziden und hemmen eine Besiedelung von Mikroorganismen, wie Bakterien, Hefen und Pilzen. Die Absicherung der mikrobiologischen Stabilität, die von den Konservierungsmitteln ausgeht, ist die wichtigste Eigenschaft zur Qualitätssicherung. Würden sich diese Mikroorganismen unkontrolliert vermehren, könnte dies gesundheitlich eine Gefahr für den Verwender darstellen, zudem könnten sich die entstandenen Keime auch von Mensch zu Mensch übertragen.

Konservierungsmittel, die in der Kosmetik verwendet werden, sind in der Kosmetikverordnung (KVO) gelistet. Konservierungsstoffe müssen diverse Eigenschaften vorweisen, sie müssen sowohl in Wasser als auch in Ölen und Fetten löslich und wirksam sein. Die Verteilung und Zusammensetzung ist bei jedem Produkt unterschiedlich und variiert.

Um für jedes kosmetische Produkt die gewünschte Wirkung zu erzielen, muss ein bestimmter Schwellenwert in Bezug auf die Konzentration der Konservierung erreicht werden, diesen nennt man minimale Hemmkonzentration (MIC; minimal inhibition concentration). Die MIC gibt Auskunft darüber, welche Konzentration angewendet werden muss, um ein Absterben der Mikroorganismen zu erzielen. Dies gilt für den kompletten Herstellungsprozess eines Produktes bis zur Frist des Mindesthaltbarkeitsdatums. Alkohole können hydrolysieren, darunter versteht man die Aufspaltung der chemischen Reaktion, in diesem Fall durch die Anlagerung eines Wassermoleküls. Parabene werden zu Hydroxybenzoesäure gespalten und Benzylalkohole können oxidieren. Dies sind alles Vorgänge, die bei zu hohen Temperaturen geschehen können und somit die Eigenschaften der verwendeten Stoffe verändern können, sodass diese nicht mehr die gewünschte Wirkung aufweisen. Zudem sind viele Stoffe, wie auch die Hydrolyse, pH-Wert abhängig.

Es können allerdings auch gesundheitsschädliche oder unerwünschte Stoffe aufgrund von falscher Lagerung entstehen oder die Stoffe reagieren untereinander. Deswegen kommt es bei Kosmetik auch besonders auf die richtige Verpackung an und zeigt, wie wichtig diese ist. Die Produkte sollten grundsätzlich licht- und luftdurchlässig verpackt sein und entsprechend gelagert werden. Wenn sich eine Emulsion in einem in Benutzung befindenden Präparat wieder in Ihre Komponenten auftrennt, ist dieses dann unbrauchbar. Bei selbst hergestellter Kosmetik, die Sie für den eigenen Gebrauch rühren, werden natürliche Rohstoffe eingesetzt, deren Ursprung organisch ist, sodass die verwendeten Rohstoffe biologisch abbaubar und somit meist nur wenige Wochen haltbar sind – im Gegensatz zu gekauften Produkten. Deshalb sind die selbst zubereiteten Pflegeprodukte durch ihre biologische Abbaubarkeit besonders anfällig.

Die Mindesthaltbarkeit eines Produktes ist von diversen Faktoren abhängig. Die Stoffe können nach einer gewissen Zeit miteinander chemisch reagieren, was am häufigsten bei Wasser mit Fetten und Ölen passiert. Je mehr Wasser in Produkten verarbeitet wird, desto schneller kann das Produkt mikrobiell verunreinigt werden, da sich die Keime von den organischen Materialien ernähren, wozu das Medium Wasser benötigt wird. Somit wird es unbrauchbar. Ideale Bedingungen für eine längere Haltbarkeit bieten daher Emulsionen (Cremes und Lotionen).

Salben, welche auf reiner Fettbasis aufgebaut sind, können hingegen oxidieren, sie werden mit der Zeit ranzig. Dabei werden Fettsäuren (Triglyceride) freigesetzt, welche unschön riechen, durch zu viel Luftsauerstoff können sogar ungesättigte Fettsäuren gespalten werden, was zur Herstellung von winzigen Mengen an Aldehyden führt, was auch als ranzig wahrgenommen wird. Der Prozess der Oxidation kann durch die Zugabe von stabilen Ölen, wie Jojobaöl oder Squalan, verlangsamt werden. Zusätzlich können Antioxidantien, wie Vitamin E oder Tocopherol, in der Menge von 0,2 % zur Rezeptur hinzugefügt werden.

Die meisten Konservierungsstoffe sind künstlich hergestellt und besitzen Aldehydgruppen, Schwefel-Stickstoffverbindungen, halogenester oder phenolische Reste oder aromahaltige Alkohole, Säuren oder Ester. Es werden oft mehrere Konservierungsstoffe gleichzeitig in einem Präparat verwendet, da so alle Keimfamilien gleichzeitig abgedeckt werden können, was ein Stoff meist nicht alleine bewirken kann.

Grundsätzlich ist bei der privaten Herstellung von Kosmetikprodukten darauf zu achten, diese so keimfrei wie möglich zu halten. Produkte in einem Cremetiegel sind empfindlicher als die, die in einem Spender aufbewahrt werden, da die Creme bei der Entnahme immer mit der Außenwelt in Kontakt kommt, was diese zusätzlich verunreinigt. Bei der Verwendung von frischen Rohstoffen muss auf das Mindesthaltbarkeitsdatum und die richtige Lagerung geachtet werden. In Ruhe und sauber arbeiten.

Alles vorher gut reinigen, desinfizieren oder sterilisieren. Wenn möglich, bei der Verwendung alles mit einem Spatel entnehmen, um weitere Kontaminationen zu vermeiden.

Zusätzlich sollten Sie alles in sehr kleinen Mengen herstellen, sodass Ihre Produkte möglichst schnell aufgebraucht werden. So verschwenden Sie zudem auch keine Rohstoffe, und wenn mal eine Creme wirklich nicht gefallen sollte, dauert das Aufbrauchen nicht so lange. Dies bietet zudem mehr Möglichkeiten zum Ausprobieren, um herauszufinden, was Ihnen am besten gefällt.

Die Mindesthaltbarkeit eines Produkts ist lediglich eine Zeitangabe, in der sich das Präparat bei richtiger Lagerung bei rund 20 °C am längsten hält. Desto wärmer die Kosmetik gelagert wird, desto geringer ist die Haltbarkeit des Produktes. Bei einer Aufbewahrung im Kühlschrank bei niedrigeren Temperaturen, wie ca. 10 °C, verlängert sich die Haltbarkeit. Ist es jedoch zu kalt, können einige Inhaltstoffe empfindlich darauf reagieren und auskristallisieren.

Welche Konservierungsmittel können in der selbst hergestellten Kosmetik verwendet werden?

Kaliumsorbat

INCI[1]: Potassium Sorbate; E202 CAS-Nummer: 590-00-1
Kaliumsorbat ist ein Salz der Sorbinsäure. In der Natur kommt es vor allem in Vogelbeeren (*Sorbus aucuparia*), also

---

1 Internationale Nomenklatur für kosmetische Inhaltstoffe

der Eberesche, und als tierische Quelle in Blattläusen vor. Es wird aus Keten und Crotoaldehyd synthetisch hergestellt. Kaliumsorbat wird als unbedenklich eingestuft, da es wie eine Fettsäure verstoffwechselt wird. Es wird bei Handwärme bei einem maximalen pH-Wert von 5 oder geringer eingestellt. Des Weiteren ist es geruchsneutral, was den Vorteil bietet, dass es dem Produkt, welchem es hinzugefügt wird, nicht beeinflusst. Im Handel ist es als weißes Granulat 0,2 % oder als Lösung 1 : 5 1 % zu erwerben. Im Vergleich zur Sorbinsäure (E200) hat Kaliumsorbat den Vorteil, dass es sich sehr viel leichter auflöst und nicht wie lipophile Konservierer schon in der Fettphase auflöst.

Wirkung und Einsatz in der Kosmetik

Kaliumsorbat benötigt einen sauren pH-Wert, um zu reagieren, somit wird die Sorbinsäure in die undissoziierte Form als Säure umgewandelt. Bei der Dissoziation zerfällt eine Säure. Es schützt die damit zubereiteten Kosmetika vor dem Befall mit Hefen und Schimmelpilzen. Dadurch, dass Kaliumsorbat nur sehr gering gegen Bakterien wirkt, empfiehlt sich die Kombination mit einem antibakteriellen Konservierer, wie zum Bespiel Alkohol (Weingeist 12 %). Diese Kombination gilt als sehr gut verträglich.

Verarbeitung

Bei der Verarbeitung ist es besonders wichtig, auf einen pH-Wert unter 5,4 zu achten, da sonst die konservierende Wirkung von Kaliumsorbat nicht entsteht. Es ist bis zu 80 °C temperaturstabil und kann dann anschließend in die handwarme Emulsion eingearbeitet werden.

Die Einsatzkonzentration wird immer für das gesamte Produkt berechnet. Bei dem Granulat liegt diese bei 0,1 g Kaliumsorbat (0,2 %) auf 50 g Emulsion. Bei der Lösung (1 %) werden 2 Tropfen auf 10 g Emulsion berechnet.

Rokonsal™ BSB-N

(Benzyl Alcohol, Glycerin, Benzoic acid, Sorbic acid)
INCI: Benzyl Alcohol, Glycerin, Benzoic acid, Sorbic acid
Rokonsal setzt sich aus vier verschiedenen Bestandteilen zusammen: aus Benzylalkohol, Benzoesäure, Sorbinsäure, welche in Glycerin gelöst sind. Zusammen bilden sie eine klare, hochviskose Flüssigkeit, welche leicht nach Mandeln riecht. Diese Wirkstoffkombination wirkt sowohl antimykotisch als auch antibakteriell. Rokonsal™ BSB-N ist ein sehr mildes und sehr gut verträgliches Konservierungsmittel. Der pH-Wert sollte durch die vorhandenen organischen Säuren auch hier nicht über 5,4 liegen.

Benzylalkohol oder Phenylmethanol

INCI: Benzyl Alcohol, E 1519 CAS-Nummer: 100-51-6
Benzylalkohol ist eine chemische Verbindung aus der Stoffklasse der Alkohole und gehört zu den Duft- und Aromastoffen. Benzylalkohol ist zum Beispiel in Jasmin und Ylang Ylang enthalten und ist für den leichten Mandelduft verantwortlich. Es wirkt biostatisch gegen Bakterien, Hefen und Schimmelpilzen und wird bis zu 1 % auf das Gesamtprodukt angewendet.

Benzoesäure

INCI: Benzoe Acid E 210 CAS-Nummer 65-85-0
Die Benzoesäure ist in der Pflanzenwelt weit verbreitet und ist ein Abwehrstoff, der gegen Herbivoren eingesetzt wird. Zusätzlich kommt sie in Preiselbeeren, Weihrauch, Benzoeharz und Heidelbeeren vor, tierisch ist sie im Abwehrsekret des Schwimmkäfers enthalten. Sie entsteht auch bei der Fermentation, somit ist ihr natürliches Vorkommen auch in Obst oder Milchprodukten. Die Benzoesäure benötigt ein saures Milieu und wird daher oft mit Sorbinsäure kombiniert. Es kann bei Benzoesäure zu Allergien, wie Asthma oder Nesselsucht, kommen. In der Kombination der einzelnen Stoffe ist es zu 15 % enthalten.

Sorbinsäure (2,4-Hexadiensäure und ihre Salze)

INCI: Sorbic Acid E 200 CAS-Nummer 110-44-1
Sorbinsäure kommt hauptsächlich in den Früchten der Eberesche, der Vogelbeere (*Sorbus aucupuria*), vor, welche auch für die Namensgebung verantwortlich ist, tierisch kommt sie in wenigen Blattlausarten in gebundener Form vor. Die Säure löst sich nur schlecht in kaltem Wasser auf, jedoch gut in warmem Wasser und in Alkohol. Sie wirkt antimikrobiell und wirkt wie die Benzoesäure. Ihr Gesamtanteil in einem Produkt sollte 5 % betragen.

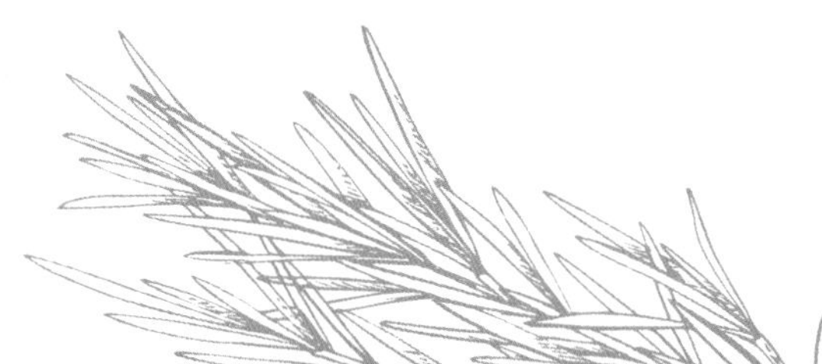

Wirkung und Einsatz in der Kosmetik

Rokonsal™ BSB-N kommt bei Emulsionen für Cremes, Lotionen oder bei Shampoos und Duschgelen zum Einsatz. Einen sehr großen Vorteil, den diese Wirkstoffkombination mit sich bringt, ist die Wirksamkeit gegen grampositive und -negative Bakterien. Zusätzlich hemmt Rokonsal das Wachsen von Hefen und Schimmel.

Verarbeitung

Rokonsal™ BSB-N wird während der Abkühlphase dem fertigen Produkt hinzugefügt. Der Wirkstoff sollte nicht über 80 °C erhitzt werden, da dieser sonst seine Wirkung verlieren kann. Die Einsatzkonzentration liegt bei Tensiden und O/W-Emulsionen bei 0,2 % und in W/O-Emulsionen bei 1 %. Es wirkt nur bei einem pH-Wert unter 5,4, dieser kann dann noch mit Zitronensäure oder Milchsäure im Nachhinein eingestellt werden. Alleine ist Rokonsal™ BSB-N 1-2 Jahre haltbar, in einer Kosmetik eingerührt sollte diese auch nicht länger als 2–3 Monate verwendet werden.

Weingeist (Ethyl Alcohol)

CAS-Nummer: 64-17-5

Umgangssprachlich auch Alkohol oder Ethanol genannt. Hierbei handelt es sich bei Raumtemperatur um eine klare, farblose, pikant schmeckende, leicht entzündliche, hygroskopische Flüssigkeit. Ethanol wird in der Natur beim Prozess der Vergärung von Früchten durch Hefen und Bakterien gewonnen. Inzwischen kann dieser Prozess auch bei der Vergärung von zucker- und stärkehaltigen Biomassen synthetisch ablaufen. Hauptsächlich wird Alkohol als Genussmittel eingesetzt. Des Weiteren dient es als Lösungsmittel oder kommt in der Medizin zum Einsatz. In der Kosmetik wird Ethanol als Lösungsmittel eingesetzt, er fungiert so als Träger von Duft- und Parfümstoffen in Parfüms oder Deodorants. Zusätzlich ist es ein Lösungsmittel für ätherische Öle und ein Auszugsmittel von Pflanzen.

Wirkung und Einsatz in der Kosmetik

Ethanol verhindert durch Denaturierung der Proteinhüllen von Keimen und Bakterien deren Vermehrung. Schon ab einer geringen Konzentration von 10 % wirkt er wachstumshemmend auf Mikroorganismen und bei einer Konzentration von über 30 % sogar keimtötend. Weingeist kann zur Konservierung unverdünnt (96%-Vol.) und in reiner Form verwendet werden, als unvergällter Alkohol (INCI: *Alcohol denat*) ist er ein sehr gut verträgliches Konservierungsmittel. Unvergällt bedeutet, dass der Alkohol nicht mit anderen Substanzen oder Stoffen vermischt worden ist. Optimal ist jedoch eine Zusammensetzung eines Ethanol-Wasser-Gemisches oder einer Fettbasis, in der er sich gut auflösen kann. Verwendet man den Weingeist pur oder in einer zu hohen Konzentration, führt dies zur Austrocknung der Haut, was Irritationen und Rötungen hervorruft und die Schleimhäute reizen kann. Deswegen verwendet man diesen in einer O/W-Emulsion, was auch für ein besseres Einziehverhalten sorgt. Ein Anteil von bis zu 15–20 % in der Wasserphase eines Kosmetikproduktes ist meist üblich und wirkt dort reinigend und desinfizierend. Zur Berechnung des Alkoholbedarfs wird die gesamte Wasserphase zugrunde gelegt.
In einem Parfüm ist Alkohol der Hauptbestandteil und Träger der Duftstoffe. Er gilt in der Verwendung als unbedenklich, da er kein allergisches Potenzial hat und sehr schnell verdunstet, wenn er zum Einsatz kommt.
Des Weiteren fördert Alkohol die Aufnahme von Wirkstoffen in die Haut, indem er die Barriereschicht der Haut durchbricht und somit die Löslichkeit der eingesetzten Wirkstoffe erhöht. Desto mehr Alkohol in dem Produkt enthalten ist, umso höher ist die Permeabilität auch für lipophile Stoffe. Dazu zählen Lipide, fettlösliche Vitamine und unter anderem organische Lösungsmittel, wie Ethanol und Ether. In der kommerziellen Kosmetik fällt Alkohol nicht unter die Deklarationspflicht, da er nicht als reines Konservierungsmittel eingesetzt wird, sondern nur einen Zusatznutzen erfüllt und sozusagen als Trägerstoff zum Beispiel bei pflanzlichen Tinkturen dient.

Verarbeitung

Alkohol wird gerne für Naturkosmetik in der Herstellung verwendet, da seine Anwendung meist sehr gut vertragen wird, viele Tinkturen und Auszüge damit einfach hergestellt werden können und eine entsprechende Konservierung einhergeht. Den Weingeist kann man sowohl gut in einer W/O-Emulsion als auch in einer O/W-Emulsion verarbeiten, da er sich in beiden Phasen zuverlässig lösen kann. Er wird in die handwarme oder kalte Emulsion eingerührt. Alkohol bewirkt eine optimale Feinverteilung der Lipide, er verringert durch seine chemische Struktur die Dichte in der Wasserphase, sodass sich die Creme mehr der Lipidphase (die Phase, in der

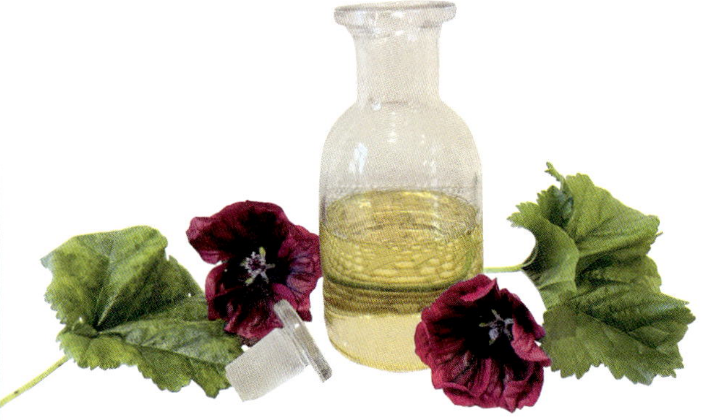

die Masse zur Creme wird und eine schöne Konsistenz erhält) annähert und sich eine homogene Masse bildet. In Gelbildnern, wie Glycerin, kann er mit 70 Vol.-% eingearbeitet werden, ohne Klümpchen zu bilden.

Bei pflanzlichen Tinkturen sollte besonders darauf geachtet werden, dass keine Schwebeteilchen mehr enthalten sind und dieTinkturen vor der Verwendung ausreichend gefiltert werden, da dies sonst zu unnötiger Verunreinigung führt.

Bei selbst gerührter Kosmetik sollten Sie immer bedenken, dass mit jedem Öffnen des Tiegels ein Teil Alkohol verdunstet und somit der Verwendungszeitraum recht kurz bemessen ist.

Einer der größten Vorteile bei der Verarbeitung von Alkohol ist, dass dieser vom pH-Wert unabhängig die Substanzen konserviert.

Die Einsatzkonzentration wird auf die gesamte Wasserphase berechnet, in Emulsionen liegt diese bei 12–15 % reinem Alkohol (ab 95 Vol.-%).

Konservieren mit wasserfreien Produkten

Entweder Sie verwenden keine Konservierungsstoffe oder Sie versuchen, die Konservierung anderweitig zu umgehen, indem Sie zum Beispiel nur wasserfreie Produkte verwenden. Es gibt auch eine Möglichkeit, die Deklaration von Konservierungsmitteln zu umgehen, indem Extrakte eingesetzt werden, oft ätherische Öle und pflanzliche Extrakte. Für die Bio-Kosmetik und selbst hergestellte Produkte stellt dies eine attraktive Variante dar, welche jedoch im Verhältnis sehr teuer ist.

Pflanzliche Öle und Fette sind in der Regel Triglyceride, was bedeutet, dass Sie aus Glycerinmolekülen und drei Fettsäuremolekülen bestehen. Diese Fettsäuren können gesättigt oder ungesättigt sein und haben unterschiedliche Kohlenstoffkettenlängen. Aufgrund dieser Unterschiede gibt es eine Vielfalt von pflanzlichen Ölen und Fetten mit unterschiedlichen Eigenschaften. Pflanzliche Öle können in folgende Hauptkategorien unterteilt werden.

Gesättigte pflanzliche Öle: Diese Öle sind normalerweise bei Raumtemperatur fest, wie z. B. Kokosöl und Palmöl.

Ungesättigte pflanzliche Öle: Diese sind normalerweise bei Raumtemperatur flüssig, wie Sonnenblumenöl, Olivenöl und Sesamöl.

Transfette: Hierbei handelt es sich um ungesättigte Fette, die durch einen speziellen chemischen Prozess teilweise gehärtet werden.

Als Letztes kommen noch die ätherischen Öle hinzu, welche sehr vielfältig aufgebaut sind. Dominierend sind hier die Terpene, welche häufig eine duftende, flüchtige Komponente aufweisen, welche durch Destillation oder Extraktion von diversen Pflanzenteilen, wie zum Bespiel der Blüte, gewonnen wird. Viele ätherische Öle dienen deswegen in der Kosmetik auch gleichzeitig als Duftstoff, der tropfenweise der Kosmetik hinzugefügt wird, wie Lavendel. Ätherische Öle werden mittels Extraktion oder Destillation gewonnen.
Bei der Destillation kann durch den heißen Wasserdampf sehr viel mehr Öl aus einer Blüte oder einem Samen gewonnen werden, jedoch zerstört die Hitze auch sehr viele Wirkstoffe, was zu einer Veränderung des Fettsäurespektrums des Öls führt, welche sich in Konsistenz und Qualität widerspiegelt. Dies

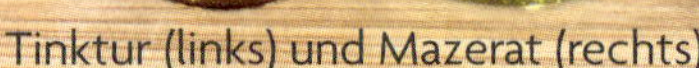

Tinktur (links) und Mazerat (rechts)

kann man gut bei Sheaöl und Sheabutter sehen. Kaltgepresste Öle sind somit hochwertiger als heißgepresste, da diese schonender gepresst werden und somit eine höhere Qualität aufweisen.
Bei der Kaltextraktion werden niedrige Temperaturen verwendet, um empfindliche Verbindungen, wie Vitamine, Antioxidantien oder ungesättigte Fettsäuren, besser zu bewahren. Auch viele der wertvollen Inhaltsstoffe der Pflanzen bleiben dadurch erhalten. Durch Wärme können diese Verbindungen schneller aufgelöst oder sogar zerstört werden. Ein weiterer Punkt ist, die natürliche Farbe des Öls zu erhalten. Heißgepresste Öle sind meistens durch die Oxidation, die dabei entsteht, dunkler. Durch diese und weitere Faktoren werden kaltgepresste Öle oft als qualitativ hochwertiger angesehen.

Man unterscheidet raffiniertes und unraffiniertes Öl. Raffiniertes Öl ist in der Regel klar, lange haltbar und weitestgehend geruchsneutral, unraffiniertes Öl hingegen ist trüb und riecht meist sehr dominant. Raffiniertes Öl durchläuft, bevor es zum Einsatz kommt, einen langen Prozess meist durch eine chemische Aufreinigung. Bei dieser Art der Herstellung können nicht immer alle Bestandteile von dem gewünschten Extrakt abgespalten oder bestimmt werden. Je nach Provenienz, Jahrgang, Herstellungsprozedur oder der Art der Kultivierung, also ob es sich dabei um einen Anbau oder um eine Wildsammlung handelt, können auch hier Qualität und Verträglichkeit sehr variieren. Ein Beispiel ist die Benzoesäure, welche ubiquitär (überall) auch in der Pflanzenwelt vorkommt. Somit kann es des Öfteren bei der Verwendung von ätherischen Ölen und pflanzlichen Extrakten auch zu allergischen Reaktionen kommen. Daher ist es vor der Anwendung oder Benutzung eines Stoffes immer wichtig zu wissen, ob Allergien vorliegen.

Zusätzlich haben die meisten Öle durch ihre Begleitstoffe einen hautpflegenden Effekt. Darunter fallen Vitamine, wie Vitamin A, E und D, sowie Sterine, die dem körpereigenen Cholesterin ähneln und die Schutzfunktion der Hautbarriere zusätzlich unterstützen. Unter anderem sind auch Phytohormone, welche zu den Isoflavonen zählen, schwache Östrogene und antioxidantische Wirkungen vorhanden. Die Konzentration der Begleitstoffe in den jeweiligen Ölen ist von der Aufbereitung der Öle abhängig. Kaltgepresste Öle enthalten mehr Naturstoffe und Vitamine, jedoch auch mehr Schadstoffe und Allergene, da durch den Raffinationsprozess diese pflanzlichen Allergene weitestgehend reduziert oder sogar ganz entfernt werden. Dasselbe gilt jedoch auch für die Vitamine, die durch die erhöhten Temperaturen denaturieren.
Bei einem Pflanzenöl gibt das Fettsäuremuster Auskunft über die Empfindlichkeit gegenüber äußeren Umwelteinflüssen. Hier gilt, je ungesättigter, desto empfindlicher ist das Öl und reagiert zum Beispiel auf Luftsauerstoff und erhöhte Temperaturen. Zudem kommt es auf die richtige Lagerung an, es sollte bei niedrigen Temperaturen und unter Ausschluss von Licht verpackt sein. Besonders reine Öle, welche viele Phytosterine enthalten, können bei niedrigen Temperaturen ausfällen (ausflocken), dies kann man öfters bei sehr hochwertigem Olivenöl oder Avocadoöl beobachten. Diese Ausfällungen stehen für eine sehr hohe Qualität des Öles, verschwinden jedoch beim Erwärmen wieder.

Die enthaltenen Fettsäuren werden an ihrem prozentualen Anteil im Öl gemessen, den gebundenen Fettsäuren. Diese unterscheiden sich durch ihre Kettenlängen, die Anzahl der C-Atome und den vorhandenen Doppelbindungen und deren Position. Es gibt mehr als 400 verschiedene Strukturen, die häufigsten sind jedoch im Samenöl. Fettsäuren ohne Doppelbindung sind gesättigt, darunter zählt unter anderem die Stearinsäure. Zu den ungesättigten Fettsäuren mit einer Doppelbindung gehören zum Beispiel die Ölsäuren und die Erucasäuren. Zudem gibt es noch mehrfach ungesättigte Fettsäuren und essenzielle Fettsäuren, wie die Linolsäure, welche physiologisch lebensnotwendig ist.

Zusätzlich können Öle, wie Borretsch- oder Petersilienöl, auch bleichend wirken, wenn diese bei einer zu hohen Sonneneinstrahlung verwendet werden, weswegen diese Öle eher abends aufgetragen werden sollten.

Ungesättigte Fettsäuren kommen in sehr vielen natürlichen pflanzlichen Ölen vor. Omega-3- und Omega-6-Fettsäuren sind mit der Linolsäure eng verwandt, diese Fette sorgen für ein schönes Hautbild und feste Haare. Diese Fettsäuren sind Bestandteile der Ceramide (Ceramid I), die im menschlichen Körper für den Aufbau der Epidermis, der Hornschicht, verantwortlich sind und somit auch eine wichtige Funktion für den Schutz der Haut einnehmen.

Die Linolsäure speichert Feuchtigkeit und schützt vor Verhornungsstörungen. Dadurch, dass Linolsäure den transepidermalen Wasserverlust senkt, ist sie hervorragend für sehr trockene Haut, wie zum Beispiel bei Neurodermitis, geeignet. Zudem wird sie im Körper durch Hydrolyse abgespalten oder über Enzyme abgebaut.
Oft werden ungesättigte Fettsäuren mit Harnstoff kombiniert, da dies den Fettsäuren mehr Stabilität verleiht. Bei sehr reifer und anspruchsvoller Haut werden langkettige Fettsäuren, welche unter anderem in Macadamia-Öl vorkommen, eingesetzt sowie Öle mit einer höheren Fluidität, was eine kürzere Verweildauer auf der Hautoberfläche bedeutet, wie Aprikosenkern-Öl.

Somit erfordert die Konservierung von Naturkosmetik mit Ölen eine besondere Aufmerksamkeit, da natürliche Öle selbst anfällig sind für Oxidation und Verderb. Am besten fügt man ihnen Extrakte, wie z. B. Rosmarinextrakt, hinzu, welche die Oxidation aktiv verlangsamen und dazu beitragen, dass die Öle nicht so schnell ranzig werden. Zusätzlich ist es hier besonders wichtig, auf Luftdichte und dunkle Behälter zu achten, um den Kontakt mit Sauerstoff und Licht zu vermeiden, da dies die Qualität der Öle beeinträchtigt und zusätzlich die Oxidation beschleunigt. Eine kühle Lagerung, wie im Kühlschrank, verlängert zusätzlich die Haltbarkeit.

Eine weitere Konservierungsart ohne Konservierungsstoffe ist die Verwendung von sehr hohen Wasserphasen in Emulsionen gegenüber der Norm. Hier werden wasserlösliche Stoffe mit einem sehr geringen Molekulargewicht verwendet, wobei ein erhöhter osmotischer Druck entsteht, welcher durch das Auftragen auf die Haut ausgeglichen wird. Durch die Multifunktionalität des Alkohols und seine gute Verträglichkeit wird auch dieser oft als Unterstützung zur Konservierung eingesetzt, hierbei sollte der pH-Wert vermehrt im sauren Bereich liegen.

Glycerin kommt sowohl im Tierreich als auch im Pflanzenreich vor, wo es an Fettsäuren gebunden ist und durch deren Abbau frei wird. Es verfügt über drei alkoholische Gruppen und ist somit nicht flüchtig, Sorbitol besitzt sogar sechs alkoholische Gruppen, hierbei handelt es sich um einen Zuckeralkohol. Diese speziellen Säuren werden oft in Deodorants verwendet, sie haben einen wasserbindenden Effekt und mikrobiozide Eigenschaften.

Auch die Verpackung stellt eine entscheidende Rolle für die Haltbarkeit der Produkte dar. Spender mit doppeltem Boden oder Tuben, die sich nur in eine Richtung entleeren lassen, verlängern auch die Haltbarkeit, da hier keine zusätzliche Kontamination stattfinden kann und somit eine Verunreinigung von außen nicht möglich ist.

Manchmal kommt auch Vitamin E zum Einsatz, welches allerdings nur in Präparaten verwendet werden sollte, wo es in sehr geringer Konzentration zum Einsatz kommt, da sich seine Wirkung sonst umkehren kann und somit die Mindesthaltbarkeit unter Umständen verkürzt wird.

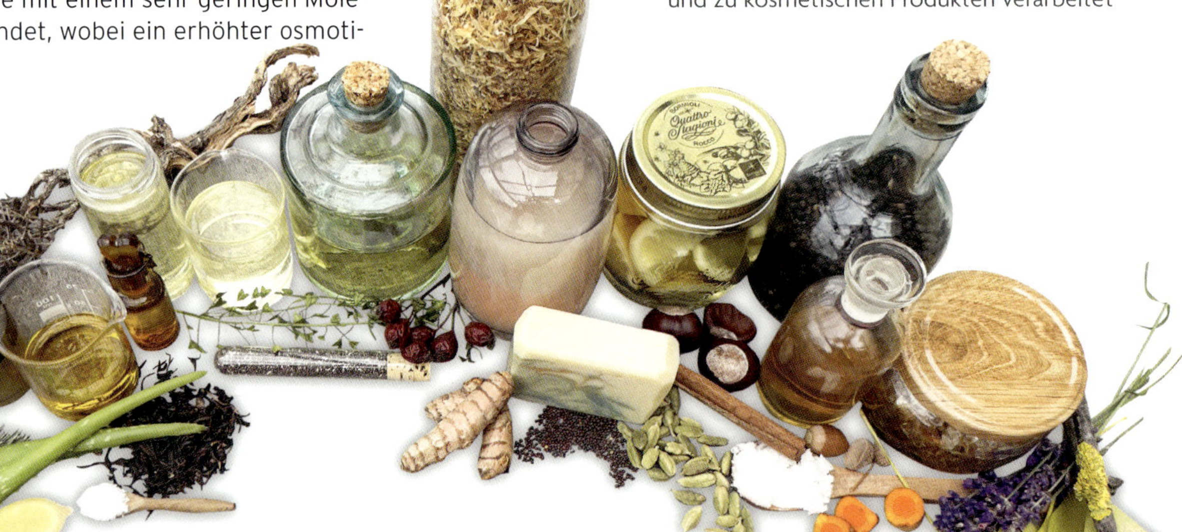

Verschiedene Gewürze, Kräuter und Pflanzen – roh und zu kosmetischen Produkten verarbeitet

Verwendete Pflanzen und ihre Geschichte

Amarant (*Amaranthus hypochondriacus*)

Familie: Fuchsschwanzgewächse (*Amaranthaceae*)
Heilpflanze des Jahres

Die Samen der Amarantpflanzen gehören zu einer sehr hochwertigen glutenfreien Art, Getreide gezielt zu ersetzen. Zusätzlich haben die Samen einen sehr hohen Proteingehalt.

Amarant wirkt entzündungshemmend und wirkt feuchtigkeitsspendend und beruhigend auf die Haut.

Inhaltsstoffe: Alpha-Linolensäure, ungesättigte Fettsäuren, Lysin, Mineralien, Proteine, Vitamine A und C, Mineralstoffe (Eisen, Magnesium und Calcium)

Nebenwirkung: keine bekannt

Arnika (*Arnica montana* L.)

Familie: Korbblütler (*Astaraceae*)
2001
Arnikablüten: *Arnica flos*

Arnika steht unter Naturschutz und sollte deshalb nur aus der Apotheke geholt werden oder selbst angebaut werden.
Arnika galt bei den Kelten als Heilpflanze der Göttinnen. Zusätzlich sagt man ihm eine Schutzwirkung bei Gewitter nach, somit ist es auch dem Donnergott Thor gewidmet.

Arnika unterstützt aktiv das Bindegewebe und den Aufbau des Nervengewebes und beeinflusst positiv den Kreislauf. Äußerlich hilft es gegen Blutergüsse, Quetschungen und Wunden. Es wird ausschließlich äußerlich angewendet.

Inhaltsstoffe: Sowohl in den Blüten, den Blättern als auch in den Wurzeln befinden sich viele Flavone, Arnicin, ätherische Öle, Gerb- und Bitterstoffe, Sesquiterpenlactone, Cumarine, Schleimstoffe, Triterpene, Phenolcarbonsäure, Polysaccharide.

Nebenwirkung: Nicht innerlich anwenden, da dies zu Erbrechen, Übelkeit und Diarrhoe führen kann. In seltenen Fällen kann es zu Hautreizungen kommen. Arnika kann in hohen Dosen bei Schwangeren abortiv wirken, zusätzlich sollten Stillende und Kinder unter 12 Jahren auf Arnika verzichten.

Augentrost (*Euphrasia officinalis* L.)

Familie: Rachenblütler (*Scrophulariaceae*)

Euphrasia leitet sich von griechisch *euphrasia* (= Wohlbefinden) ab, diese Bezeichnung kann sich auf die Heilwirkung der Pflanze beziehen oder auf ihr hübsches Aussehen. Aus dem deutschen „Augentrost" leitet sich die volkstümliche Verwendung des Krauts an, welches bei Augenleiden verwendet wurde. Ein dunkler Fleck am Grunde des Blütenrachens wurde früher gerne mit der menschlichen Pupille assoziiert.

Es hilft bei Augenreizungen und verschafft hier eine Linderung, zusätzlich wird es bei Trockenheit und Entzündungen der Augen eingesetzt oder auch bei Juckreiz oder tränenden Augen. Gerne wird auch gesagt, dass es bei der innerlichen Anwendung die Sehkraft verbessern kann.

Inhaltsstoffe: Iridoide, Lignane, Phenylethanoidglykoside, Gerbstoffe und Flavonoide

Nebenwirkung: keine bekannt

(Kleiner) Anis (*Pimpinella anisum* L.)/(Chinesischer) Sternanisbaum (*Illicium verum* Hook. f.)

Anis: Familie: Doldengewächse (*Apiaceae*)
Sternanis: Familie: Sternanisgewächse (*Schisandraceae*)
🏅 *2014*

Anis wirkt verdauungsfördernd, appetitanregend, schleimlösend und hustenstillend zusätzlich wirkt er krampflösend und antibakteriell. Er wirkt zudem entzündungshemmend im Magen-Darm-Trakt und beruhigend.

Inhaltsstoffe Anisfrüchte: ätherisches Anisöl, trans-Anethol (Hauptbestandteil), welches auch für den typischen Geruch verantwortlich ist. Fettes Öl und Proteine, Estragol, Anisaldehyd und Monoterpene.

Inhaltsstoffe Sternanisfrüchte: ätherisches Anisöl, trans-Anethol, Flavonoide, Shikimisäure und andere Phenolcarbonsäuren, in den Samen ist fettes Öl.

Nebenwirkung: Bei bestehenden Allergien gegen Doldenblütler (Fenchel, Kümmel, Sellerie, Koriander oder Dill) oder gegen Anethol müssen Aniszubereitungen gemieden werden. Gelegentlich gibt es Allergien auf der Haut und bei den Atemwegen.

Apfel (*Pirus malus*)

Familie: Rosengewächse (*Rosaceae*)

Äpfel sind eine weit verbreitete und beliebte Obstart. Sie sind reich an Ballaststoffen, insbesondere an Pektin.

Die Ballaststoffe fördern die Verdauung, lindern Verstopfung und halten den Blutzuckerspiegel stabil. Durch den regelmäßigen Verzehr kann das Herz-Kreislauf-Risiko verringert werden. Durch die Antioxidantien in den Äpfeln kann der Blutdruck stabilisiert und der Cholesterinspiegel gesenkt werden. Äpfel enthalten jede Menge Phytonährstoffe, welche zur allgemeinen Gesundheit beitragen und zudem noch entzündungshemmend wirken und ein klares Hautbild unterstützen.
Diese Vorteile können am besten beim Verzehr von frischen Äpfeln erzielt werden.

Inhaltsstoffe: Vitamin C, Vitamin B, Vitamin A, Fruchtsäure, Lävulose, Dextrose, Apfelsäure, Milchsäure, Oxalsäure, Gerbsäure, Salizylsäure, Pektin, Phosphor und Wachse

Nebenwirkung: keine bekannt

Echte Aloe (*Aloe barbadensis miller*)

Familie: Xanthorrhoeceae (*Asparagales*)

Auch als Wüstenlilie bekannt oder als „brennende Pflanze", sie gehört zu den Sukkulenten und kann sowohl äußerlich als auch innerlich angewendet werden.

Inhaltsstoffe: Acemannan, D-Glucose und D-Mannose, Galactose, Xylose, wasserlösliche Vitamine, Aminosäuren, Amylase, Glykoproteine, Aloenine, alkalische Phosphatase, Lipase und Salicylsäure

Aloe-vera-Gel

Das Gel wird aus den Blättern der Pflanze gewonnen, dem Wasserspeichergewebe. Es wirkt entzündungshemmend und wundheilend und eignet sich besonders für die äußere Anwendung, wie zum Beispiel bei Hauterkrankungen, wie Akne, Neurodermitis, Insektenstichen oder Sonnenbrand. Es wirkt natürlich kühlend.

Es wirkt immunstärkend und schmerzlindernd. Das Gel besitzt eine antibakterielle Wirkung und wird sehr schnell von der Haut aufgenommen. Deswegen wird es besonders gerne zur Behandlung von Akne angewendet, da es auch noch zusätzlich die Rötung der Haut reduziert.

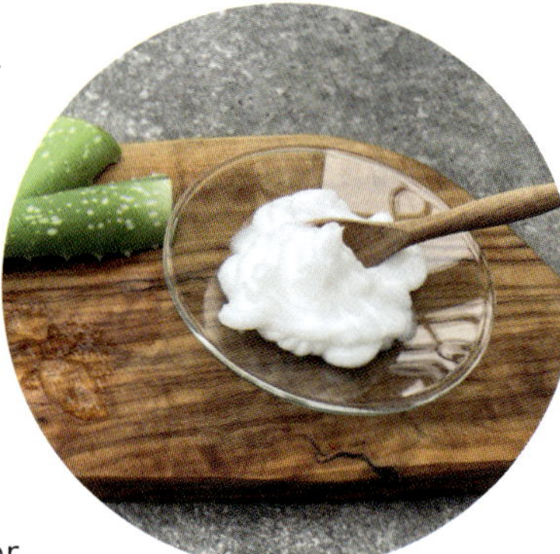

Aloe-vera-Gel steigert die Zellteilung und den Wundverschluss, was durch so genannte Fibroblasten gesteuert wird. Die Kollagenproduktion (und damit die Reißfestigkeit der Haut) wird angeregt, auch bei Narbengewebe und der Neubildung von Gefäßen. Dies hilft auch bei kleinen Schnitten oder

Schürfwunden. Eine andere Aloe-vera-Art namens *Aloe Arborescens* ist besonders in Brasilien bekannt. Diese Art enthält mehr als das doppelte an phytotherapeuthischen Wirkstoffen und wird dort besonders als Trinkgel angewendet. Es soll dabei helfen, die Mundgesundheit zu fördern, Zahnfleischentzündungen vorbeugen und Mundgeruch zu reduzieren. Zusätzlich hilft es, Verdauungsprobleme, Sodbrennen und Verstopfungen zu lindern.

Aloe-Latex (Aloe-vera-Saft)
Der Saft wird gerne als Abführmittel eingesetzt. Durch das enthaltene Aloin ist von einer längeren Einnahme als 2 Wochen abzuraten.

Geschmack: gelartig, leicht bitterer Geschmack

Nebenwirkung: Eine Überdosierung von Aloe vera kann durch das enthaltene Aloin eine abführende Funktion hervorrufen. Schwangere und stillende Mütter sollten auf dieses Abführmittel verzichten.

Avocado (*Persea americana*)

Familie: Lorbeergewächse (*Lauraceae*)

Avocados sind reich an ungesättigten Fettsäuren, besonders an Ölsäure. Diese Art von ungesättigter Fettsäure kann dazu beitragen, positiv auf den Herz-Kreislauf zu wirken und den Cholesterinspiegel zu senken. Zusätzlich enthalten Avocados lösliche Ballaststoffe, das bedeutet, sie sind wasserlöslich und durchlaufen somit langsamer den Magen-Darm-Trakt, was zu einer längeren Sättigung führt. Die Ölsäure wirkt sowohl innerlich als auch äußerlich entzündungshemmend.

Inhaltsstoffe: Vitamine, Mineralstoffe (unter anderen Magnesium, Calcium, Kupfer), Aminosäuren, Proteine, Fett, Wasser, ungesättigte Fettsäuren, Ballaststoffe

Nebenwirkungen: keine bekannt

Ackerschachtelhalm/Zinnkraut (*Equisetum arvense* L.)

Familie: Schachtelhalmgewächse (*Equisetaceae*)
🏆 *1997*

Ackerschachtelhalm war 1997 Heilpflanze des Jahres.
Es werden nur die Sommersprossen verwendet, die unfruchtbar sind (*Herba equiseti*).

Er enthält einen sehr hohen Anteil an Kieselsäure. Daher leitet sich auch der Name Zinnkraut ab, früher wurden viele Metallgegenstände damit gereinigt. Die Kieselsäure ist besonders gut für die Haut- und Gewebestraffung. Zusätzlich fördert sie die Durchblutung und stärkt die Blutgefäße. Das hilft wiederum der Verbesserung der Elastizität der Haut und der Verminderung von Cellulite. Gegen Akne und Ekzeme kann er auch eingesetzt werden.

Ackerschachtelhalme besitzen kein Chlorophyll und entwickeln keine Blüten, sie vermehren sich ungeschlechtlich über Sporen. Diese befinden sich in den reifen Spitzen. Geruch und Geschmack sind neutral.

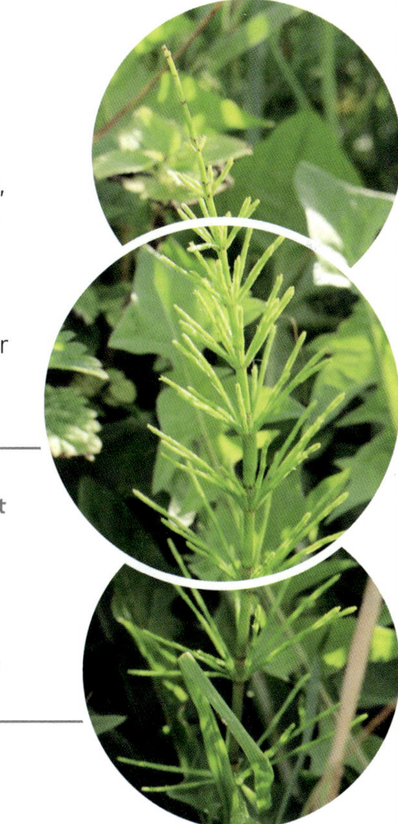

Inhaltsstoffe: Saponine (Equiestonin, Equisetogenin), Flavone (Quercetin Luteolin) und Kieselsäure

Nebenwirkungen: Nicht bei eingeschränkter Nieren- oder Herzfunktion verwenden.

Achtung!
Verwechslungsgefahr besteht mit dem Waldschachtelhalm (*Equisetum silvaticum* L.) und dem Wiesenschachtelhalm (*Equisetum pratense* Ehrh.). Diese beiden Arten sind giftig.

Aprikose (*Prunus armeniaca* L.)

Familie: Rosengewächse (*Rosaceae*)

Der Name Aprikose leitet sich vom lateinischen Wort *praecoces* = frühzeitiges Früchtchen ab. So bezeichneten die Römer die im Verhältnis zu anderen Rosengewächsen früh blühende und fruchtende Aprikose. Ihren wissenschaftlichen Nachnamen erhielt die Aprikose ebenfalls von den Römern: Lucullus, der sie im ersten Jahrhundert vor Christus aus Syrien mitbrachte, bezeichnete sie als *malus armeniaca*, armenischen Apfel.

Aprikosen enthalten viele Antioxidantien, wie Vitamin C, welche dazu beitragen, freie Radikale im Körper zu bekämpfen und somit Zellschäden zu reduzieren. Der hohe Anteil an Vitamin A kann zu einem klärenden Hautbild führen. Zusätzlich wirkt die Aprikose durch die Ballaststoffe verdauungsfördernd und trägt durch den hohen Calciumgehalt dazu bei, die Knochengesundheit aktiv zu unterstützen.

Inhaltsstoffe: Carotinoide, Vitamin A, B_5, B_6, C und E, Folsäure, Kalium, Kupfer, Aprikosenkernöl, ungesättigte Fettsäuren

Nebenwirkungen: keine bekannt

Algen/Tang/Blasentang (*Fucus vesiculosus* L.)

Familie: Meertange (*Fucaceae*)

Der Algenkörper (Thallus) besteht aus blattartigen, ledrigen Phylloiden, mit denen er die Meeresoberfläche erreichen und dort das gewonnene Oberflächenlicht zur Energiegewinnung durch Photosynthese nutzen kann. Das Artepitheton *vesiculosus* leitet sich ab von lateinisch *vesicula* (Bläschen) und bedeutet „bläschenreich". Aus verschiedenen Braunalgen wird Alginsäure gewonnen; sie wird nach der Form ihrer Salze Alginate genannt. Dieses wird oft als Dickungsmittel, Gelbildner oder Emulsionsstabilisator verwendet.

Gerne werden Algen im Bereich der Haut und Haare eingesetzt, da diese feuchtigkeitsspendend wirken, weil sie reich an Wasserspeicherstoffen sind, die die Haut geschmeidig halten und hydratisierend wirken. Sie sind zudem reich an Nährstoffen und Mineralien, die dazu beitragen, Giftstoffe aus der Haut zu entfernen und die Haut vor Verunreinigungen zu befreien. Sie wirken entzündungshemmend und hautberuhigend. Gerne werden Algen auch für Peelings eingesetzt, da ihnen nachgesagt wird, dass sie leicht exfolierende Eigenschaften besitzen. Dies bedeutet, sie tragen dazu bei, abgestorbene Hautzellen zu entfernen, und fördern die Hauterneuerung. Bei Haaren fördern sie bei der inneren und äußeren Anwendung durch ihren hohen Gehalt an Mineralstoffen, wie Jod und Eisen, das Haarwachstum, indem sie die Haarfollikel stärken.

Inhaltsstoffe: Tang enthält Jod, das entweder als anorganisches Salz vorliegt oder an Proteine oder Lipide gebunden ist, auch liegt es in Form von Iodaminosäuren vor, Alginsäure, Laminarin, Fucane, Fucole, Fucophloretole, Phlorotannine; Tange akkumulieren zudem auch Arsen und Schwermetalle.

Nebenwirkungen: selten Überempfindlichkeitsreaktionen, bei der inneren Anwendung. Durch den hohen Jodgehalt kann es zu Nebenwirkungen im Bereich der Schilddrüse kommen.

Ashwagandha (*Withania somnifera*)

Familie: Nachtschattengewächse (*Solanaceae*)

Ashwagandha ist eine der bedeutsamsten Heilpflanzen des Ayurveda. Der Name *Ashwagandha* kommt aus dem Sanskrit. Es bedeutet übersetzt „Geruch des Pferdes", da die Wurzeln so ähnlich riechen. Der Name *somnifera* leitet sich vom lat. *somnus* ab, was übersetzt „Schlaf" bedeutet und *fera* so viel wie „verursachend", was auf die schlaffördernde Eigenschaft der Pflanze anspielt.

Ashwagandha hilft bei der Reduzierung von Stresssymptomen, da sie dazu beiträgt, den Cortisolspiegel im Körper zu regulieren, was zusätzlich dazu führt, dass man entspannter ist und damit auch besser einschlafen kann. Die Pflanze hilft zusätzlich, mentale Klarheit zu fördern und die Kraft des Gedächtnisses zu verbessern. Sie wirkt entzündungshemmend und stärkt das Immunsystem. Sie bringt außerdem den Hormonhaushalt wieder ins Gleichgewicht und steigert die Fruchtbarkeit.

Inhaltsstoffe: Withanolide, Lactone, Alkaloide, Tannine und Flavonoide

Nebenwirkungen: keine bekannt

Artischocke (*Cynara cardunculus* L.)

Familie: Korbblütler (*Asteraceae*)

2003

Die Artischocke fördert die Produktion von Gallensaft, was eine wichtige Rolle bei der Verdauung von Fetten und bei der Entgiftung des Körpers spielt. Zusätzlich wirkt sie verdauungsfördernd und hilft dabei, den Cholesterinspiegel zu senken. Besonders das „schlechte" Cholesterin LDL wird dabei reduziert. Zusätzlich enthalten Artischocken viele Antioxidantien, wie Quercetin und Rutin, welche freie Radikale und Zellschäden reduzieren können.

Inhaltsstoffe: Artischockenblätter enthalten Caffeoylchinasäuren (u. a. Chlorogensäure), Flavonoide und Sesquiterpen-Bitterstoffe

Nebenwirkungen: Beim Vorliegen eines Gallenverschlusses und bei Gallensteinen oder Leberleiden dürfen Artischockenblätter nicht eingenommen werden, ebenfalls nicht bei Vorliegen einer Allergie gegen Korbblütler (Kreuzallergie möglich).

Echte Bärentraube (*Arctostaphylos uva-ursi* L.)

Familie: Heidekrautgewächse (*Ericaceae*)

Bei der Bärentraube handelt es sich um eine immergrüne Pflanze. Die Blätter werden bei dieser Pflanze schon seit Jahrhunderten in der traditionellen Medizin besonders gerne für Harnwegsprobleme eingesetzt. Durch den hohen Anteil an Arbutin, welches im Körper zu Hydrochinon umgewandelt wird, entsteht ein Antiseptikum, welches Bakterien gezielt im Harntrakt abtötet. Zusätzlich wirkt es entzündungshemmend. Die Echte Bärentraube wirkt leicht harntreibend, was dabei hilft, Toxine und Bakterien auszuschwemmen, und ist somit auch hilfreich beim Vorbeugen von Blasen- und Nierensteinen. Äußerlich wird sie gerne zur Behandlung von Ausschlägen und Ekzemen angewendet.

Inhaltstoffe: Arbutin, Tannine, Flavonoide, Phenolcarbonsäure, Harze, Vitamin C und A und Mineralien, wie Kalium, Eisen und Magnesium

Nebenwirkungen: Nicht in der Schwangerschaft oder beim Stillen anwenden oder bei Menschen mit Nierenerkrankungen. Bei einer zu hohen Dosis kann es zu Übelkeit, Erbrechen und Magenbeschwerden kommen.

Bärlauch (*Allium ursinum*)

Familie: Zwiebelgewächse (*Alliaceae*)

Bärlauch ist eng mit dem Knoblauch und dem Schnittlauch verwandt. Er wurde schon in der Antike bei den Griechen, den Römern und sogar in der ägyptischen Medizin angewendet. Der Name „Bärlauch" könnte den Ursprung daher haben, dass Bären, wenn sie aus dem Winterschlaf erwachen, als erstes diese Pflanze verzehren, um ihre Verdauung in Schwung zu bringen.

Traditionell wird er bei Beschwerden, wie Verdauungsproblemen, Rheuma, Bluthochdruck und Erkältungen, eingesetzt.

Inhaltsstoffe: Allicin, Vitamin C, ätherisches Öl, Vinylsulfid, Merkaptan, Mineralsalze, Eisen, Schleim und Zucker

Nebenwirkungen: Übermäßiger Verzehr kann zu Verdauungsproblemen führen.

Bibernelle (*Pimpinella saxifraga*)

Familie: Doldenblütler (*Apiaceae*)

Der Name der Bibernelle reicht in der Geschichte weit zurück, er könnte von „Bibern" oder „Beibern" abstammen, was im Mittelalter der Name für Marder und Wiesel war, welche diese Pflanze sehr gerne verzehren. Die Bibernelle wird zur Linderung von Verdauungsbeschwerden, Völlegefühl, Blähungen und Magenkrämpfen eingesetzt, zusätzlich hilft sie bei Harnwegsinfektionen und Hauterkrankungen.

Inhaltsstoffe: ätherisches Öl, Gerbstoffe, Saponine, Polyacetylene, Cumarine, Furocumarin und Pimpinellin

Nebenwirkungen: keine bekannt

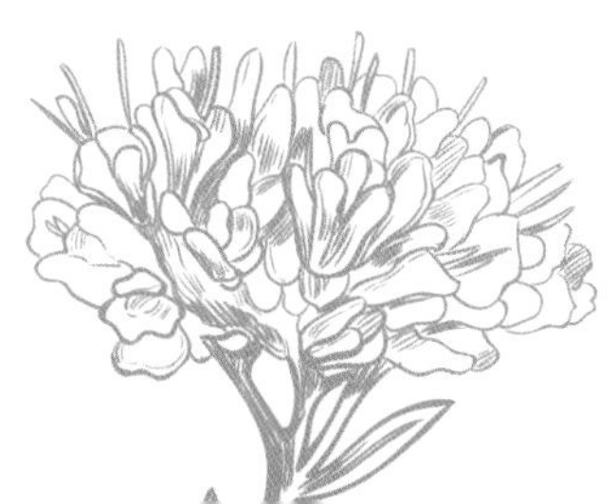

Echter Baldrian (*Valeriana officinalis* L.)

Familie: Baldriangewächse (*Valerianaceae*)

Bereits im Mittelalter wurde der Baldrian oft gegen Schlafstörungen und Angstzuständen eingesetzt. Sein Name leitet sich von dem lateinischen Wort *valere* ab, was „stark sein" oder „kräftig sein" bedeutet.

Inhaltsstoffe: ätherisches Öl, Esquiterpensäuren, Iridoide (Valepotriate und deren Abbauprodukte), Lignane, Kaffeesäurederivate, Alkaloide

Nebenwirkungen: keine bekannt

Birke (*Betula pendula*)

Familie: Birkengewächse (*Betulaceae*)
Junge Blätter: *Folium betulae*

Die Birke kommt ursprünglich aus Skandinavien/Sibirien. Sie steht als Symbol für das Erwachen der Natur, aber auch für Lebenskraft und Lebensfreude. Mitte März bis Mai öffnen sich die Knospen der Birke. Das ganz Besondere an einer Birke ist ihr „Wasser". Dieses sitzt im Inneren des Stammes, im so genannten Splintholz, hier werden alle wichtigen Nährstoffe für den Baum transportiert. Das Abzapfen des Birkenwassers war eine ganze Weile lang Tradition, in skandinavischen Ländern und Osteuropa ist dies heute noch üblich. Es gibt einen kleinen Test, ob der Baum zum Anzapfen bereit ist. Dafür wird ein kleines Ästchen durchgeknickt, und wenn sich daraufhin die Wundflüssigkeit bildet, ist der Baum bereit.

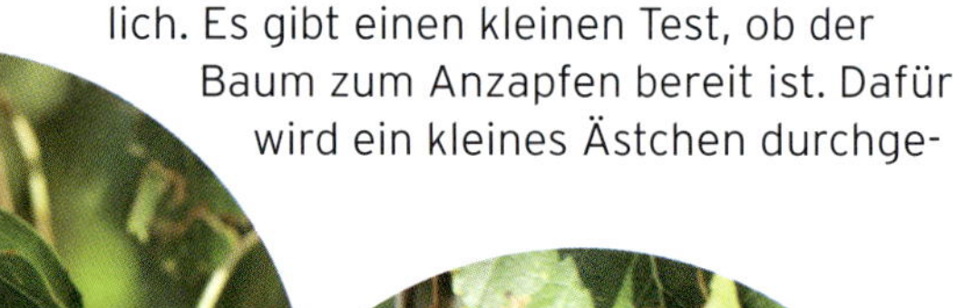

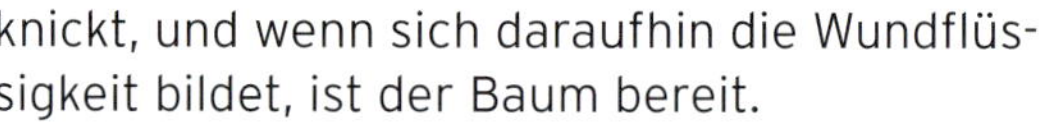

Am besten wird die Birke in ca. 1 Meter Höhe zwischen März und Mai angezapft. Dafür wird mit einem Messer knapp 1–2 cm tief in die Borke des Baumes geschnitten oder ein Loch gebohrt, das später dann allerdings mit einem kleinen Stopfen verschlossen werden sollte. Die Wassermenge hängt vom Umfang und der Größe der Birke ab. An einem Tag kann ca. 1 l Birkenwasser gesammelt werden, mehr sollte dem Baum nicht entzogen werden. Frisch hält sich der Saft 2–3 Tage im Kühlschrank. Wenn Sie nicht alles verwerten können, können Sie das Birkenwasser auch einfrieren.
Der Birkensaft kann sowohl innerlich als auch äußerlich angewendet werden. Er schmeckt leicht süßlich und wird gerne als Kur zum Entschlacken getrunken. Äußerlich wird der Saft zur Haut- und Haarpflege angewendet, da der Birkensaft beruhigende und feuchtigkeitsspendende Eigenschaften besitzt.

Äußerlich lindern die Wirkstoffe der Birke bei unreinem Hautbild, Flechten oder Ausschlägen. Zusätzlich stärkt sie das Bindegewebe. Auf dem Kopf angewendet, hilft sie gegen Schuppen, juckende Kopfhaut und kräftigt das Haar. Zusätzlich wirkt sie innerlich harntreibend und bildet einen wichtigen Bestandteil bei Nieren- und Blasenproblemen.

Inhaltsstoffe: Saponine, ätherisches Öl (gering), Harz, Hyperin, Gerbstoffe und Flavone. In den Blättern: Vor allem in den jungen Blättern sind Vitamin C, Karotin und phytonzide Substanzen vorhanden.
Die gewonnenen Inhaltstoffe riechen leicht streng und haben einen bitteren Geschmack.

Nebenwirkungen: Magen-Darm-Beschwerden, Hautreaktionen, wie Juckreiz.

Basilikum (*Ocimum basilicum*)

Familie: Lippenblütler (*Lamiaceae*)

Basilikum ist ein beliebtes Küchenkraut, welches auch als Heilpflanze gerne verwendet wird.
Er kann im Salat gegessen, als Pesto und als Tee oder als ätherisches Öl genossen werden. Zudem gibt es sehr viele verschiedene Sorten von Basilikum mit unterschiedlichen Geschmacks- und Aromaprofilen.

Er wirkt entzündungshemmend, trägt dazu bei, Magenbeschwerden zu lindern, wirkt beruhigend und ist reich an Antioxidantien. Er wirkt antibakteriell und trägt dazu bei, den Blutdruck zu senken und den Blutzuckerspiegel zu regulieren.

Inhaltsstoffe: ätherisches Öl, Eugenol, Basilischer Kampfer, Cineol, Menthol, Thymol, Methylcavicol, Anethol, Kampfer, Gerbstoff, Saponine, Flavonoide, Farnesol, Stigmasterol und Beta-Sitosterol

Nebenwirkungen: keine bekannt

Blutwurz (*Potentilla erecta* L.)

Familie: Rosengewächse (*Rosaceae*)

Der Gattungsname *Potentilla* leitet sich vermutlich von lateinisch *potentia* (Kraft, Macht) ab, ergänzt durch die Verkleinerungsform *-illa* „kleines, heilkräftiges Kraut". Das Artepitheton *erecta* (lateinisch *erectus* „aufrecht") beschreibt den aufrechten Spross.

Die Blutwurz wirkt adstringierend, was dazu neigt, das Gewebe zusammenzuziehen, was besonders gut bei Magen-Darm-Erkrankungen hilft. Zusätzlich wird der Stuhl gefestigt und die Sympotome von Diarrhoe werden gelindert.
Sie wirkt entzündungshemmend und fördert die Wundheilung. Gerne wird sie auch verwendet, um Hämorrhoidenbeschwerden zu lindern, da sie die Schwellung lindern kann. Im Mund hilft sie bei der Bekämpfung von Mundgeruch und sie kann Zahnfleischentzündungen lindern.

Inhaltsstoffe: Gerbstoffe (vorwiegend Catechingerbstoffe), Triterpene und Kaffeesäurederivate

Nebenwirkungen: kann Magen-Darm-Beschwerden hervorrufen.

Blut-Weiderich (*Lythrum salicaria* L.)

Familie: Weiderichgewächse (*Lythraceae*)

Der Name „Weiderich" leitet sich von der an Weiden erinnernden Form der Laubblätter ab, was auch im Artepitheton *salicaria* zum Ausdruck kommt (lateinisch *salix* = Weide). „Blut-" bezieht sich auf die bläulich purpurrote Farbe der Blüten. Linné fühlte sich durch die Blütenfarbe an das Blut der Purpurschnecke (griechisch *lythron*) erinnert.

Der Blut-Weiderich wirkt adstringierend, entzündungshemmend, wirkt äußerlich bei der Wundheilung und wird gerne bei Menstruationsbeschwerden eingesetzt, um Krämpfe und Beschwerden zu lindern.

Inhaltsstoffe: Gerbstoffe, Flavonoide und Phenolcarbonsäuren, außerdem Anthocyanidine (Farbstoffe der Blüte)

Nebenwirkungen: keine bekannt

Gewöhnlicher Beinwell (*Symphytum officinale*)

Familie: Raubblattgewächse (*Boraginaceae*)

Beim Beinwell handelt es sich um ein ganz besonderes Kraut, welches Knochen heilen kann, was sich auch in seinem griechischen Namen *symphytum* „zusammenwachsen" widerspiegelt.

Er enthält den Wirkstoff Allantoin, welcher die Zellheilung sehr positiv beeinflusst. Zusätzlich ist noch das Lecithin Cholin enthalten, was bei dem Abbau von Blutergüssen hilft und das Gewebe zusammenzieht.

Inhaltsstoffe: Schleimstoffe (*Fructane*), Allantoin, Gerbstoffe, Rosmarinsäure, Cholin, ätherische Öle (Spuren), Pyrrolizidinalkaloide (in der Apotheke ohne Pyrrolizidinkaloide erhältlich, da diese in größeren Mengen toxisch sein können.) Besonders die Wurzel enthält den Wirkstoff Allantoin.

Nebenwirkungen: Beinwellwurzel sollte ausschließlich äußerlich angewendet werden, da in der Pflanze so genannte Pyrrolizidinalkaloide enthalten sind, die giftig sind, wenn man diese innerlich anwendet.

Beifuß (*Artemisia vulgaris*)

Familie: Korbblütler (*Asteraceae*)

Beifuß wird traditionell bei Verdauungsbeschwerden, Blähungen, Völlegefühl und Magenkrämpfen eingesetzt, er regt die Verdauung an und unterstützt die Magen-Darm-Funktion. Zusätzlich wirkt er entzündungshemmend und hilft auch gegen Übelkeit. Er wirkt auch bei Krämpfen und Menstruationsbeschwerden lindernd.

Inhaltsstoffe: ätherisches Öl, Kampfer, Cineol, Thujon, Gerbstoffe, Bitterstoffe, Sesquiterpenlactone, Flavonolglykoside, Inulin und Vitamine

Nebenwirkungen: Beifuß sollte nicht von Schwangeren eingenommen werden, da er Kontraktionen der Gebärmutter auslösen kann.

Bertram (*Anacyclus pyrethrum*)

Familie: Korbblütler (*Asteraceae*)

Zur Behandlung mit Bertram werden häufig die Wurzeln und die Blüten verwendet. Er wirkt entzündungshemmend, insbesondere bei Gelenksschmerzen und Entzündungen des Bewegungsapparates. Gerne wird er auch bei Arthritis eingesetzt. In verschiedenen Kulturen gilt er als Aphrodisiakum und steigert die Libido und soll bei sexueller Dysfunktion zum Einsatz kommen.

Inhaltsstoffe: Pellitorin, Pyrethrin, ätherisches Öl, Gerbstoffe, Inulin, Vitamine und abwehrsteigernde Zuckerverbindungen

Nebenwirkungen: keine bekannt

Bachbunge (*Veronica beccabunga*)

Familie: Bachbungengewächse (*Scropholariaceae*)

Auch Ehrenpreis genannt, der Name kommt von den kleinen blau-violetten Blüten, die oft in der Nähe von Heiligen Quellen gefunden wurden, was als Zeichen für eine göttliche Segnung galt.

Die Bachbunge wirkt entzündungshemmend, bei Hauterkrankungen und Gelenksschmerzen, sie hilft äußerlich bei der Wundheilung, bei Hautirritationen, Hauterkrankungen oder offenen Wunden. Innerlich wird die Pflanze gerne für Verdauungsstörungen verwendet oder bei Atemwegsbeschwerden, um Husten und Halsschmerzen zu lindern.

Inhaltsstoffe: Vitamin C, Aucubin, ätherisches Öl, Gerbstoffe, Gerbsäure

Nebenwirkungen: keine bekannt

Brennnessel (*Urtica dioica*)

Familie: Brennnesselgewächse (*Urticaceae*)

🏆 *1996* 🏅 *2022*

Blütezeit Juni–September, Sammelzeit von Blättern und Wurzeln ab März

Die Brennnesselhaare dienen als Fraßschutz vor Fressfeinden und sind hauptsächlich auf der Blattoberseite vorhanden. Die Brennhaare der Brennnessel sind wie kleine Kanülen, innen hohl und außen spitz. An diesen Spitzen sitzen winzige Köpfchen, die verkieselt sind. Bei der kleinsten Berührung brechen diese ab und verletzen somit die Haut. Dadurch kann eine chemische Substanz in die Haut eindringen, die den Brennreiz verursacht.

Die heilende Kraft der Brennnessel ist schon seit dem Mittelalter bekannt. Sie wirkt vitalisierend, regt den Stoffwechsel an und belebt Körper und Geist.

Brennnessel hat die Eigenschaft, sowohl im Körper als auch in ihrer Umgebung Giftstoffe zu binden. Somit sollte sie nicht umgehend nach einem Regenschauer gesammelt werden, sondern erst einige Tage danach, weil sie auch das Regenwasser reinigt und ihm Schadstoffe und Toxine entzieht. Die Brennnessel hilft bei Nieren- und Blasenerkrankungen, Rheuma, Gicht, wirkt durchblutungsfördernd und ist entwässernd.

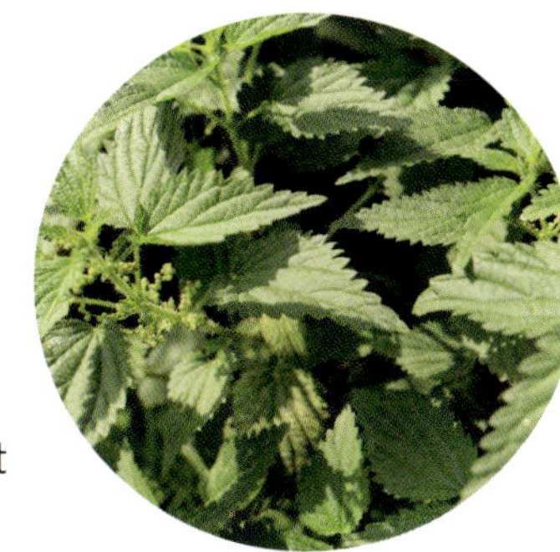

Besonders junge Blätter schmecken sehr frisch und würzig.

Inhaltsstoffe: Flavonoide (*Rutin*), Kaffeoyläpfelsäure, ätherische Öle, Vitamin C, B und K, Steroide, Mineralien (Kalium, Calcium und Kieselsäure). In den Brennhaaren sind Histamin, Ameisensäure, Serotonin, Acetylcholin und Scopoletin. In den Wurzeln: pflanzliche Steroidhormone (beta-Sitosterol), Lignane, Lecitin und Polysaccharide.

Nebenwirkungen: Es kann in sehr seltenen Fällen zu Hautirritationen oder Magenreizungen kommen.

Brokkoli (*Brassica oleracea*)

Familie: Kreuzblütler (*Brassicaceae*)

Brokkoli ist ein Gemüse, welches für seine ernährungsphysiologischen Vorteile und seine potenziell gesundheitliche Wirkung geschätzt wird. Obwohl Brokkoli nicht im traditionellen Sinne als Heilpflanze betrachtet wird, enthält er viele wertvolle Inhaltsstoffe, die sich positiv auf die Gesundheit auswirken können.

Brokkoli ist reich an Antioxidantien und hilft dabei, freie Radikale zu bekämpfen. Er hilft bei der Entgiftung von krebserregenden Substanzen im Körper und ist reich an Ballaststoffen, welche den Cholesterinspiegel senken und zur Gesundheit des Herz-Kreislauf-Systems beitragen. Er wirkt entzündungshemmend, trägt zur Augengesundheit und zur Knochengesundheit bei.

Inhaltsstoffe: Vitamin C, K und A, Mineralstoffe (Calcium, Kalium und Eisen), Glucosinolate, Carotinoide, Sulforaphan, Folsäure, Betacarotin und Phytonärstoffe

Nebenwirkungen: keine bekannt

Borretsch (*Borago officinalis*)

Familie: Raubblattgewächse (*Boraginaceae*)

Borretsch ist seit Jahrtausenden für seine stimmungsaufhellenden Eigenschaften bekannt. Die Römer nannten die Pflanze auch liebevoll „die Pflanze, die Freude bringt".

Verwendet werden können die Blätter, die Blüten und die Samen. Borretsch regt die Adrenalinproduktion an, ist milchbildend, harntreibend, schweißtreibend, schleimlösend, entzündungshemmend und wirkt antidepressiv. Borretsch wirkt zudem anregend auf die Nebenniere, die das Stresshormon Adrenalin produziert.

Inhaltsstoffe: Schleim, Vitamin C, Tanine, Calcium, Kalium, Allantoin, Alkaloid, Pyrrolizidinalkaloide, Flavonoide, Gerbstoffe, Gerbsäure und Saponine. In den Samen sind Linol- und Gamma-Linolsäure

Nebenwirkungen: Nicht für Schwangere geeignet!

Buchweizen (*Fagopyrum esculentum* Moench)

Familie: Knöterichgewächse (*Polygonaceae*)

1999

Die Früchte sind rotbraun, 4–6 mm lang und scharf dreieckig. Damit erinnern sie an Bucheckern, den Früchten der Buche. Dies kommt im Gattungsnamen *Fagopyrum* zum Ausdruck, abgeleitet von lateinisch *fagus* (= Buche) und griechisch *pyros* (= Weizen), im Deutschen wörtlich übersetzt zu „Buchweizen". Das Artepitheton *esculentum* bedeutet „essbar, genießbar" (lateinisch *esca* = Speise). Die Früchte werden als Lebensmittel zu Grütze, Grieß oder Mehl verarbeitet.

Buchweizen trägt zur Herzgesundheit bei, hilft dabei, den Blutzuckerspiegel zu stabilisieren, ist glutenfrei, verdauungsfördernd und kann zur Gewichtsreduktion beitragen

Inhaltsstoffe: Proteine, Ballaststoffe, Vitamin B_1 und B_2, Mineralstoffe (Magnesium, Eisen und Zink) und Antioxidantien, Rutosid und weitere Flavonoide sowie Chlorogensäure und Phenolcarbonsäuren. In den Blüten ist Fagopyrin, ein photosensibilisierendes Naphthodianthron, enthalten, in der Droge ist dies nur in Spuren nachweisbar.

Nebenwirkungen: keine bekannt

Chia (*Salvia hispanica* L.)

Familie: Lippenblütler (Lamiaceae)

Chiasamen sind reich an Nährstoffen. Sie tragen zur Herzgesundheit bei, wirken verdauungsfördernd, helfen bei der Blutzuckerregulation, sind entzündungshemmend, unterstützen für eine gesunde Haut, sind energiesteigernd, tragen zur Knochengesundheit bei und helfen bei der Sättigung und Appetitkontrolle

Inhaltsstoffe: Proteine, Fett, Kohlenhydrate, Ballaststoffe, Alpha-Linolensäure (ALA), Omega-3-Fettsäuren, Vitamin B, Calcium, Eisen, Magnesium, Zink, Chia-Öl, Linolsäure

Nebenwirkungen: keine bekannt

Echte Kamille (*Matricaria chamomilla*)

Familie: Korbblütengewächse (*Astaracea*)

1987 🏆 2002

Blüten: *Flos chamomillae vulgaris*

Sie lässt sich vom Geruch her gut von der Hundskamille unterscheiden, aber auch von ihrer Anatomie. Die echte Kamille hat einen hohlen Korbboden. Sammeln Sie sie am besten von Mai bis September, während die Sonne scheint, am besten so früh wie möglich am Tag, da besitzt Sie die meiste Heilkraft. Sie riecht aromatisch nach Kamille und schmeckt mild-würzig.

Sie wirkt bei Abszessen, Akne, Analfissuren, Angst, Blähungen, Depressionen, Einschlafproblemen, Erkältung, Gastritis, Hämorrhoiden, Hautentzündungen, Magen-Darm-Beschwerden mit Krämpfen, Magengeschwüren, Menstruationsbeschwerden, Reizmagen, Vaginalentzündung.

Inhaltsstoffe: ätherisches Öl, Schleimstoffe, Flavonoide, Cumarine (Hernianin und Umbelliferon), Monoterpene, Sesquiterpene, Sesquiterpenole (Alpha-Bisabolol), Ketone und Oxide

Nebenwirkung: keine bekannt

Esche, gewöhnlich (*Fraxinus excelsior* L.)

Familie: Ölbaumgewächse (*Oleaceae*)

Fraxinus leitet sich von griechisch *phraxis* (Spaltung, Trennung) ab, bezogen auf das Holz, weil dieses leicht spaltbar ist. Wahrscheinlich wurde es deshalb früher oft zur Herstellung von Lanzen verwendet, da dieses Holz auch eine gewisse Art an Biegsamkeit hat und Energie aufnehmen und diese dann übertragen kann. Das Holz der Esche ist aufgrund seiner Härte und Festigkeit auch eine beliebte Wahl für Waffengriffe. Das Artepitheton *excelsior* nimmt auf die Größe des Baumes Bezug (lateinisch *excelsior* = höher, erhabener).

Die Rinde der Esche enthält viele Bitterstoffe und Gerbstoffe, die zur Linderung von Verdauungsproblemen beitragen, jedoch auch als mildes Abführmittel eingesetzt werden können. Sie hilft bei rheumatischen Beschwerden. Die Harze und Öle werden zur Behandlung von Hautproblemen, Ekzemen und Wunden eingesetzt. Esche wirkt zudem antibakteriell und immunstärkend.

Inhaltsstoffe: Flavonoide, Hydroxyzimtsäurederivate, Iridoid-Bitterstoffe und Gerbstoffe. Eschenrinde enthält Iridoid-Bitterstoffe und Cumarine.

Nebenwirkungen: keine bekannt

Eiche, Stiel-/Sommereiche (*Quercus robur* L.)
Familie: Buchengewächse (*Fagaceae*)

Eiche wirkt adstringierend und antioxidativ. Ihre Rinde wird zur Stärkung des Herz-Kreislaus-Systems und zur Verbesserung der Blutzirkulation eingesetzt. Zusätzlich hat sie einen positiven Effekt auf die Mundhygiene und wirkt beruhigend bei Hauterkrankungen.

Inhaltsstoffe: Tannine, Flavonoide, Quercetin, viele Gerbstoffe, wie Ellagitanninen, Catechingerbstoffe, Flavanoellagitannine, Kalium, Calcium und Magnesium und ätherische Öle

Nebenwirkungen: keine bekannt

Echter Eibisch (*Althaea officinalis* L.)
Familie: Malvengewächse (*Malvaceae*)

Der Gattungsname *Althaea* leitet sich von griechisch *altheeis* (heilkräftig) ab. Eibisch wird schon seit über 3500 Jahren zur äußerlichen und innerlichen Anwendung eingesetzt. Die Wurzeln und Blätter können auch als Gemüse verwendet werden.

Die Wurzel wirkt schleimlösend, lindernd, harntreibend und hilft bei der Wundheilung. Die Blätter vom Eibisch sind wie auch die Wurzeln schleimlösend, harntreibend und wirken beruhigend. Die Blüten sind schleimlösend.

Inhaltsstoffe: Eibischwurzeln enthalten Asparagin, Schleimstoffe, Polysaccharide, Pektin und Tannine und die Eibischblätter enthalten Schleimstoffe, Flavonoide, Kumarin, Salicyl- und Phenolsäuren

Nebenwirkungen: keine bekannt

Gelber Enzian (*Gentiana lutea* L.)
Familie: Enziangewächse (*Gentianaceae*)

Gentiana stammt von Genthios, dem letzten König der illyrischen Labeaten in Skodra (heute Albanien), der die Wirksamkeit der Wurzel des Gelben Enzians entdeckt haben soll. *Lutea* nimmt auf die gelbe Farbe der Blüten Bezug (lateinisch *luteus* = gelb). Die deutsche Bezeichnung „Enzian" leitet sich vom wissenschaftlichen Gattungsnamen unter Verlust des „G" ab, althochdeutsch *genciane*.

Beim Enzian verwendet man die Wurzel, welche die Verdauung fördert und bei Blähungen und Magenbeschwerden hilft.

Inhaltsstoffe: Bitterstoffe vom Secoiridoidtyp, Gentisin (gelber Farbstoff) und Kohlenhydrate, wie Trisaccharid (*Gentianose*)

Nebenwirkungen: Vereinzelt können Kopfschmerzen auftreten.

Gemeiner Efeu (*Hedera helix*)
Familie: Aralinengewächse (*Araliaceae*)
2010

Blätter: *Hederae folium* (enthalten besonders viele Triterpensaponine)

Frucht: Ist für den Verzehr nicht geeignet und giftig.

Blütezeit September–Dezember, Sammelzeit März–April (Blätter nur von dem Stängel nehmen, der keine Früchte trägt). Efeu kann bis zu 400 Jahre alt werden.

Efeu ist in der Mythologie dem Gott des Weines, Dionysos, geweiht. Er sollte gegen die Trunksucht helfen. Zudem galt Efeu durch seine rankende Fähigkeit, sich fest zu verbinden und alles zu bezwingen, als ein Zeichen für Freundschaft, Liebe und Treue. Der Name *Hedera* wird aus dem Griechischen *hedra* abgeleitet, was für Sitzen steht und mit dem Ranken und dem festen Sitz an Mauern und Bäumen verbunden wird. *Helix* bedeutet gewunden, was auch für die Kletterpflanze spricht.

Efeu hilft bei rheumatischen Beschwerden, zusätzlich ist wissenschaftlich bewiesen, dass er gegen Husten hilft und deshalb auch in zahlreichen heutigen Medikamenten gegen Husten eingesetzt wird. Dafür sind die Saponine verantwortlich, die Schleim und Sekrete lösen. Alpha-Hederin ist eine der Komponenten in den Efeublättern, die die Schleimbildung fördern, um diesen besser abhusten zu können

Sammelt man Efeu allerdings zum Wäschewaschen, empfiehlt es sich, eher die älteren Blätter und die dunklen Beeren zu sammeln, da hier besonders viele Saponine gespeichert sind. Besonders zu empfehlen ist dieses Bio-Waschmittel für Menschen mit sehr empfindlicher Haut und für Allergiker.

Efeu schmeckt sehr bitter, seifig und zusammenziehend, dafür riecht er sehr frisch.

Inhaltsstoffe: Saponine (Alpha-Hederin, Hederacosid C), Flavanoide, Polyacetylene (*Falcarinol*), Glykoside, ätherische Öle, Kaffeesäurederivate

Nebenwirkungen: Bei einer Überdosierung kann es zu Durchfall, Erbrechen, Kopfschmerzen, Übelkeit und Schleimhautreizungen kommen, zusätzlich reagieren einige Menschen auf frisch geschnittenen Efeu mit der Haut sehr empfindlich, die Polyacetylene können diese Ekzeme auslösen.

Erdbeeren (*Fragaria vesca* L.)

Familie: Rosengewächse (*Rosaceae*)

Der deutsche Name „Erdbeere" nimmt auf die Tatsache Bezug, dass die Früchte dieser kleinen Pflanze oft auf der Erde liegen.

Die Erdbeere wirkt immunstärkend, entzündungshemmend, verdauungsfördernd, zusätzlich reduziert sie Herz-Kreislauf-Erkrankungen, senkt den Cholesterinspiegel und den Blutdruck.

Inhaltsstoffe: Gerbstoffe (kondensierte Gerbstoffe und Ellagitannine), Vitamin C, Antioxidantien, Anthocyane, Quercetin, Flavonoide und Phenolcarbonsäuren

Nebenwirkungen: keine bekannt

Eukalyptusbaum (*Eucalyptus globulus* Labill.)

Familie: Myrtengewächse (*Myrtaceae*)

Der Name *Eucalyptus* leitet sich vom griechischen *eu* (schön, gut) und *kalyptos* (verborgen) ab, was sich auf die Blütenknospen bezieht, die vor dem Aufbrechen von einem festen Deckel bedeckt und damit „gut versteckt" sind. Eukalyptus wirkt antiseptisch, abschwellend, krampflösend, anregend, fiebersenkend, wurmtötend und blutzuckersenkend.

Inhaltsstoffe: Volatiles Öl, Cineole, Tannine, Aldehyde, Bitterstoffe, Euglobale und Macrocarpale

Nebenwirkungen: Bei Säuglingen und Kleinkindern bis zu 3 Jahren kann Eukalyptusöl einen Stimmritzenkrampf auslösen, schlimmstenfalls mit Atemstillstand, deshalb Eukalyptusöl nie im Gesicht auftragen und nicht innerlich anwenden da es auch schon in geringen Mengen giftig ist.

Gemeiner Frauenmantel (*Alchemilla vulgaris* L.s.l.)

Familie: Rosengewächse (*Rosaceae*)

Der Gattungsname *Alchemilla* oder auch kleine Alchemistin kommt vermutlich aus dem Arabischen *al-kimiya* = Chemie und bezieht sich auf die am frühen Morgen am Blattrand durch Guttation austretenden Wassertropfen, welche oft als Morgentau bezeichnet werden. Diese Tropfen sammeln sich am trichterförmigen Blattgrund zu einer großen Perle. Alchimisten sollen diesen Tropfen besondere Heilkräfte zugeschrieben haben.

Der Frauenmantel wirkt adstringierend, menstruationsregulierend, verdauungsfördernd, entzündungshemmend und wundheilend.

Inhaltsstoffe: Tannine, Salacylsäure, Saponine, Phytosterole, volatiles Öl, Gerbstoffe (vorwiegend Ellagitannine) und Flavonoide

Nebenwirkungen: keine bekannt

Fenchel, Bitterer (*Foeniculum vulgare Mill.* Ssp.)

Familie: Doldengewächse (*Apiaceae*)

| *2009*

Fenchel wirkt kreislaufanregend, entzündungshemmend, milchbildend, leicht schleimlösend und harntreibend.

Inhaltsstoffe: Fenchelfrüchte enthalten ätherisches Öl („Bitterfenchelöl") mit süß schmeckendem trans-Anethol und dem bitteren Fenchon, das dem Bitteren Fenchel seinen leicht bitteren Geschmack verleiht. Das ätherische Öl des Süßen Fenchels (var. *dulce*) enthält deutlich weniger Fenchon, sodass die süßen trans-Anethole dominieren. In beiden Früchten enthalten ist fettes Öl enthalten.

Nebenwirkungen: gelegentlich Allergien an Haut und Atemwegen

Flohsamen-Wegerich, Flohkraut (*Plantago afra* L.)

Familie: Wegerichgewächse (*Plantaginaceae*)

Der Gattungsname *Plantago* leitet sich aus dem lateinischen *planta* (Fußsohle, Fußfläche) ab. Das *ago* bezieht sich zum einen auf die flachen, eiförmigen, in Rosetten eng am Boden liegenden Blätter. Die Frucht reift zu einer zweifächrigen Deckelkapsel mit je zwei kleinen elliptischen, rotbraunen, glänzenden Samen heran. Diese erinnern an Flöhe, was der Pflanze den deutschen Namen „Flohkraut" oder „Flohsamen-Wegerich" eingebracht hat. Dies kommt auch im synonymen lateinischen Gattungsnamen der Pflanze *(Psyllium)* zum Ausdruck: lateinisch *psyllium* bedeutet „Floh".

Er wirkt schleimhautschützend, entzündungshemmend, hilft gegen Durchfall und ist reich an Ballaststoffen.

Inhaltsstoffe: Flohsamen enthalten in der Samenschale Schleimstoffe, Fettsäuren, wie Linol-, Öl- und Palmitinsäure, sowie Stärke, Vitamine und Mineralien.

Nebenwirkungen: Flohsamen sollen ½ bis 1 Stunde vor oder nach der Einnahme von anderen Arzneimitteln eingenommen werden, da sich ansonsten die Aufnahme anderer Arzneimittel aus dem Magen-Darm-Trakt verzögern kann.

Fichte (*Picea abies*)

Familie: Kieferngewächse (*Pinaceae*)

Die Fichte hat einen rauen geraden Stamm, welcher eine braunrote Rinde hat. Die Nadeln sind spitz, jede einzelne dieser Nadeln steht auf einem kurzen Stiel. Die Fichte ist eine einhäusige Pflanze, was bedeutet, dass sowohl die männlichen als auch die weiblichen Blüten an einem Baum sind. Die weiblichen Blüten sind stehend und magentafarben, die männlichen Blüten erkennt man an ihrer gelblichen Farbe. Zudem sind sie kleiner und runder. Ihr Pollenstaub ist gelb.

Die Fichte gilt als Symbol für Lebensfülle, Kraft und Hoffnung, besonders in Mode kam sie im 16. und 17. Jahrhundert bei den Germanen zu den Winterzeiten. Hier fungierte sie als Zimmerpflanze, weil sie zur Verbesserung der Raumluft beitrug. Der heutige Weihnachtsschmuck kam erst sehr viel später dazu.

Die jungen Triebe der Fichte werden meistens bei Atemwegserkrankungen und rheumatischen Schmerzen verwendet. Das ätherische Öl der Fichte regt die Durchblutung an.

Inhaltsstoffe: Frische Fichtenspitzen enthalten ätherisches Öl, Flavonoide, Fichtennadelöl, Monoterpene, Bornylacetat, Pinen, Phellandren und Camphen

Nebenwirkungen: gelegentliche Hautreizungen und Ekzeme

Galgant (*Alpina officinarum*)

Familie: Ingwergewächse (*Zingiberaceae*)

Galgant wirkt verdauungsfördernd, appetitanregend, entzündungshemmend, antibakteriell, magenberuhigend und immunstimulierend.

Inhaltsstoffe: ätherisches Öl, Eugenol, Flavonoide, Galangol, Gerb- und Bitterstoffe, Kampfer

Nebenwirkungen: keine bekannt

Gemeine Schafgarbe (*Achillea millefolium* L.)

Familie: Korbblütler (*Asteraceae*)
🏆 *2004*
Schafgarbenblüten: *Millefolii flos*
Millefolium heißt übersetzt „Tausendblatt".

Bei der Belagerung von Troja wurde Achill von einem vergifteten Pfeil an der Ferse getroffen, welcher ihn am Ende auch umbrachte. Um die Schmerzen zu lindern, verwendete er Schafgarbe, welche auch den Namen „Achilleskraut" trägt.

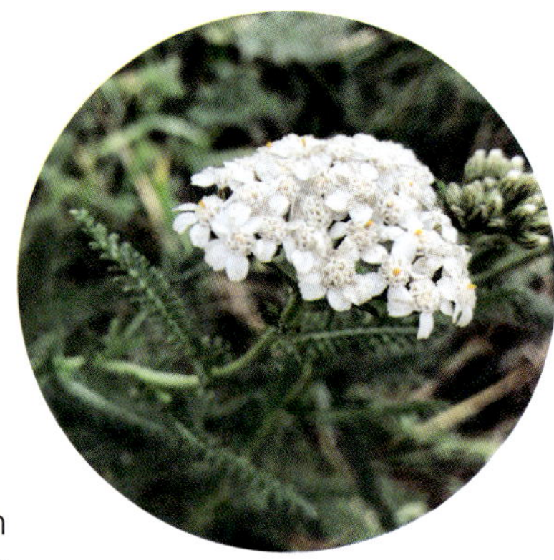

Sie wirkt bei Verdauungsproblemen, Gallenproblemen und bei Menstruationsbeschwerden, Blutungen, Verbrennungen. Zusätzlich wirken die ätherischen Öle der Schafgarbe als entzündungshemmend und desinfizierend.
Sie riecht sehr aromatisch und schmeckt leicht bitter.

Inhaltsstoffe: ätherisches Öl, Pinen, Borneol, Thujon, Sesquiterpene und Chamazulen, welches die Heilwirkung ausmacht, zusätzlich Flavone, Gerb- und Bitterstoffe (*Achillin*), Kaffeesäure, Proanzulene, Salicylsäure

Nebenwirkungen: sehr selten Juckreiz und allergische Reaktionen

Ginkgogewächse (*Ginkgo biloba* L.)

Familie: Ginkgogewächse (*Ginkgoaceae*)

Der lateinische Name ist das Ergebnis eines Schreibfehlers, der dem deutschen Arzt und Japanforscher Engelbert Kaempfer bei der Übertragung des Pflanzennamens aus dem Japanischen passiert ist. Es hätte „Ginkyo" heißen müssen, hergeleitet von japanisch *gin* = silber und *kyo* = Frucht. Damit sind die silbrigen, essbaren Kerne gemeint.

Die Blätter vom Ginkgo haben die Eigenschaft, kreislaufanregend und blutgefäßerweiternd zu sein. Die Samen wirken adstringierend, antifugal und antibakteriell.

Inhaltsstoffe: Flavonglykoside, Bioflavone, Beta-Sitosterol, Laktone, Anthocyanin, Flavonoide, Diterpenlactone (Ginkgolide), Bilobalid, Ginkgolsäuren und Ginkgotoxine.

Nebenwirkungen: leichte Magen-Darm-Beschwerden, Kopfschmerzen oder allergische Hautreaktionen, nicht gleichzeitig mit blutverdünnenden Medikamenten einnehmen.

Gurke (*Cucumis sativa*)

Familie: Kürbisgewächse (*Cucurbitaceae*)

Gurken bestehen zu etwa 95 % aus Wasser, welches sie zu einem sehr erfrischenden Lebensmittel machen. Dennoch enthalten sie wichtige Nährstoffe. Durch ihr enthaltenes Vitamin K und die Mineralstoffe trägt die Gurke positiv zur Herzgesundheit bei. Des Weiteren hilft Sie bei der Blutzuckerregulierung, ist entzündungshemmend, verdauungsfördernd und hilft dabei, den Wasserhaushalt des Körpers aufrecht zu erhalten. Das enthaltene Siliziumdioxid lindert Hautprobleme.

Inhaltsstoffe: Vitamin A, B_1, C und K, Nährsalze, Mineralstoffe, wie Kalium und Magnesium, Siliziumdioxid

Nebenwirkungen: keine bekannt

Giersch (*Aegopodium podagraria*)

Familie: Doldenblütler (*Apiaceae*)

Giersch wirkt entzündungshemmend, harntreibend, entwässernd, entgiftend, verdauungsfördernd und hilft bei der Wundheilung.

Inhaltsstoffe: ätherisches Öl, Chlorogensäure, Cumarine, Flavonolglykoside, Harz, Hyperosid, Isoquercitrin, Kaffeesäure, Kalium, Phenolcarbonsäuren, Polyine, Vitamin C

Nebenwirkungen: keine bekannt

Echte Goldrute (*Solidago virgaurea* L.)

Familie: Korbblüttler (*Aseraceae*)

Solidago von lateinisch *solidus* (fest, hart) mit dem Zusatz *ago* macht deutlich, dass die Pflanze gegen Knochenbrüche helfen soll. Das Artepitheton *virgaurea* setzt sich aus lateinisch *virga* (Reis, Rute) und lateinisch *aurea* (golden) zusammen, womit die leuchtend gelbe Farbe der Blüten angesprochen wird.

Die Echte Goldrute wird oft zur Unterstützung der Harnwege und zur Linderung von Harnwegsinfektionen, wie Blasenentzündung, verwendet. Sie ist harntreibend, kann die Nierenfunktion positiv beeinflussen, wirkt enzündungshemmend und krampflösend.

Inhaltsstoffe: Flavonoide, Triterpensaponine (Virgaurea-Saponine) und Phenolglykoside. Goldrutenkraut ist mit Flavonoiden und Triterpensaponinen dem Echten Goldrutenkraut chemisch sehr ähnlich, Phenolglykoside fehlen.

Nebenwirkungen: keine bekannt

Gundermann/Gundelrebe (*Glechoma hederacea*)

Familie: Lippenblütler (*Lamiaceae*)

Aus der Mythologie gibt es zum Gundermann auch noch viele Überlieferungen. Früher glaubte man, wer in der Walpurgisnacht einen Gundermannkranz auf dem Kopf trug, konnte somit Hexen erkennen. Zusätzlich war der Gundermann dem germanischen Donnergott Thor gewidmet. Dieser sollte mit einem Gundermannkranz an der Haustür besänftigt werden, damit dieser das Haus vor Unwetter schützen sollte.

Der Name Gundermann leitet sich von dem Wort *Gund* ab, was aus dem Althochdeutschem stammt und die Bedeutung Beule und Eiter hat.

Blütezeit März–August, Sammelzeit für das Kraut März–Juli
Er hilft gegen Blasen- und Nierenbeschwerden, Abszessen und Rachenentzündungen. Geschmacklich ist er ähnlich wie Petersilie, daher hat er auch den Spitznamen Soldatenpetersilie. Viele Soldaten haben im Krieg ihr Essen damit zusätzlich gewürzt, was verdauungsfördernd gewirkt hat.

Inhaltsstoffe: Vitamin C, ätherische Öle, Bitterstoffe, Tropanalkaloide (*Hederacin*)

Nebenwirkungen: keine bekannt

Gänsefingerkraut (*Potentilla anserina* L.)

Familie: Rosengewächse (*Rosaceae*)

Potentilla lässt sich auf lateinisch *potentia* (Macht) zurückführen, ergänzt durch die Verkleinerungsform *-illa*. *Anserina* wird aus dem Lateinischen direkt übersetzt (lateinisch *anserinus* = Gänse-, *anser* = Gans). Damit wird auf den Umstand angespielt, dass das Gänsefingerkraut auf Gänseangern und Gänseweiden wächst und von Gänsen auch gerne gefressen wird.

Es ist verdauungsfördernd, hilft bei Durchfall und Magenbeschwerden, kann harntreibend wirken und hilft bei Grippe und Erkältung.

Inhaltsstoffe: Gerbstoffe, Ellagitannine und Flavonoide

Nebenwirkungen: keine bekannt

Naturharz (Kolophonium)

Es handelt sich hierbei um sekundäre Stoffwechselprodukte, welche durch Harzkanäle an die Oberfläche von Baumstämmen austreten. Hier haben diese vor allem eine Schutz- und Heilungsfunktion. Sobald der Baum äußerlich verletzt oder seine Rinde durch Krankheiten, Pilze o. Ä. befallen wird, versiegelt das Harz die Wunden und Risse des Baumes.

Deswegen ist es besonders wichtig, nicht an der Rinde zu kratzen oder das Harz mit spitzen Gegenständen abzulösen. Die Exsudate können gesammelt werden, wenn diese bereits hart geworden und leicht vom Baum zu lösen sind. Nadelbäume (Fichte und Kiefer) sondern besonders viel Harz ab. Harz ist nicht wasserlöslich, sondern fettlöslich und verflüssigt sich bei Wärme. In einem Öl- oder Alkoholauszug können seine Wirkstoffe herausgelöst werden. Das Harz versiegelt Verletzungen sehr schnell, zusätzlich kann es auch als „Treibmittel" bei einem festsitzenden Splitter eingesetzt werden, der durch die Salbe aus der Haut gezogen wird. Es hat auch eine wärmende Eigenschaft, welche bei Erkältungen sehr befreiend sein kann. Harz wirkt zudem konservierend, was die Salben besonders haltbar macht.

Inhaltsstoffe: Harzsäuren (Carbonsäure), Salze (Harzseifen), Resinate. Frische Harze haben noch flüchtige aromatische Verbindungen, sobald diese verdunsten, wird das Harz fest.

Gewöhnlicher Hopfen (*Humulus lupulus* L.)

Familie: Hanfgewächse (*Cannabaceae*)
ǀ *2007*

Hopfen wurde früher gerne als Salatkraut genutzt, inzwischen werden hauptsächlich die weiblichen Blüten geerntet. Hopfen wirkt beruhigend, anaphrodisierende, nervenstärkend, verdauungsfördernd, harntreibend, schlaffördernd und adstringierend.

Inhaltsstoffe: Die Blüte enthält Bitterstoffe, wie Humulon und Valeriansäure, Tannine, volatiles Öl, östrogene Substanzen, Asparagin und Flavonoide. Die Hopfenzapfen enthalten Hopfenharz, bestehend aus bitteren Phloroglucinderivaten (Hopfenbitterstoffe), und ätherisches Öl.

Nebenwirkungen: Die Pflanze kann Dermatitis auslösen und eine zu große Einnahme kann bei Männern zum Verlust der Libido führen.

Echtes Herzgespann (*Leonurus cardiaca* L.)

Familie: Lippenblütler (*Lamiaceae*)

Der Gattungsname *Leonurus* leitet sich von lateinisch *leo* (Löwe) und griechisch *oura* (Schwanz) ab, was auf die Ähnlichkeit der mit zahlreichen hellpurpurnen Blüten anspielt, welche mit einem Löwenschwanz verglichen werden. Im Deutschen sagt man auch oft Löwenschwanz. Das Artepitheton *cardiaca* , abgeleitet von griechisch *cardia* (Herz), weist auf die Wirkung der Pflanze hin. Dies wird auch durch den deutschen Namen „Herzgespann" vermittelt, wobei „Gespann" ein altdeutsches Wort für einen Krampf ist.

Echtes Herzgespann regt die Gebärmutter an, wirkt entspannend, herzkräftigend, karminativ, krampflösend, schweißtreibend und blutzuckersenkend.

Inhaltsstoffe: Alkaloide, Stachydrin, Tannine, Vitamin A, Diterpen-Bitterstoffe, Iridoide, Flavonoide, Kaffeesäure-Derivate und Phenylethanoide

Nebenwirkungen: Nicht während der Schwangerschaft und Stillzeit verwenden.

Heilerde

Tonerden werden als Heilerde bezeichnet, wenn diese eine spezielle Zertifizierung erlangt haben und eine gesundheitliche Wirkung belegen können. Heilerde gibt es in unterschiedlichen Feinheitsgraden; die ultrafeine Qualität eignet sich auch für die innere Einnahme.

Hamamelis, Zaubernuss (*Hamamelis virginiana* L.)

Familie: Hamamelisgewächse (*Hamamelidaceae*)

Im Jahre 1736 wurde die Hamamelis unter dem Namen „witch hazel" nach England eingeführt. Der Name steht im Zusammenhang mit der Verwendung der Zweige als Wünschelrute bei der Wassersuche. Er wurde dann mit „Zaubernuss" ins Deutsche übersetzt.

Die Zaubernuss wirkt adstringierend, entzündungshemmend und hilft dabei, innere und äußere Blutungen zu stillen.

Inhaltsstoffe: Saponine, Flavonoide, Tannine, Cholin, Gerbstoffe, Catechingerbstoffe, Gallotannine, Alkane, aliphatische Alkohole, Aldehyde, Ketone und Ester, Terpene und Phenylpropanoide

Nebenwirkungen: keine bekannt

Hagebutte (*Rosa canina*)

Familie: Rosengewächse (*Rosaceae*)

Früher haben Menschen ihren Hof mit stacheligen Büschen geschützt. Der Begriff für diese Umzäunung war früher „Hag", von dem sich die Hagebutte ableiten lässt. Der lateinische Name *Rosa canina* heißt übersetzt „Hundsrose". Daher stammt wohl auch der Ausdruck „hundsgemein". Das Wort „gemein" stammt aus dem Mittelhochdeutschen „gemeine" und beudet ursprünglich „gewöhnlich" oder „alltäglich". Im Laufe der Zeit erweiterte sich die Bedeutung des Wortes und es begann die Bedeutung von „schlecht", „bösartig" zu bekommen.

Sie hilft gegen Erkältung, Frühjahrsmüdigkeit, Stärkung des Immunsystems (viel Vitamin C). Weiter ist sie leicht harntreibend und verbessert die Beweglichkeit.

Inhaltsstoffe: Fettsäuren (Gamma- und Alpha-Linolensäure, Linolsäure), Triterpene, Gerbstoffe, Flavonoide, Proanthocyanidine, Apfel- und Zitronensäure, ätherisches Öl (Geraniol, Nerol, Linalool und Citronellol), Vitamin C, A, E und B, Mineralstoffe und Spurenelemente

Nebenwirkungen: keine bekannt

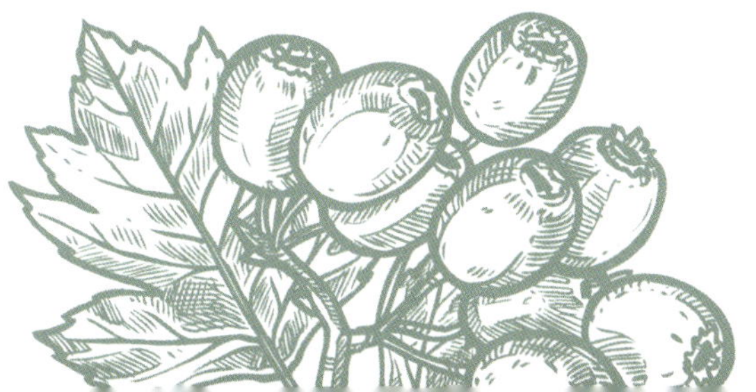

Hafer (*Avena sativa* L.)

Familie: Süßgräser (*Poaceae*)

2017

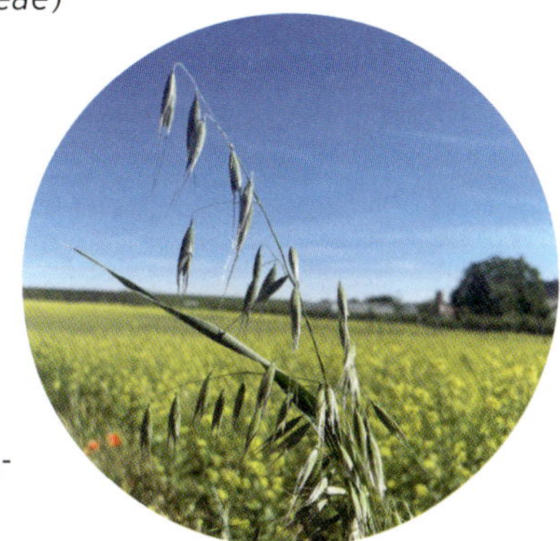

Avena wurde schon bei den Römern verwendet; sie nutzten den Hafer jedoch nur als Viehfutter. Der Anbau des Hafers (lateinisch *sativa* = angepflanzt) ist in Mitteleuropa seit der Bronzezeit nachweisbar.

Hafer wirkt antidepressiv, nervenstärkend, schweißtreibend, nahrhaft und senkt den Cholesterinspiegel.

Inhaltsstoffe: Kohlenhydrate (Beta-Glucane, Pentosane und Oligosaccharide), Steroidsaponine, Flavonoide, Flavonolignane, Mineralstoffe, Kieselsäure in löslicher Form. Haferfrüchte enthalten Kohlenhydrate, Stärke, Proteine, Lipoproteine, Haferöl, Sterole und Flavonoide.

Nebenwirkungen: keine bekannt

Schwarzer Holunder (*Sambucus nigra* L.)

Familie: Moschuskrautgewächse (*Adoxaceae*)

2024

Die Blüten vom Holunder sind schleimlösend, antikatarrhalisch, kreislaufanregend, antiviral, äußerlich wirkt der Holunder entzündungshemmend und die Blätter sind gut für die Wundheilung. Die Beeren sind harntreibend und abführend

Inhaltsstoffe: Flavonoide, Tannine, cyanogene Glykoside, Viburnumsäure, Phenolsäure, Sterole, Hydroxyzimtsäure-Derivate, Triterpene, Schleimstoffe und ätherisches Öl. Die Beeren enthalten viel Vitamin A und C.

Nebenwirkungen: Ein zu hoher Verzehr der Beeren kann abführend wirken.

Honig

Im Althochdeutschen sagte man früher *honang*, was so viel bedeutet wie „der Goldfarbene". Die Farbe vom Honig ist jedoch abhängig von den Pflanzen in der Umgebung. Für ein Kilo Honig müssen 10–15 Millionen Blüten angeflogen werden.

Seit man denken kann, wird Honig als Nahrungsmittel, süße Medizin oder sogar als Schönheitsprodukt verwendet.

Honig wird durch die einzigartigen Sekrete, die die Bienen dem Nektar hinzufügen, von Mehrfachzucker Saccharose zu Einfachzucker, wie zum Beispiel Fructose, gespalten, der dann wiederum zu Glucose umgewandelt wird. Mehrfachzucker müssen vom menschlichen Körper erst aufgespalten werden, Einfachzucker können direkt vom Körper aufgenommen werden und somit umgehend Energie spenden.

Zusätzlich wirkt Honig durch die Glucose-Oxidase, welche im Zusammenspiel mit der Glucose und dem vorhandenen Wasser in sehr geringen Mengen Wasserstoffperoxid entstehen lässt, antibakteriell. Er wirkt gegen Bakterien und Viren und entzieht ihnen sozusagen das Wasser. Durch den Wasserentzug ist der Honig vor Gärprozessen geschützt und somit das einzige Lebensmittel, was bei richtiger Lagerung niemals verdirbt.

Honig wirkt bei entzündlichen Prozessen antibakteriell, antimykotisch, bei Hautproblemen, Magendarmbeschwerden und Pilzinfektionen.

Er schmeckt mild und süß, jede Honigart hat ein anderes Aroma und schmeckt daher auch unterschiedlich.

Inhaltsstoffe: Zucker, Wasser, Proteine, Enzyme, Aminosäuren, Pollen, Mineralstoffe, Vitamine und Aromastoffe

Nebenwirkungen: Bei Allergikern sollte man auf die Art des Honigs achten, da dieser Pollen enthalten kann. Roher, unbehandelter Honig enthält mehr Pollen.

Gewöhnliches Hirtentäschel (*Capsella bursa-pastoris* L.)

Familie: Kreuzblütler (*Brassicaceae*)

Der Name der Pflanze war schon vor Linné in Gebrauch und wird von den herzförmigen Früchten geprägt. Sie erinnern an die aus Fell gefertigten Umhängetaschen der Hirten im Mittelalter. *Capsella* ist die Verkleinerungsform von lateinisch *capsa* (Kapsel), *bursa* stammt von lateinisch *bursa* (Fell) und *pastoris* ist der Genitiv von lateinisch *pastor* (Hirte). So ergab sich der Name „Hirtentäschel".

Es wirkt blutstillend, entzündungshemmend, verdauungsfördernd, harntreibend und reduziert die Krämpfe bei Menstruationsbeschwerden.

Inhaltsstoffe: Flavonoide, Quercetin, Kaempferol und Rutin, Gerbstoffe, Alkaloide, Vitamin C, Kalium, Eisen und Calcium, biogene Amine, Aminosäuren und Proteine

Nebenwirkungen: keine bekannt

Ingwer (*Zingiber officinale Roscoe*)

Familie: Ingwergewächse (*Zingiberaceae*)

2018

Ingwer war 2018 die Heilpflanze des Jahres.

Beim Ingwer handelt es sich um eine Wurzel, welche die Verdauung ankurbelt, Schmerzen lindert und sehr gut gegen Reiseübelkeit hilft. Die Scharfstoffe im Ingwer bewirken, dass sich mehr Magensäure bildet, welche appetitanregend wirkt und die Verdauung anregt.

Ingwer schmeckt fruchtig-scharf und würzig und riecht sehr aromatisch.

Inhaltsstoffe: ätherisches Öl, Zingiberen, Curcumen und Beta-Eudesmol, die Scharfstoffe Gingerole und Shagaole

Nebenwirkungen: Bei zu hohem Konsum kann Ingwer zu Sodbrennen, Blähungen und Durchfall führen. Ingwer kann auch blutverdünnend wirken. Schwangere und Stillende sollten Ingwer nur in kleinen Maßen zu sich nehmen.

Johanniskraut (*Hypericum perforatum* L.)

Familie: Hartheugewächse (*Hypericaceae*)
1995 *2015* *2019*
Johanniskrautblüten: *Hyperici flos recens*

Für die Germanen spielte das Johanniskraut eine besonders wichtige Rolle. Im Saft, welcher rot ist, sahen sie das Blut des Baldurs, dem Gott des Lichtes, und in den Blüten die eingefangene Kraft der Sonne. Sie wurde Johannes dem Täufer gewidmet, daher kommt auch der Name des Krautes. Es sollte nur frisches Johanniskraut gesammelt werden, keine abgeblühten Pflanzen und nicht die unteren Stängel.

Es wirkt angstlösend, beruhigend, stimmungsaufhellend, zusätzlich antibakteriell, antimykotisch, antiviral, entzündungshemmend, schmerzstillend und wundheilungsfördernd.

Es riecht leicht aromatisch und schmeckt leicht bitter.

Inhaltsstoffe: Farbstoff Hypericin, Hyperforin, Flavonole (Hyperosid, Rutin, Quercitrin), Gerbstoffe und ätherisches Öl (olefinische Terpene, Pinen und Sesquiterpen)

Nebenwirkungen: Johanniskraut schwächt die Wirkung der Antibabypille, kann bei Transplantaten abstoßend wirken und kann bei sehr heller Haut zur Fotosensibilisierung führen.

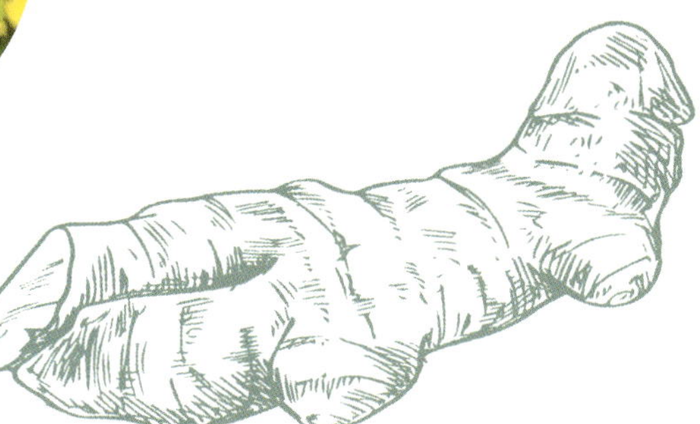

Kümmel (*Carum carvi*)

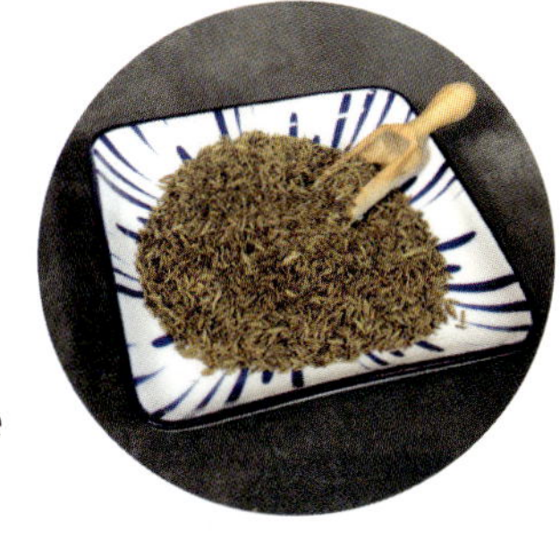

Familie: Doldenblütler (*Apiaceae*)
2016

Kümmel gilt als Kraut für Erinnerung und Liebe, psychische Energie und Schutz.

Kümmel hilft gegen Verdauungsprobleme, Allergien, Asthma, Bluthochdruck und Kopfschmerzen. Äußerlich kann Kümmel bei rheumatischen Beschwerden eingesetzt werden.

Inhaltsstoffe: ätherische Öle (p-Cymen, Thymochion und Alpha-Pinen), Alkaloide (*Nigellidin*), Öle (mit Glyceriden und Linolsäure)

Nebenwirkungen: Nicht in Schwangerschaft und Stillzeit in hohen Dosen einnehmen, da nicht wissenschaftlich belegt ist, wie sich dies auf den Körper auswirkt.

Kurkumapflanze, Gelbwurzel (*Curcuma longa* L.)

Familie: Ingwergewächse (*Zingiberaceae*)

Der Gattungsname *Curcuma*, der auch ins Deutsche als Kurkuma übernommen wurde, geht auf das altindische *kunkuman* (Safran) zurück, das im Mittelindischen zu *kurkuma* wurde. Die safrangelbe Farbe der Wurzelstöcke ist damit Namensgeber. Kurkuma ist bekannt für seine leuchtend gelbe Farbe und wird sowohl als Gewürz als auch als Färbemittel für Speisen gerne geschätzt.

Das Rhizom von der Kurkumapflanze wird verwendet. Es wirkt galletreibend, antioxidativ, gallenfördernd, entgiftend, antibakteriell, entzündungshemmend, blutfettsenkend, verdauungsfördernd und trägt dazu bei, den Cholesterinspiegel zu senken.

Inhaltsstoffe: Bitterstoffe, Harz, Vitamine, Curcuminoide, Dicinnamoylmethanderivate, Curcumine (gelbe Farbstoffe), ätherisches Öl und Stärke

Nebenwirkungen: selten Magen-Darm-Beschwerden, Mundtrockenheit, Blähungen

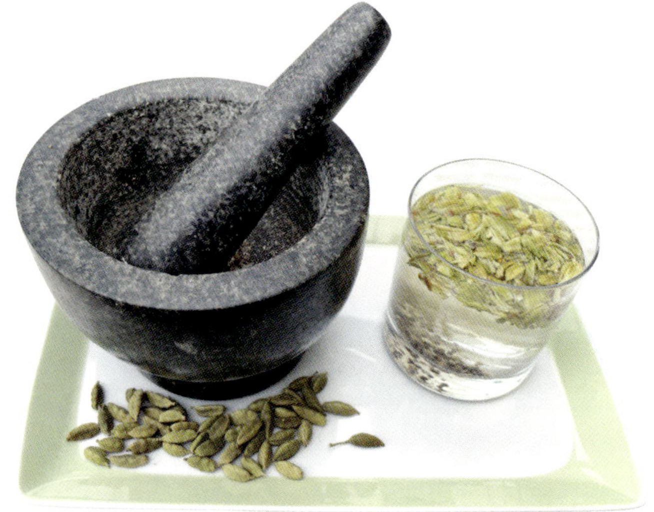

Kardamom (*Elettaria cardamomum*)

Familie: Ingwergewächse (*Zingiberaceae*)

Kardamom kann zur Linderung von Verdauungsbeschwerden beitragen sowie bei Blähungen, Magenschmerzen und Verdauungsstörungen helfen. Er wirkt entzündungshemmend, antioxidativ, blutdruckregulierend. In der ayurvedischen Medizin wird er oft bei Atemwegserkrankungen, wie Husten und Asthma, eingesetzt.

Inhaltsstoffe: Campesterol, Stigmasterol, Beta-Sitosterol, Borneol, Kampfer, Salicylate und ätherische Öle

Nebenwirkungen: keine bekannt

Koriander (*Coriandrum sativum*)

Familie: Doldenblütler (*Apiaceae*)

Koriandersamen sind appetitanregend, krampflösend und verdauungsfördernd. Das Zerkauen der Samen hilft gegen Mundgeruch. Äußerlich kann er bei rheumatischen Beschwerden helfen.

Inhaltsstoffe: ätherisches Öl, Linalool, Geraniol, Pinen, Limonen, Terinen, Borneol, Petroselinsäure, Palmitinsäure, Ölsäure, Gerbstoff, Flavonoide, Cumarine, Sitosterin, Kaffeesäurederivate

Nebenwirkungen: keine bekannt

Kohl (*Brassica capitata*)

Familie: Kreuzblütler (*Brassicaceae*)

Kohl ist reich an Vitaminen und Mineralstoffen. Er hat eine antioxidative Wirkung, wirkt entzündungshemmend und hilft besonders gut bei Entzündungskrankheiten, wie Arthritis. Zudem enthält Kohl jede Menge Glucosinate, die bei der Entgiftung des Körpers helfen und auch in der Krebsprävention eine große Rolle spielen. Zudem ist er verdauungsfördernd.

Inhaltsstoffe: Vitamin C, Vitamin A, Proteine, pflanzliche Fette, Harze, Spurenelemente, Kalium, Kaliumnitrat, Kaliumsulfat, Glucosinate, Antioxidantien, Flavonoide, Carotinoide, Eisen, Magnesiumoxyd, Schwefel

Nebenwirkungen: keine bekannt

Karotte (*Daucus carota*)

Familie: Doldenblütler (*Apiaceae*)

Karotten sind reich an Beta-Carotin, dem Vorläufer von Vitamin A. Dies verleiht den Möhren ihre charakteristische, orange Farbe. Zusätzlich stärken sie das Immunsystem und sind wichtig für die Gesundheit der Augen. Karotten tragen dazu bei, Herz-Kreislauf-Erkrankungen zu verringern, sind verdauungsfördernd und tragen zur Hautgesundheit bei. Karotten können roh, gekocht oder gedünstet verzehrt werden.

Inhaltsstoffe: Carotinoide, Vitamin A, B, C und K, Mineralstoffe, Kalium und Mangan, Ballaststoffe, Pektin

Nebenwirkungen: keine bekannt

Knoblauch (*Allium sativum* L.)

Familie: Zwiebelgewächse (*Alliaceae*)
1989

Er wirkt blutdruck- und cholesterinsenkend, erweitert die Gefäße und verbessert so die Fließeigenschaften des Blutes. Knoblauch tötet Bakterien ab und wirkt antifungizid.

Inhaltsstoffe: ätherische Öle, Allicin

Nebenwirkungen: selten Magen-Darm-Beschwerden. Er sollte auch nicht in hohen Maßen vor oder nach einer Operation konsumiert werden, da dies die Blutgerinnung beeinträchtigen könnte.

Große Klette (*Artium lappa* L.)

Familie: Korbblütler (*Asteraceae*)

Der Gattungsname *Arctium* leitet sich von griechisch *arctos* = Bär her, weil die zottige Behaarung der Blätter dem zottigen Fell der Bären ähnelt. Das Artepitheton *lappa* leitet sich vom lateinisch *lappa* = Klette ab.

Die Wurzeln wirken reinigend, leicht abführend, antirheumatisch, harntreibend, antiseptisch, antibiotisch. Die Blätter sind leicht abführend und harntreibend. Die Samen wirken antibakteriell, blutzuckersenkend, fiebersenkend und entzündungshemmend.

Inhaltsstoffe: Bitterglykoside, Tannine, Harz, Inulin, Kohlenhydrate, Inulin, Schleimstoffe, Lignane, Caffeoylchinasäuren, Polyacetylene, Flavonoide, Sesquiterpenlactone und ätherisches Öl. Besonders in den Samen befinden sich Vitamin A und B_2 sowie essentielle Fettsäuren.

Nebenwirkungen: keine bekannt

Großblütige Königskerze (*Verbascum densiflorum* Bertol)

Familie: Rachenblütler (*Scrophulariaceae*)

1999

Verbascum wurde ins Deutsche übersetzt (lateinisch *verbascum* = Königskerze). Man findet auch Hinweise darauf, dass früher die getrockneten Blütenschäfte mit Harz oder Wachs getränkt als Kerzen bzw. Fackeln benutzt wurden. Mit ihrem reichlich mit goldgelben Blüten besetzten Stängel macht die Königskerze ihrem Namen alle Ehre

Die Königskerze wirkt schleimlösend, schleimhautschützend, leicht abführend, beruhigend, wundheilend, adstringierend und entzündungshemmend.

Inhaltsstoffe: Schleimstoffe, Saponine, Bitterstoffe, Flavonoide wie Rutin, Glykoside wie Aucubin, Triterpensaponine und Iridoide

Nebenwirkungen: keine bekannt

Echtes Labkraut (*Galium verum* L.)

Familie: Rautengewächse (*Rutaceae*)

Der Gattungsnamen *Galium* leitet sich ab von griechisch *gala* (Milch), was sich auf den Saft der Pflanze bezieht. Früher wurde das Labkraut zur Käsebereitung verwendet, was sich auch im deutschen Namen der Pflanze widerspiegelt. Der frische Pflanzenpresssaft enthält Labferment, eine Protease, die zusammen mit den Polyphenolen der Pflanze die Milch zur Gerinnung bringt.

Es wirkt entzündungshemmend, hilft bei Blasenproblemen, unterstützt die Leber- und die Gallenfunktion und kann bei Schlaflosigkeit und nervöser Unruhe helfen.

Inhaltsstoffe: Flavonoide, Gerbstoffe, Iridoidglykoside und Phenolcarbonsäuren

Nebenwirkungen: keine bekannt

Echter Lavendel (*Lavendula angustifolia*)

Familie: Lippenblütler (*Lamiaceae*)

2008 *2020*

Lavendelblüten: *Flos lavendulae*

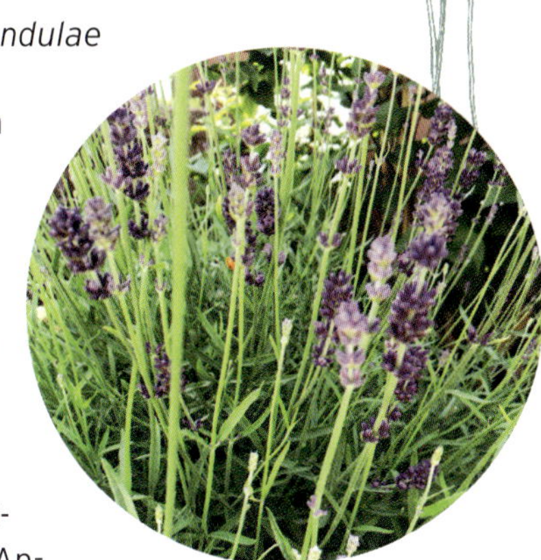

Auch nach dem Sammeln und Trocknen behält Lavendel seine natürliche violette Blütenfarbe bei.

Er riecht sehr angenehm blumig und schmeckt leicht bitter und scharf.

Lavendel hilft gegen jegliche Art von Unruhe und An-

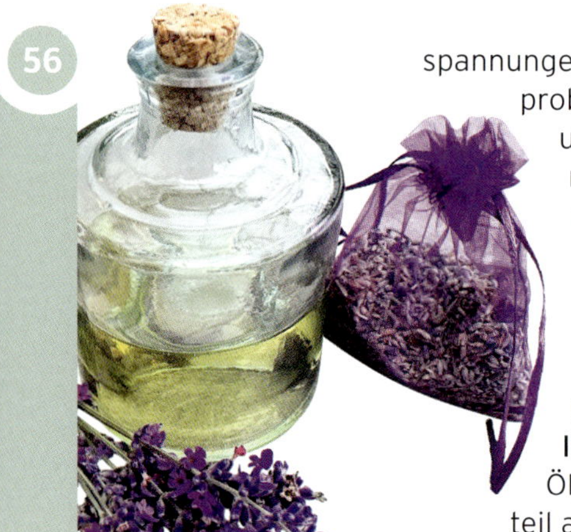

spannungen, besonders gut bei Schlafproblemen, Angstzuständen und sogar bei Depressionen. Ein schöner Nebeneffekt, den der Lavendel mit sich bringt, ist, dass er zusätzliche Probleme, wie Kreislaufbeschwerden und Verdauungsbeschwerden, positiv beeinflussen kann. **Inhaltsstoffe**: ätherisches Öl, mit einem sehr hohen Anteil an Linalylazetat und Gerbstoffen, Cumarine, Flavonoide, Phytosterole, Phenolcarbonsäure, Monoterpen, Sequiterpene, Monoterpenole, Oxide

Nebenwirkungen: keine bekannt

Löwenzahn (*Taraxacum officinale*)

Familie: Korbblütler (*Astaraceae*)

Die Bezeichnung *Taraxacum* kommt aus dem Arabischen. In Frankreich hat er den Namen „Pissenlit" was sich auf seine harntreibende Wirkung zurückführen lässt.

Der Löwenzahn hilft gegen Appetitlosigkeit und wirkt sich positiv auf den Magen-Darm-Trakt aus, zusätzlich hat er eine entwässernde Wirkung und hilft gut gegen trockene Haut. Die Löwenzahnwurzel regt die Gallensaftbildung an und steigert die Magensaftbildung. Er wirkt entwässernd, krampflindernd und entzündungshemmend.

Löwenzahn schmeckt salatartig und mild.

Inhaltsstoffe: Bitterstoffe, Taraxacib, Eresmolide und Germacronoid, furosemidähnliche Substanz (entwässernde Wirkung)

Nebenwirkungen: Bei einer Überdosierung kann es zu einer Überproduktion der Magensäure kommen. Bei einem Verschluss der Gallenwege oder einem Darmverschluss darf Löwenzahn nicht angewendet werden. Für Kinder ist die Milch in den Stängeln nicht zum Verzehr geeignet.

Lein/Flachs (*Linum usitatissimum* L.)

Familie: Leingewächse (*Linaceae*)
Leinsamen: *Lini semen*

Der Gattungsname ist eine direkte Übersetzung von lateinisch *linum* (Lein, Flachs).

Lein wirkt antirheumatisch, harntreibend, entzündungshemmend, schleimlösend, hustenreizlindernd, antiseptisch und abführend.

Inhaltsstoffe: Leinsamen enthalten in der Samenschale Schleimstoffe, im Endosperm fettes Öl mit einem hohen Anteil an mehrfach ungesättigten Fettsäuren, cyanogene Glykoside, Bitterstoffe, Vitamin A, B, D und E, Mineralien und Aminosäuren

Nebenwirkungen: keine bekannt

Liebstöckel (*Levisticum officinale* Koch)

Familie: Doldengewächse (*Apiaceae*)

Der Liebstöckel wurde früher auch oft als Luststock bezeichnet und gerne in Liebestränken verabreicht. Er galt als starkes Aphrodisiakum.

Das Kraut wirkt schwach antibiotisch, antikatarrhalisch, krampflösend, schleimlösend, beruhigend, karminativ, leicht harntreibend und menstruationsfördernd.

Inhaltsstoffe: ätherisches Öl, Beta-Sitosterol, Harze, Milchsaft, Alkylphthaliden, Ligustilid, Cumarine, Polyacetylene und Phenolcarbonsäuren

Nebenwirkungen: Für Schwangere nicht geeignet, da er menstruationsfördernd ist. Das Laub des Liebstöckels kann Reizungen verursachen.

Gemeines Lungenkraut (*Pulmonaria officinallis* L.)/ Geflecktes Lungenkraut (*Pulmonaria saccharata* L.)

Familie: Borretschgewächse (*Boranginaceae*)

Wegen seiner lungenähnlichen Blätter galt das Lungenkraut seit dem 15. Jh. als Mittel gegen Lungenkrankheiten. Die trübweißen Flecken auf der Blattoberseite wurden nämlich als Ähnlichkeit mit Lungenbläschen gedeutet und das Kraut als Mittel gegen Erkrankungen der oberen Luftwege und der Lunge genutzt. Auch der botanische Gattungsname *Pulmonaria* vermittelt diese Verwendung (lateinisch *pulmo* = Lunge, *pulmonaris* = für die Lunge heilsam).

Auch heute wird das Lungenkraut noch bei Husten und Atemwegsproblemen gerne eingesetzt, es wirkt entzündungshemmend, schleimlösend, adstringierend und unterstützt die Lebergesundheit.

Inhaltsstoffe: Schleimpolysaccharide, Gerbstoffe, Flavonoide, Allantoin; an mineralischen Stoffen Kieselsäuren

Nebenwirkungen: keine bekannt

Linde (*Tilia grandifolia*)

Familie: Lindengewächse (*Tiliaceae*)

Lindenblüten stärken das Immunsystem, wirken schweißtreibend, fiebersenkend und zusätzlich beruhigend.

Inhaltsstoffe: ätherisches Öl, Farnesol, Saponine, Tannine, Flavonglykoside, Gerbstoffe, Flavonoide, Kaffeesäure, Gerbsäure und Schleimstoffe

Nebenwirkungen: keine bekannt

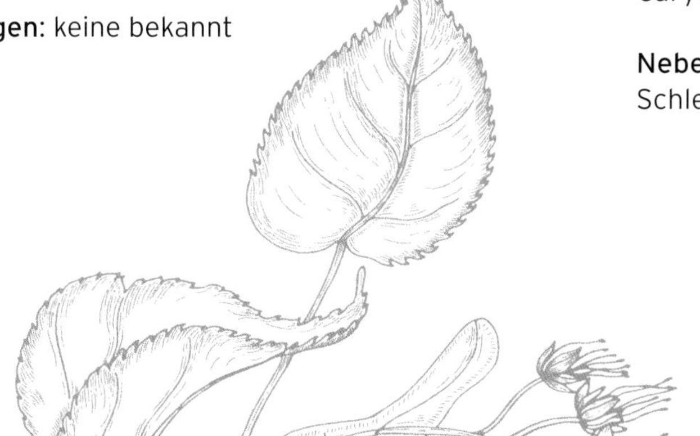

Linse (*Lens esculenta*)

Familie: Hülsenfrüchtler (*Fabaceae*)

Linsen haben einen sehr hohen Proteingehalt, was für den Muskelaufbau und die Zellerneuerung sehr wichtig ist. Die Hülsenfrüchte können zur Senkung des Cholesterinspiegels beitragen und die Herzgesundheit positiv unterstützen. Zusätzlich haben sie entzündungshemmende Eigenschaften.

Inhaltsstoffe: Vitamin B, Vitamin A und Vitamin E, Kalium, Folsäure, Mangan, Calcium, Magnesium, Phosphor, Eisen, Zink und Ballaststoffe

Nebenwirkungen: keine bekannt

Latsche (*Pinus mugo Turra*)

Familie: Kieferngewächse (*Pinaceae*)

Der deutsche Name „Latsche" ist umgangsprachlich begründet: „latschen" bedeutet schleifend, schleppend gehen. Oft liegt der untere Teil der Stämme an Hängen so schräg am Boden, dass er am Boden „latscht".

Das ätherische Öl der Latsche wird oft zur Aromatherapie eingesetzt und lindert Atemwegsprobleme und hilft bei Erkältungen und Husten. Des Weiteren hilft sie äußerlich bei Muskel- und Gelenksschmerzen, wirkt entzündungshemmend, durchblutungsfördernd, antiseptisch und verbessert die Konzentration.

Inhaltsstoffe: Monoterpen-Kohlenwasserstoffe, Pinen, Omega-3-Caren, Myrcen, Limonen, Bornylacetat, Sesquiterpene, Caryophyllen, Longifolen und Beta-Cubeben

Nebenwirkungen: Reizerscheinungen an Haut und Schleimhäuten

Mädesüß (*Filipendula ulmaria*)

Familie: Rosengewächse (*Rosaceae*)
Mädesüßblüten: *Spiraeae flos*

Schon im Mittelalter benutzte man es für einen angenehmen Raumduft oder zum Süßen von Getränken, daher erhielt es wohl auch seinen Namen. Viele Brautkränze wurden auch früher mit Mädesüß gebunden, das Kraut soll für eine glückliche Ehe stehen.

Aus den kleinen Blüten wird Salicylsäure gewonnen, welche auch unter dem Namen Spirsäure bekannt ist. Dieser Wirkstoff wird auch bei der Herstellung von Aspirin verwendet. Daher leitet sich auch der Wirkstoffname von Aspirin ab, welcher Acetylsalicylsäure lautet. Für die Pflanze wirkt dies unter anderem als Phytohormon, das das Wachstum und die Entwicklung der Pflanze steuert. Für uns Menschen wirkt es entzündungshemmend und fiebersenkend.

Mädesüß verringert zusätzlich die Produktion von zu viel Magensäure und schützt somit die Magenschleimhaut. Zudem wirkt es auch harntreibend und entzündungshemmend. Mädesüß hilft gegen Arthroseschmerzen, Erkältungskrankheiten, Fieber, Hexenschuss (Lumbargo), Kopfschmerzen, Muskel- und Gelenksschmerzen, Osteoarthritis, Rheuma.
Es schmeckt süßlich und mild.

Inhaltsstoffe: ätherische Öle (Saliclaldehyd), Flavonole (Spiraeosid, Kämpferolglykoside, Hyperosid, Rutin, Quercitin), Phenylglykoside, Gerb- und Schleimstoffe

Nebenwirkungen: keine bekannt

Majoran (*Origanum majorana* L.)

Familie: Lippenblütler (*Lamiaceae*)

Der Gattungsname *Origanum* leitet sich ab von griechisch *oraos* (Berg) und *ganos* (Schmuck, Zierde). Der Majoran wurde somit oft als „Bergzierde" gesehen.

Majoran lindert die Symptome bei Schnupfen und Atemwegsinfektionen. Zusätzlich wirkt er beruhigend, verdauungsfördernd, krampflösend und beugt Blähungen und Koliken vor.

Inhaltsstoffe: ätherisches Öl, cis-Sabinenhydrat, Gamma-Terpine als Hauptinhaltsstoffe; außerdem Flavonoide, Phenylpropanglykoside, Lamiaceen-Gerbstoffe und Triterpensäuren

Nebenwirkungen: leichte Magen-Darm-Beschwerden sowie gelegentlich Kopfschmerzen

Wilde Malve (*Malva sylvestris* L.)

Familie: Malvengewächse (*Malvaceae*)
Malvenblätter: *Malvae folium*
Malvenblüten: *Malvae sylvestris flos*

Der deutsche Namen „Malve" wurde direkt aus dem Lateinischen *malva* übernommen. *Sylvestris* heißt „im Wald wachsend" (lateinisch *silva* = Wald), was gleichbedeutend mit „wildwachsend" ist. Umgangssprachlich wird die Wegmalve auch „Käsepappel" genannt, die Früchte sind flach und kreisförmig, und wenn diese reif sind, erinnern sie optisch an Käse, was zu diesem ungewöhnlichen volkstümlichen Namen führte.

Die Malve wirkt schmerzlindernd, schleimlösend und lindert Husten und Halsschmerzen.

Inhaltsstoffe: Malvenblätter enthalten Schleimstoffe und Flavonoide; Malvenblüten enthalten Schleimstoffe und Anthocyane (violett-blaue Farbstoffe).

Nebenwirkungen: leichte Magen-Darm-Beschwerden sowie gelegentlich Kopfschmerzen

Mandelbaum (*Prunus dulcis*)

Familie: Rosengewächse (*Rosaceae*)

Mandeln können Herz-Kreislauf-Erkrankungen reduzieren, den Cholesterinspiegel senken und den Blutzuckerspiegel stabil halten. Sie tragen positiv zur Knochengesundheit und zur Gehirngesundheit bei.

Inhaltsstoffe: Vitamin E, Vitamin B, Mineralstoffe, Riboflavin, L-Carnitin, Calcium, Magnesium, Kupfer, Zink, Proteine und Ballaststoffe

Nebenwirkungen: keine bekannt

Mariendistel (*Silybum marianum* (L.))

Familie: Korbblütler (*Astaraceae*)
Mariendistelfrüchte: *Silybi marianae fructus*

Der Gattungsname *Silybum* leitet sich von griechisch *silibon* = Quaste ab. Damit wird auf die Blütenform angespielt, die wie eine Quaste aussieht. Das Artepitheton *marianum* kommt von lateinisch *marianus* (Marien). Somit müsste die Pflanze auf Deutsch eigentlich „Marienquaste" heißen, jedoch wurde die Übersetzung des Linnéschen Namens *Carduus marianus* beibehalten, der heute als Synonym gilt. *Carduus* ist lateinisch und heißt „Distel". Als „Distel" bezeichnet man bestachelte Pflanzen.

Die Mariendistel wirkt gallentreibend, antiviral, gallenfördernd, antidepressiv, milchbildend und leberschützend.
Inhaltsstoffe: Mariendistelfrüchte enthalten Flavolignane, Flavone, pentazyklische Triterpene und fettes Öl

Nebenwirkungen: leichte Magen-Darm-Beschwerden sowie gelegentlich Kopfschmerzen

Echter Myrrhenstrauch (*Commiphora myrrha*)

Familie: Balsambaumgewächse (*Burseraceae*)
2021

Myrrhe ist ein ausgeschiedenes Produkt des Myrrhenstrauches. Sie wird in den Harzgängen der Rinde gebildet. Sie tritt spontan als flüssiges Gummiharz oder nach einer Verletzung der Rinde aus. An der Luft erstarrt die zähflüssige Masse dann zu orangebraunen Stücken.

Myrre wirkt entzündungshemmend, lindert Entzündungssymptome, wird besonders zur Mund- und Zahnpflege eingesetzt. Sie hilft bei der Behandlung von Zahnfleischentzündungen. Gerne wird Myrrhe auch zum Inhalieren eingesetzt und hilft hier bei Atemwegsproblemen, wie Husten und Heiserkeit. Durch den beruhigenden Duft hilft eine Aromatherapie auch zum Entspannen und Stressabbauen.

Inhaltsstoffe: Die Myrrhe besteht aus einer alkohollöslichen Harzfraktion (Diterpen- und Triterpensäuren) und einem wasserlöslichen Gummianteil aus Kohlenhydraten sowie ätherischem Öl

Nebenwirkungen: keine bekannt

Meerrettich (*Armoracia Rusticana*)

Familie: Kreuzblütler (*Brassicaceae*)
Erntezeit von September bis März
2021

Besonders hilft Meerrettich gegen entzündliche Atemwegserkrankungen oder Infektionen der Harnwege. Äußerlich kann er bei Muskelschmerzen eingesetzt werden.
Beim Zerkleinern der Wurzel werden die Vakuolen zerstört. Somit vermischt sich Glucosinolat mit dem Enzym Myrosinase, die ursprünglich in getrennten Zellen vorkommen. Durch das Vermischen bilden sich Senföle, vor allem Allysothiocyanat, die ursprünglich dem Meerrettich zum Schutz vor Fressfeinden dienen.

Senföle sind fettlöslich und können daher vom Körper gut aufgenommen werden. Durch die entstehende kovalente Bindung können sie sich gut an Proteine binden, was das Angreifen von Bakterien hemmt. Dies kommt einer antibiotischen Wirkung nahe.

Meerrettich riecht und schmeckt scharf.

Inhaltsstoffe: Vitamin C, B, Niacin, Kalium, Calcium, Magnesium, Eisen und Phosphor, ätherische Öle, Flavonoide, Glucosinolate (Senföle), Enzyme (*Myrosinase*)

Nebenwirkungen: Bei Magen-Darm-Beschwerden oder Geschwüren und Nierenproblemen sollte Meerrettich nicht angewendet werden. Zusätzlich ist er für Kinder unter 4 Jahren nicht geeignet.

Mutterkraut (*Tanacetum parthenium* L.)

Familie: Korbblütler (*Astaraceae*)

Mutterkraut war schon im Altertum bekannt unter der Bezeichnung „parthénium" von griechisch *parthénos*, was für Jungfrau steht. Damit assoziiert man die volkstümliche Verwendung der Pflanze bei Frauenleiden, ebenso wie mit dem deutschen Namen „Mutterkraut" oder auch „Jungfernkraut".

Mutterkraut wird häufig zum Vorbeugen von Migräneanfällen eingesetzt oder um diese zu lindern. Es wirkt entzündungshemmend, fiebersenkend, verdauungsfördernd, lindert Menstruationsbeschwerden und wirkt krampflösend.

Inhaltsstoffe: ätherisches Öl, Campher, Sesquiterpenlacton-Bitterstoffe, Parthenolid und Flavonoide

Nebenwirkungen: leichte Magen-Darm-Beschwerden

Mistel (*Viscum album* L.)

Familie: Sandelholzgewächse (*Santalaceae*)

🏆 *2003*

Heilpflanze des Jahres 2003

Mistelzweige: *Stipes et folium visci*

Die Mistel bezieht Wasser und Nährstoffe aus dem Baum, kann aber auch selbst Photosynthese betreiben, deswegen handelt es sich bei der Mistel um einen Halbschmarotzer. Es gibt männliche und weibliche Blüten der Mistel, welche auf getrennten Bäumen sitzen. Der Name der Mistel leitet sich durch deren Verbreitung ab. Die kleinen weißen klebrigen Früchte werden gerne von Vögeln gefressen und verbreiten diese dann über ihre Ausscheidungen.

Sie wirkt blutdrucksenkend, immunmodulierend, zytostatisch. Die Mistel verbessert die Lebensqualität von Krebspatienten, indem sie die Nebenwirkungen, wie Übelkeit und Erschöpfung, lindert und die Aktivität des Immunsystems steigert. Zudem ist sie auch schmerzlindernd. Geschmacklich ist sie herb-süß.

Inhaltsstoffe: Viscotoxin, Cholin, Acetylcholin, Lecitine, Polysaccharide, Cyclitole, Flavanoide, Lignane, Triterpene (*Betulinsäure*)

Nebenwirkungen: Fieber, Kopfschmerzen, Sehstörung

Gewöhnliche Nachtkerze (*Oenothera biennis* L.)

Familie: Nachtkerzengewächse (*Onagraceae*)

Der Gattungsname *Oenothera* leitet sich ab von griechisch *oinos* = Wein und *ther* = wildes Tier, da man im Altertum annahm, dass man mit der nach Wein riechenden Wurzel ein wildes Tier zähmen könnte. Das Artepitheton *biennis* bedeutet „zweijährig". Der deutsche Name der Pflanze „Nachtkerze" bezieht sich auf ihre großen hellgelben Blüten, die in kerzenförmigen Blütenständen stehen und erst am Abend, also zur Nacht, aufblühen.

Die Nachtkerze wirkt adstringierend, beruhigend, blutdrucksenkend, gerinnungshemmend und blutfettsenkend.

Inhaltsstoffe: Nachtkerzenöl besteht aus Triglyceriden mit vorwiegend der zweifach ungesättigten Linolsäure (65 bis 80 % des Öls); der Anteil an Gamma-Linolensäure, eine dreifach ungesättigte Fettsäure, beträgt 8 bis 14 %.

Nebenwirkungen: häufig Übelkeit, Verdauungsstörungen, Kopfschmerzen; möglich sind auch Überempfindlichkeitsreaktionen der Haut.

Oregano (*Origanum vulgare*)

Familie: Lippenblütler (*Lamiaceae*)

Oregano wirkt antioxidativ, entzündungshemmend, antibakteriell, antimykotisch, verdauungsfördernd, krampflösend und hilft bei Husten und Atemwegsproblemen.

Inhaltsstoffe: ätherisches Öl, Campher, Bitterstoffe, Gerbstoffe, Thymol, Carvacrol

Nebenwirkungen: keine bekannt

Gewürznelken (*Syzygium aromaticum* L.)

Familie: Myrtengewächse (*Myrtaceae*)
Blütenknospen (*Caryophylli flos*)
2010

Die Gewürznelke wirkt schmerzlindernd, entzündungshemmend, antimykotisch. Nelken werden besonders gerne in der Zahnheilkunde eingesetzt.

Inhaltsstoffe: ätherisches Öl, Eugenol, Flavonoide und Gerbstoffe, Acetyleugenol, Beta-Caryophyllen und andere Terpene

Nebenwirkungen: keine bekannt

Petersilie (*Petroselinum crispum*)

Familie: Doldenblütler (*Aspiaceae*)

Petersilie wirkt appetitanregend, krampflösend, wassertreibend und hilft bei Menstruationsproblemen.
Sie schmeckt fein und würzig.

Inhaltsstoffe: ätherisches Öl, Flavonoide, Furanocumarine, Vitamin A, Vitamin B_1 bis B_6, Vitamin C, Vitamin K, Apiol, Sesquiterpene, Polyine, Carotinoide, Beta-Carotine, Folsäure, Calcium, Magnesium, Eisen, Kalium

Nebenwirkungen: Fotosensibilisierung (eine Reaktion des Körpers, welche ihn zum Zeitpunkt der Einnahme gegenüber UV-Strahlung empfindlicher macht). Sehr selten können allergische Reaktionen auftreten, keine hohe Dosierung in der Schwangerschaft verwenden, da das Apiol eine abortive Wirkung haben kann.

Cayennepfeffer, Chilli (*Capsicum annuum* L.)

Familie: Nachtschattengewächse (*Solanaceae*)

Verwendet werden die getrockneten, reifen Früchte (Cayennepfeffer: *Capsici fructus*).

Cayennepfeffer ist schmerzlindernd, verdauungsfördernd, appetitzügelnd, entzündungshemmend und schleimlösend.

Inhaltsstoffe: Cayennepfefferfrüchte enthalten scharf schmeckende Capsaicinoide (hauptsächlich Capsaicin), Carotinoide und Flavonoide.

Nebenwirkungen: Bei der Behandlung mit Cayennepfeffer treten als Zeichen der Wirkung Brennen, Wärmeentwicklung und eine entzündliche Hautrötung auf, die nach Beendigung der Behandlung wieder verschwindet.

Pastinake (*Pastinaca sativa*)

Familie: Doldenblütler (*Apiaceae*)
Pastinake ist verdauungsfördernd, antioxidativ, hilft bei der Regulierung des Bluthochdrucks, wirkt entzündungshemmend und trägt dazu bei, das Immunsystem zu stärken.

Inhaltsstoffe: ätherisches Öl, Folsäure, Antioxidantien, Ballaststoffe, Bergapten, Kalium, Calciumoxalat, Imperatorin, Proteine, Vitamin C und Xanthotoxin

Nebenwirkungen: keine bekannt

Pfennigkraut (*Lysimachia nummularia*)

Familie: Primelgewächse (*Primulaceae*)
Pfennigkraut wird bei der Linderung von Hautproblemen und Entzündungen eingesetzt. Es ist harntreibend und hilft bei Magen-Darm-Beschwerden.

Inhaltsstoffe: Gerbstoffe, Flavonoide, Triterpensaponine

Nebenwirkungen: keine bekannt

Pfefferminze (*Menta aquatica* L. x *Mentha spicata* L.)

Familie: Lippenblütengewächse (*Lamiaceae*)
2004
Blätter: *Folium menthae piperitae*

Die Pfefferminze ist eine Mischung aus Wasser-, Grüner- und Rossminze, auch „Mitcham" genannt. Durch ihren scharfen Geschmack kam die Pfefferminze zu ihrem Namen. 1696 wurde sie von dem Botaniker John Ray entdeckt. Sie ist kein Wildkraut, sondern eine Kulturpflanze.

Sie blüht erst im Juni, aber die Blätter können bereits im April geerntet werden. Die Ernte sollte vor der Blütezeit erfolgen, da die Blätter zu diesem Zeitpunkt die höchste Konzentration an ätherischem Öl enthalten und am besten im Geschmack entwickelt sind.

Äußerlich aufgetragen, wirkt Pfefferminze kühlend, desinfizierend und sogar schmerzlindernd.
Das Menthol kühlt die Haut, indem es die Blutgefäße erweitert, welches zu einem Kältegefühl führt und die Nervenfasern für Schmerz unempfindlicher macht.
Innerlich regt es die Verdauung und die Bildung von Gallenflüssigkeit an.

Inhaltsstoffe: Gerb- und Bitterstoffe. Der Anteil an ätherischen Ölen ist bei der Pfefferminze besonders hoch. Sie kann zwischen 35 und 50 % aus den Substanzen Menthol, Methylacetat, Menthon und Menthoforuran beinhalten. Menthol ist der Hauptwirkstoff der Minze.

Nebenwirkungen: Pfefferminzöl eignet sich generell nicht für Kleinkinder unter 4 Jahren, weil es im Extremfall zu Atemnot führen kann. Wichtig ist, dass das 100 %ige Pfefferminzöl nicht pur, auch nicht bei Kindern unter 6 Jahren und nicht bei Asthma verwendet werden sollte.

Raps (*Brassia napus*)

Familie: Kreuzblütler (*Brassicaceae*)

Raps wird schon seit Jahrhunderten wegen des hohen Ölgehaltes seiner Samenkörner kultiviert. Die Rapspflanze war schon den Römern bekannt. Ursprünglich stammt der Raps aus dem östlichen Mittelmeerraum und wurde zur Gewinnung von Speise- und vor allem Lampenöl verwendet.
Raps kann Herz-Kreislauf-Erkrankungen reduzieren, Rapsöl hat entzündungshemmende Eigenschaften, senkt den Cholesterinspiegel und ist reich an Antioxidantien.

Inhaltsstoffe: Ölsäure, Vitamin B_3, B_9, C, E und K, Kalium, Ballaststoffe, Folsäure, Carotinoide, Phytosterole, Glucosinolate, Omega-6-Fettsäuren, Omega-3-Fettsäuren, Linolsäure

Nebenwirkungen: keine bekannt

Rainfarn (*Tanacetum vulgare*)

Familie: Korbblütler (*Asteraceae*)

Rainfarn wirkt verdauungsfördernd, hilft bei Blähungen und Krämpfen. Er ist entzündungshemmend und hilft bei Menstruationsbeschwerden. Das ätherische Öl enthält viele Terpene, die einen starken Eigengeruch haben. Dieser Geruch kann Insekten abwehren und wird gerne als natürlicher Insektenschutz eingesetzt.

Inhaltsstoffe: ätherisches Öl, Campher, Borneol, Thujon, Bitterstoffe, Terpene, Flavonoide und Cumarine

Nebenwirkungen: kann Kontaktallergien auslösen. Durch das enthaltene Thujon, wobei es sich um eine toxische Verbindung handelt, sollte der Rainfarn sehr stark verdünnt werden, da es sonst zu starken Gesundheitsschäden kommen kann. Nicht für Schwangere oder Stillende geeignet.

Rosmarin (*Rosmarinus officinalis* L.)

Familie: Lippenblütler (*Lamiaceae*)
Rosmarinblätter: *Rosmarini folium*
Rosmarinöl: *Rosmarini aetheroleum*
2000

Rosmarin wirkt adstringierend, nervenstärkend, karminativ, antiseptisch, schweißtreibend, antidepressiv, kraislaufanregend, krampflösend, gallentreibend und harntreibend.

Inhaltsstoffe: ätherisches Öl, 1,8-Cineol und Camphen, bittere Diterpenphenole, Lamiaceen-Gerbstoffe, Rosmarinsäure, Tannine

Nebenwirkungen: keine bekannt

Rosskastanie (*Aesculus hippocastanum* L.)

Familie: Rosskastaniengewächse (*Hippocastanaceae*)
2008
Blüten: *Flos hipocastani*
Samen: Kastanien, *Semen hipocastani*
Rinde: *Cortex hippocastani*

Die Kastanie hilft bei der Linderung von Venenproblemen, insbesondere bei Krampfadern und Hämorrhoiden. Zusätzlich kann sie die Durchblutung verbessern, wirkt entzündungshemmend, hat eine antioxidative Wirkung und wirkt adstringierend. Gerne wird die Kastanie auch als Waschmittel eingesetzt.

Inhaltsstoffe: Triterpensaponine, vor allem Saponin, Flavone und Cumarin. In den Blüten befindet sich viel Flavonaglykon (Kämperöl). In der Rinde sind Allantoin, Aesculin und Gerbstoffe vertreten.
Die gewonnenen Inhaltsstoffe der Kastanie sind geruchlos und bitter.

Nebenwirkungen: Bei einer Überdosierung kann es zu Kopfschmerzen, Schwindel und Hautausschlägen kommen.

Rohrkolben (*Typha latifolia*)

Familie: Rohrkolbengewächse (*Typhaceae*)
Der Rohrkolben wirkt adstringierend, verdauungsunterstützend und lindert Diarrhoe und Hautreizungen.

Inhaltsstoffe: Stärke, Zucker, Fett und Tannine, Mineralstoffe, wie Kalium und Calcium

Nebenwirkungen: keine bekannt

Ringelblume (*Calendula officinalis* L.)

Familie: Korbblütler (*Astaraceae*)
2009

Der Gattungsname *Calendula* leitet sich ab von lateinisch *calendae* = der erste Tag des Monats und bedeutet so viel wie „kleiner Kalender".

Die Ringelblume wirkt adstringierend, antibakteriell, antifungal, entzündungshemmend, wundheilend, krampflösend und menstruationsregulierend.

Inhaltsstoffe: Flavonoide, Schleimstoffe, Bitterglykoside, Harze, Sterole, Karotin, Triterpenalkohole, Triterpensaponine, Carotinoide, Polysaccharide und ätherisches Öl

Nebenwirkungen: keine bekannt

Rote Rübe (*Beta vulgaris* ssp.)

Familie: Fuchsschwanzgewächse (*Amaranthaceae*)

Sie senkt den Blutdruck und reduziert somit Herz-Kreislauf-Erkrankungen, ist entzündungshemmend, fördert eine gesunde Verdauung und beugt Verstopfungen vor.

Inhaltsstoffe: Mineralstoffe, Betalaine, Calcium, Phosphor, Kalium, Magnesium, Eisen, Vitamin B, Vitamin C und Folsäure

Nebenwirkungen: keine bekannt

Echter Salbei (*Salvia officinalis* L.)

Familie Lippenblütler (*Lamiaceae*)
1998 *2003* *2023*
Blätter: *Folium salviae*

Lateinisch *salvare* bedeutet Retten oder Heilen und *salvus* bedeutet im Deutschem gesund oder wohlbehalten.
Officinalis bekamen früher nur sehr heilende Pflanzen als Namenszusatz, als Officinalis wurden damals Apotheken bezeichnet.

Im zweiten Jahr gewinnen seine Blätter besonders an Geschmack und Würze.
Salbei ist vielseitig einsetzbar, er hilft bei einer Vielzahl von Beschwerden, besonders gut bei Husten und Heiserkeit. Er kann auch gegen extremes Schwitzen helfen. Zusätzlich hilft er bei Entzündungen in Mund- und Rachenraum und bei Magen-Darm-Problemen jeglicher Art.
Unter den ätherischen Ölen, die im Salbei enthalten sind, sind besonders Thujon und Campher vertreten. Zusätzlich enthält er Rosmarinsäure und Salvin, welches antibakteriell und entzündungshemmend wirkt.

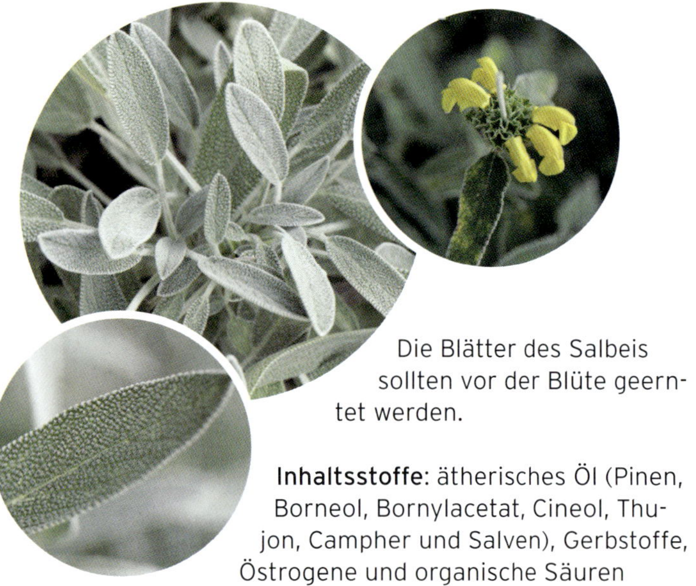

Die Blätter des Salbeis sollten vor der Blüte geerntet werden.

Inhaltsstoffe: ätherisches Öl (Pinen, Borneol, Bornylacetat, Cineol, Thujon, Campher und Salven), Gerbstoffe, Östrogene und organische Säuren

Nebenwirkungen: Bei zu langer Einnahme (mehr als 14 Tagen) oder einer Überdosierung können Hitzegefühl, Schwindel und rasender Herzschlag auftreten. Thujone werden auch für die Herstellung von Absinth verwendet, sie zählen zu den Nervengiften, in sehr hoher Dosierung können sie Symptome, wie Halluzinationen und Schwindel, auslösen. Deswegen sollte Salbei auch nicht in hohen Mengen von Schwangeren und Stillenden konsumiert werden.

Süßholz, Lakritze (*Glycyrrhiza glabra* L.)

Familie: Schmetterlingsgewächse (*Fabaceae*)
2012

Glycyrrhiza kommt aus dem Griechischen *glykys* und bedeutet süß und *rhiza* = Wurzel. Der Name Süßholz nimmt Bezug auf die sehr süß schmeckende Wurzel, die ungefähr die 50-fache Süßkraft von Rohrzucker (Saccharose) hat. Süßholz wirkt entzündungshemmend, reizlindernd, leicht abführend und cholesterinsenkend.

Inhaltsstoffe: Saponine, östrogene Substanzen, Kumarine, Sterole, Asparagin, Triterpensaponine (hauptsächlich Glycyrrhizin), Flavonoide, Isoflavone und Polysaccharide

Nebenwirkungen: Bei Gallenstau, Leberzirrhose, Bluthochdruck, Kaliummangel, schwerer Niereninsuffizienz darf Süßholzwurzel, auch in Form von Lakritz, nicht eingenommen werden. Auch während der Schwangerschaft sind Süßholzwurzel und Lakritz zu meiden. Bei längerer Anwendung und höherer Dosierung kann es zu Bluthochdruck und Ödemen im Gewebe kommen.

Schlehdorn (*Prunus spinosa* L.)

Familie: Rosengewächse (*Rosaceae*)

Die Rinde der Zweige ist schwarz, weswegen der Strauch im Deutschen auch „Schwarzdorn" genannt wird. Der Gattungsnamen *Prunus* wurde aus dem Lateinischen übernommen und heißt übersetzt Pflaumenbaum, lateinisch *prunum* = Pflaume. Der Schlehdorn ist mit der Pflaume (*Prunus domestica*) verwandt.

Schlehdorn hilft bei Verdauungsstörungen, Hämorrhoiden, Husten, ist entzündungshemmend, adstringierend und verbessert die Durchblutung.

Inhaltsstoffe: Vitamin B, C und K, Anthocyane, Antioxidantien, Tannine, organische Säuren, Flavonoide, Triterpene und Sterole; Schlehdornfrüchte enthalten Gerbstoffe.

Nebenwirkungen: keine bekannt

Steinklee (*Melilotus officinals* L.)

Familie: Schmetterlingsgewächse (*Fabaceae*)

Es ist krampflösend, entzündungshemmend, harntreibend, schleimlösend, beruhigend, blutstillend und leicht schmerzstillend.

Inhaltsstoffe: Cumarin, Harz, Tannine, Melilotosid, Flavonoide und Saponine

Nebenwirkungen: Patienten mit einer Leberkrankheit sollten Steinklee meiden. Während der Schwangerschaft und der Stillzeit ist von einer Einnahme abzuraten.

Gelegentlich führt er zu Magenbeschwerden. Steinkleekraut soll nicht gleichzeitig mit gerinnungshemmenden Mitteln eingenommen werden, da verottende Pflanzenteile Dicumarol entwickeln, welches blutverdünnend wirkt.

Senf, weiß (*Sinapis alba* L.)/ Senf, schwarz (*Sinapis nigra* L.)

Familie: Kreuzblütler (*Brassicaceae*)

Der Name Weißer Senf leitet sich von der lateinischen Bezeichnung: *S. alba* (lateinisch *albus* = weiß) ab. Die Samen des Weißen Senfs sind tatsächlich weiß und haben einen milden, leicht süßlichen Geschmack, im Vergleich zu dem schärferen Senf, dem Schwarzen Senf *Sinapis nigra* (lateinisch *niger* = schwarz glänzend). Wie auch beim Weißen Senf sind die Samen des Schwarzen Senfs, passend zum Namen des Senfs, schwarz. Sie sind wesentlich intensiver und schärfer im Vergleich zum Weißen Senf.

Senf wirkt verdauungsunterstützend und hilft bei der Linderung von Muskelschmerzen. Zusätzlich kann Senf eine wärmende Wirkung auf die Haut haben. Er regt den Stoffwechsel an und hilft bei der Linderung von Atemproblemen. Er wirkt entzündungshemmend und antioxidativ.

Inhaltsstoffe: Die Senfsamen enthalten Senfölglykoside, Glucosinolate und Myrosinase. Die Senfölglykoside werden hydrolysiert (Abspaltung des Zuckerrests), worauf eine chemische Umlagerung zu den schleimhautreizenden, scharf schmeckenden „Senfölen" erfolgt. In den weißen Körnern dominiert Sinalbin und bei den schwarzen Senfsamen ist es Sinigrin, aus dem das scharf schmeckende, flüchtige Allylisothiocyanat entsteht. Beide Samen enthalten außerdem fettes Öl, Proteine, Schleimstoffe, Sinapin, Flavonoide und Steroide.

Nebenwirkungen: Bei Anwendung unbedingt Augen und Gesicht schützen! Da Senföle durch die Haut dringen und das Nierenepithel reizen können, dürfen Senfwickel nicht bei Nierenerkrankungen angewendet werden. Bei zu langer Anwendung besteht die Gefahr von Haut- und Nervenschäden. Zu lange auf der Haut belassen, kann es zudem zu starken Rötungen bis hin zu Verbrennungen kommen.

Seifenkraut (*Saponaria officinalis*)

Familie: Nelkengewächse (*Caryophyllaceae*)

Die traditionelle Verwendung von Seifenkraut ist, es als Seife und Waschmittel zu verwenden. Durch die schäumenden und reinigenden Eigenschaften der Saponine im Kraut wird es auch gerne zur Haut- und Haarpflege eingesetzt.

Inhaltsstoffe: Saponine und Flavonglykosid

Nebenwirkungen: Nicht zum Verzehr geeignet, da die Pflanze schwach giftig ist.

Sonnenhut, Purpurfarbener (*Echinacea purpurea* L.)

Familie: Korbblüter (*Asteraceae*)

Der Gattungsname *Echinacea* leitet sich von griechisch *echinos* (Igel) ab, wodurch sich auch der deutsche Name „Igelkopf" erklärt. An einen Igel erinnert in der Tat der stark kegelförmig gewölbte Blütenboden mit seinen langen Röhrenblüten. *purpurea* leitet sich aus dem Lateinischen ab und bedeutet „purpurn", „violett", welches typisch für die Blütenfarbe des Sonnenhutes ist.

Sonnenhut wirkt unterstützend bei Atemwegs- und Harninfekten. Äußerlich kann er bei schlecht heilenden Wunden angewendet werden.

Inhaltsstoffe: Polysaccharide, Kaffeesäurederivate, Alkamide, Polyacetylene, ätherisches Öl

Nebenwirkungen: keine bekannt

Storchenschnabel (*Geranium pratense*)

Familie: Storchenschnabelgewächse (*Geraniaceae*)

Früher hat man die Storchschnabel-Wurzel als Amulett um den Hals getragen, wenn man sich als Frau ein Baby gewünscht hat.
Er wirkt entzündungshemmend, adstringierend, fördert die Wundheilung, lindert Verdauungs- und Menstruationsbeschwerden.

Inhaltsstoffe: Gerbstoffe, Bitterstoffe, Flavonoide, ätherisches Öl

Nebenwirkungen: keine bekannt

Spitzwegerich (*Plantago lanceolata* L.)

Familie: Wegerichgewächse (*Plantaginaceae*)
1991 | 2014
Heilpflanze des Jahres 2014
Blätter: *Folium plantaginis lanceolatae*

Der Spitzwegerich wird auch Wegebreit genannt, was auf seinen Standort hinweist, der oft an Wegesrändern ist. Das Wort Wegerich stammt aus dem Althochdeutschen und ist zusammen gesetzt aus *wega* = Weg und *rih*, was für König steht. Wegerich bedeutet also König des Wegrandes.
Obwohl Spitz- und Breitwegerich in der gleichen Gattung vorkommen, haben sie unterschiedliche Blatt- und Blütenformen.

Er wirkt bei Halsschmerzen, Husten, Entzündungen der Schleimhäute und bei entzündlicher Veränderung der Haut.

Schmeckt bitter und zusammenziehend.

Inhaltsstoffe: Schleim-, Gerb- und Bitterstoffe, Glykosid, Iridoidglykoside (Aucubin und Catalpol), Phentylethanoide, Kieselsäure, Flavonoide, Hydrocumarine und Phenolcabonsäuren

Nebenwirkungen: keine bekannt

Weiße Taubnessel (*Lamium album* L.)

Familie: Lippenblütler (*Lamiaceae*)
Blüten: *Flos lamii*

Es gibt Taubnesselarten mit weißen (*Lamium album*), gelben (diese Arten kommen meist erst im April zum Vorschein) und purpurnen (*Lamium purpureum*) Blüten. Besonders beliebt sind die Taubnesseln bei Acker- und Wiesenhummeln, da diese einen besonders langen Saugrüssel haben und somit den tiefliegenden Nektar besser erreichen können als Honigbienen. Sie wird Taubnessel genannt, weil ihre Blätter keine Brennhaare haben, sie sind somit taub.

Beim Sammeln sollten die Blüten nicht zerdrückt werden, da sie sonst sehr schnell braun werden und somit auch ihre Wirkung verlieren. Sie sollten künstlich bei 40 °C eine Stunde im Ofen oder im Schatten getrocknet werden, da die Blüten sehr empfindlich sind.

Die Taubnessel wirkt gegen Entzündungen im Mund- und Rachenraum, ist juckreizstillend, entzündungshemmend, hilft gegen Irritationen der Haut, adstringierend.

Die enthaltenen Gerbstoffe ziehen die Haut (Schleimhäute) zusammen, dies regt die Zellerneuerung an und unterstützt die Wundheilung. Die Kombination aus den Gerbstoffen, Flavonoiden, Glykosiden und den ätherischen Ölen hat zusätzlich eine schleimhautschützende, antibakterielle Wirkung. Die Taubnessel hat eine entfettende Wirkung auf Haut und Haare und kann bei besonders schnell fettenden Haaren auch als Spülung oder bei sehr fettiger Haut als Gesichtswasser verwendet werden.

Taubnesseln riechen leicht honigartig und schmecken leicht süßlich.

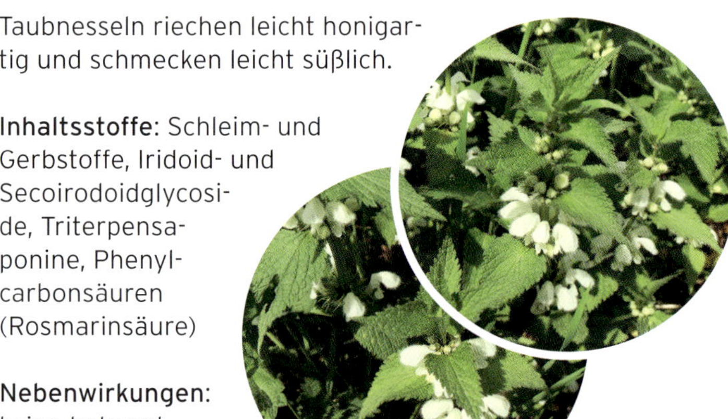

Inhaltsstoffe: Schleim- und Gerbstoffe, Iridoid- und Secoirodoidglycoside, Triterpensaponine, Phenylcarbonsäuren (Rosmarinsäure)

Nebenwirkungen: keine bekannt

Tonerde

Hierbei handelt es sich um Erden, die in der letzten Eiszeit entstanden sind.

Erden wirken klärend, entzündungshemmend, regenerierend, entfettend und remineralisierend. Zusätzlich binden sie beim Trocknen Schad- und Fremdstoffe an sich. Tonerde kann auch getrunken werden und hilft gegen Sodbrennen, Verstopfung oder zum Entschlacken.

Inhaltsstoffe: Löss, welcher aus Quarz (Sand), Silikaten (Feldspat, Glimmer, Montmorrillonit), Kalk, Mineralien und Spurenelementen besteht. Je nach Zusammensetzung hat die Tonerde unterschiedliche Eigenschaften. Die Farben werden durch Eisen, Kupfer und Magnesiumoxid erzeugt. Quarz besteht aus Kieselsäure, die bekannt ist für ihre stärkende Wirkung auf Haut, Haar und Nägel. Silikate haben durch ihre chemische Struktur die Eigenschaft, viel Wasser aufzunehmen.

Nebenwirkungen: keine bekannt

Weiße Tonerde (Kaolin): ist die feinste Mineralerde und besonders sanft zur Haut. Sie eignet sich bei trockener und sehr empfindlicher Haut, ist eisenfrei und deswegen weiß.

Grüne Tonerde: reinigt sehr intensiv und entfettend. Sie ist geeignet für regelmäßige Reinigungsmasken oder für punktuelle Behandlung einzelner Pickel und bei fettiger Haut und Mischhaut. Die Farbe kommt durch die Kupferverbindung zustande.

Gelbe Tonerde: Sie ist gröber als grüne oder weiße Tonerde. Von der Wirkung her ist sie der grünen Tonerde allerdings sehr ähnlich, weshalb es eine Geschmacksache ist, welche man lieber verwendet. Die Farbe kommt durch Eisenoxid.

Rote Tonerde: hat die stärkste Absorbtionskraft und eignet sich besonders gut bei sehr fettiger Haut. Sie kann allerdings abfärben und lässt sich nicht so leicht abwaschen. Die Farbe kommt durch Eisenoxid.

Rosa Tonerde: Mischung aus roter und gelber Tonerde.

Lavaerde (Rhassoul): Die Bezeichnung *lavare* kommt aus dem Lateinischen und bedeutet „waschen", genauso wie *ghassoul* im Arabischen. Sie eignet sich gut für Körperpeelings, Packungen oder für die Haare. Sie ist besonders sanft zur Haut und kann auch als tägliche Reinigung angewendet werden.

Teestrauch (*Camellia sinensis* L.)

Familie: Teegewächse (*Theaceae*)

Sinensis ist das lateinische Wort für „chinesisch". Der Teestrauch ist im Hochland Südostasiens beheimatet und kam bereits im Jahr 2700 v. Chr. nach China. Der Schwarze Tee ist das Ergebnis einer Fermentierung über 4 Stunden bei Temperaturen zwischen 25 und 35 °C. Durch enzymatische Reaktionen wird das Inhaltsstoffspektrum deutlich verändert und die Teeblätter werden dabei rotbraun bis schwarz, dadurch kommt auch das charakteristische Teearoma zustande. Grüner Tee wird direkt nach der Ernte heiß bedampft, um die Enzyme inaktiv zu machen. Dadurch können die Teeblätter nicht fermentieren und behalten ihre Farbe bei.

Aus den Blättern des Teestrauchs ensteht somit der Grüne Tee.

Grüner Tee enthält eine hohe Konzentration von Antioxidantien, wie Catechin oder Epigallocatechin. Zudem senkt er den Cholesterinspiegel und trägt dazu bei, Herzkrankheiten zu reduzieren. Er wirkt entzündungshemmend und verhilft zu einem schönen Hautbild.

Inhaltsstoffe: Grüner Tee enthält Koffein, Theobromin, Theophyllin, Polyphenole, Epigallocatechin-3-O-gallat, Catechin, Gerbstoffe, Gallotannine, Ellagitannine, Flavonoide, Phenolcarbonsäuren, Theanin, Ascorbinsäure, Triterpensaponine, Mineralstoffe und Fluoride.

Nebenwirkungen: Bei einer Schilddrüsenüberfunktion soll Grüner Tee nicht angewendet werden. Grüner Tee soll nicht vor dem Schlafengehen getrunken werden, da es auf Grund des Gehalts an Koffein zu Schlafstörungen kommen kann.

Topinambur (*Helianthus tuberosus*)

Familie: Korbblütler (*Asteraceae*)

Topinambur wird auch gerne als Jerusalemartischocke oder als Sonnenwurzel bezeichnet.

Die Knolle fördert die Verdauung, das vorhandene Inulin dient als Präbiotikum und ist sehr nützlich für die Darmbakterien. Sie trägt dazu bei, den Blutzuckerspiegel stabil zu halten, und senkt das Herz-Kreislauf-Risiko. Zudem wirkt sie entzündungshemmend und immununterstützend.

Inhaltsstoffe: Vitamin B_1, B_3, B_5, B_6 und C, Inulin, Karotin, Nicotinsäure, Biotin, Kalium, Magnesium, Phosphor, Kupfer und Eisen sowie Spurenelemente, wie Zink und Mangan

Nebenwirkungen: keine bekannt

Thymian (*Thymus vulgaris* L.)

Familie: Lippengewächse (*Lamiaceae*)

2001 *2006*

Thymian ist schleimlösend, krampflösend, antiseptisch, adstringierend, antimikrobiell, harntreibend, hustenlindernd, antibiotisch und wundheilend.

Inhaltsstoffe: ätherisches Öl, Lamiaceen-Gerbstoffe und Flavonoide, Thymol, 10–20 % p-Cymen, Gamma-Terpine und anderen Monoterpene, Cyineol und Borneol, Bitterstoffe, Tannine und Saponine

Nebenwirkungen: Thymianöl nicht direkt auf Schleimhäute oder verletzte Haut auftragen und nie im Bereich der Augen. Vollbäder mit Thymianblättern oder Thymianöl sind bei großen Hautverletzungen und offenen Wunden, bei Fieber, schweren Infektionen, schweren Kreislauferkrankungen und Herzschwäche zu vermeiden.

Achtung!
Bei Säuglingen und Kleinkindern bis zu 2 Jahren kann Thymianöl einen Stimmritzenkrampf auslösen, schlimmstenfalls mit Atemstillstand, deshalb Thymianöl nie im Gesicht auftragen!

Traubenorchidee (*Dendrobium* ssp.)

Familie: Orchideengewächse (*Orchidaceae*)

Die ältesten Überlieferungen über Orchideen stammen aus dem Kaiserreich China aus der Zeit um 500 v. Chr. Der chinesische Philosoph Konfuzius berichtete über ihren Duft und gab ihr sogar ein eignes Schriftzeichen, was so viel wie Anmut, Liebe, Reinheit, Eleganz und Schönheit bedeutet. Allgemein gilt die Orchidee in China als Symbol für Liebe, Schönheit oder auch für ein junges Mädchen. Orchideen in der Vase stehen dort für Eintracht.

Die Dendrobium-Polysaccharide besitzen immunstimulierende Eigenschaften und können so zur Verbesserung des Immunsystems beitragen. Die Traubenorchidee wirkt entzündungshemmend, lindert Atemwegserkrankungen, wie Husten und Halsschmerzen, und wirkt antioxidativ.

Inhaltsstoffe: Alkaloide, Dendrobin-Polysaccharide, Flavonoide und Kränzlin

Nebenwirkungen: keine bekannt

Vogelmiere (*Stellaria media*)

Familie: Nelkengewächse (*Caryophyllaceae*)

Die Vogelmiere ist ein einjähriges Nelkengewächs, was jedoch das ganze Jahr über wächst und sogar in diesem Jahr mehrere Generationen hervorbringen kann. Im Volksmund wird sie auch liebevoll Hühnerdarm genannt (dies liegt an der Anatomie der Stängel. Wenn man diese auseinanderzieht, bleiben die zentralen Leitbündel stehen und sehen dabei darmähnlich aus).

Eine richtige Besonderheit bei der Vogelmiere ist, dass sie als kleiner Wetterfrosch dient. Am frühen Vormittag öffnen sich die Blüten, welche sternenförmig aussehen. Wenn es allerdings regnen soll, bleiben diese geschlossen.

Vogelmiere wird bei trockener Haut, Schuppenflechte und Ekzemen eingesetzt. Innerlich angewendet wird ihr nachgesagt, dass sie die Netzhaut der Augen stärkt und gegen den Grauen Star vorbeugen kann.

Inhaltsstoffe: Saponine, Aucubin, Carotinoide, Eisen, Flavonoide, Gamma-Linolensäure, Kalium, Calcium, Kieselsäure, Magnesium, Schleimstoffe, Selen, Vitamin A, B und C

Nebenwirkungen: keine bekannt

Walnuss (*Juglans regia* L.)

Familie: Walnussgewächse (*Juglandaceae*)

Das Artepitheton *regia* lässt sich aus dem Lateinischen mit „königlich" übersetzen. Der deutsche Name „Walnuss" geht auf die germanische Zeit und die „Welschnuss" zurück, also die Nuss der Welschen. Damit wurde der Unterschied zur einheimischen Haselnuss deutlich gemacht, denn der Walnussbaum wurde den Germanen erst durch die Römer bekannt.

Die Walnuss wirkt positiv auf die Leber, das Herz, die Blutgefäße sowie Haut und Haare.

Inhaltsstoffe: Walnussblätter enthalten Gerbstoffe (Ellagitannine), Naphthochinone, Flavonoide und Phenolcarbonsäuren

Nebenwirkungen: keine bekannt

Gemeiner Wacholder (*Juniperus communis* L.)

Familie: Zypressengewächse (*Cupressaceae*)
Früchte: *Fructus juniperi*
Holz: *Lignum juniperi*

Die Beeren riechen schön nach Wald und haben einen süßlichen Geschmack.

Sie wirken harntreibend, verdauungsfördernd, helfen bei Blähungen, sind menstruationsfördernd, desinfizierend, antioxidativ, entkrampfend und antibakteriell.

Inhaltsstoffe: ätherische Öle, welche aus Alpha-Pinen, Camphen und Cadinen bestehen, Gerbstoffe, Flavone, Harz und Invertzucker

Nebenwirkungen: Bei Überdosierung und zu langer Einnahme können Nierenschäden entstehen. Nicht während der Schwangerschaft oder in der Stillzeit einnehmen.

Wermutkraut (*Artemisia absinthium* L.)

Familie: Korbblütler (*Asteraceae*)

Blutbildend und -reinigend, es hilft bei Verdauungsbeschwerden, besonders bei Magenbeschwerden und Blähungen.

Inhaltsstoffe: ätherisches Öl, Thujon, Bitterstoffe, Sesquiterpenlacton-Typ, Flavonoide und Phenolcarbonsäuren

Nebenwirkungen: Patienten mit Gallensteinen und anderen Gallenstörungen sollten vor der Einnahme ärztlichen Rat einholen. Nur bei Überdosierung können Erbrechen, Magen- und Darmkrämpfe sowie Benommenheit auftreten.

Weide (*Salix* L.)

Familie: Weidengewächse (*Salicaceae*)
Weidenkätzchen: *Salix caprea*

Die Blüten sind zu kätzchenförmigen Blütenständen vereinigt. Die weiblichen Kätzchen sind grünlich, die männlichen Kätzchen haben weit herausragende gelbe Staubblätter. Der Nektar blühender Weiden ist im Frühjahr die erste Bienennahrung.

Die Rinde der Weide enthält Verbindungen namens Salicine, die zur Herstellung von Salicylsäure verwendet werden. Dies ist ein schmerzlindernder Wirkstoff, welcher entzündungshemmende Eigenschaften hat.

Inhaltsstoffe: Salicylalkohol-Derivate (*Salicylate*), Kaffeesäure-Derivate und Flavonoide

Nebenwirkungen: Von einer Anwendung von Weidenrinde während Schwangerschaft und Stillzeit ist abzuraten, da Salicylate die Plazenta durchdringen und in der Milch erscheinen. Es kann gelegentlich zu Magenbeschwerden kommen. Auch können Überempfindlichkeitsreaktionen der Haut auftreten.

Weißdorn (*Crataegus oxyacantha* L.)

Familie: Rosengewächse (*Rosaceae*)
1990 | 2019
Blüten: *Flos crataegi* (Mai–Juni)
Früchte: *Fructus crataegi* (September–Oktober)
Heilpflanze des Jahres 1990

Aus dem Griechischen *Krataios* = stark fest.

Die Blüten riechen sehr schön und die Früchte haben einen leicht bitteren Geschmack.

Weißdorn ist besonders bekannt für seine heilende Wirkung fürs Herz, hierfür werden die Blätter, die Blüten und die Früchte verwendet. Bei den zwei wirksamen Inhaltsstoffen handelt es sich einmal um oligomere Procyanidine und Flavonoide. Diese wirken beruhigend, gefäßerweiternd und durchblutungsfördernd. Besonders die Blätter enthalten viele Wirkstoffe. Das Herz wird gestärkt und der Blutdruck gesenkt.

Weißdorn muss mehrere Monate eingenommen werden, um seine Wirkung entfalten zu können. Bei Herz- und Kreislaufproblemen sollte dennoch immer zuerst ein Arzt aufgesucht werden, auch wenn der zusätzliche Verzehr keine Nebenwirkungen oder Wechselwirkungen hat.

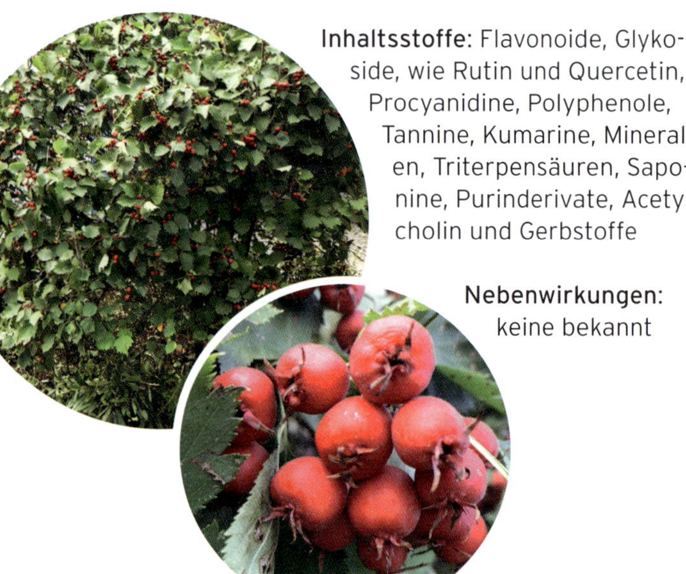

Inhaltsstoffe: Flavonoide, Glykoside, wie Rutin und Quercetin, Procyanidine, Polyphenole, Tannine, Kumarine, Mineralien, Triterpensäuren, Saponine, Purinderivate, Acetylcholin und Gerbstoffe

Nebenwirkungen: keine bekannt

Zwiebel (*Allium cepa*)

Familie: Amarillisgewächse (*Amaryllidaceae*)
2015

Die Zwiebel begleitet die Menschen schon fast ihr ganzes Leben lang. Sie wurde sogar als Opfergabe für Götter, Wegzehrung für die Reise ins Jenseits und als Zahlungsmittel verwendet. Bis heute konnte man keine wildwachsende Population ausfindig machen, von der unsere bekannte Küchenzwiebel abzustammen scheint.

Sie hilft gegen Appetitlosigkeit, Asthma, Bronchitis, Bluthochdruck, Gefäßerkrankungen, Husten, Insektenstiche, Ohrenschmerzen (äußerlich). Sie wirkt antiallergisch, antibakteriell, lipidsenkend, antiasthmatisch und blutdrucksenkend.

Inhaltsstoffe: Alkylcysteinsulfoxide (*Alliin*), ätherische Öle, Diphenylamin, Flavonoide, Kohlenhydrate, Phenole, Vitamin C, Enzym Zwiebel-Alliinase (Vorstufe von der tränenreizenden Verbindung (Z)-Thiopropanal-S-oxid)

Nebenwirkungen: keine bekannt

Zitrone (*Citrus limon*)

Familie: Rautengewächse (*Rutaceae*)

Die Zitrone hat einen sehr hohen Vitamin-C-Gehalt und hilft somit, das Immunsystem zu unterstützen, und beugt Erkältungen vor. Zusätzlich wirkt sie antibakteriell, entgiftend und gegen Sodbrennen, was wohl an den basischen Wirkstoffen liegt.

Inhaltsstoffe: ätherisches Öl, Vitamin C, Zitronensäure, Limonen, Citral, Flavonoide, Rutin, Pektin, Phosphor, Beta-Sitosterol, Stigmasterol

Nebenwirkungen: keine bekannt

Zimt (*Cinnamomum verum*)

Familie: Lorbeergewächse (*Lauraceae*)

Zimt hilft gegen Appetitlosigkeit, Migräne, Zeckenbisse, Grippe, Durchfall, wirkt antibakteriell, antiviral, entzündungshemmend, wehenauslösend, antiparasitisch, blutdrucksenkend.

Inhaltsstoffe: ätherisches Öl, Gerbstoffe, Cumarin, Salicylate, Schleim, Zink, aromatische Aldehyde (Trans-Zimtaldehyd), Monoterpene, Sequiterpene, Monoterpenole, Phenole (Eugenol), Phenylether und aromatische Ether

Nebenwirkungen: Nicht in der Schwangerschaft einnehmen, da er wehenfördernd wirkt, Schleimhautreaktionen.

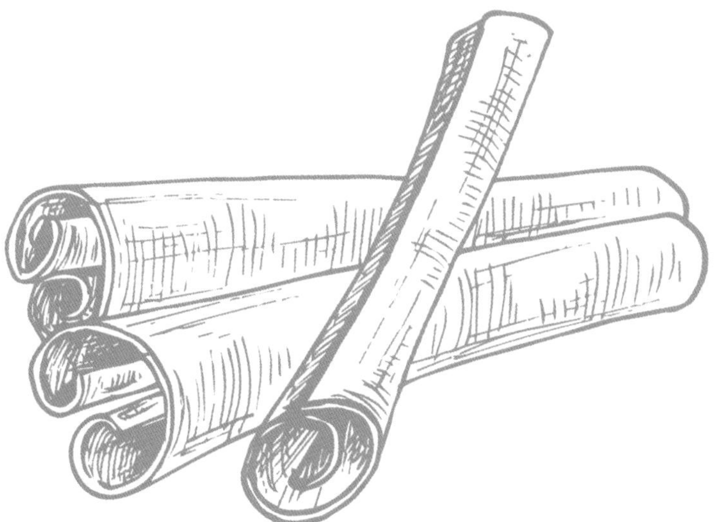

Zitronenmelisse (*Melissa officinalis*)

Familie: Lippenblütler (*Lamiaceae*)

1988 *2006*

Vom griechischen Wort *mélitalis* oder *mélissa* für Biene abgeleitet

Die Pflanze ist vor ihrer Blütezeit geschmacklich intensiver. Danach sinkt auch der Gehalt an ätherischen Ölen und ihren wirksamen Inhaltsstoffen.

Melisse ist auch mit ihrer Heilwirkung wissenschaftlich anerkannt. Sie beruhigt und stärkt besonders das Herz, besitzt krampflösende Eigenschaften bei Magen-Darm-Problemen. Zudem kann sie konzentrationsfördernd wirken und verhilft zu einem ruhigen Schlaf. Weiters wirkt Sie schleimlösend, blustillend und leicht schmerzlindernd.

Inhaltstoffe: Citral, Citronella und Geraniol, Polyphenole, Tannine, Bitterstoffe, Flavonoide, Rosmarinsäure, welche eine Phenlacrylsäure synthetisiert, welche ein natürlicher Abwehrstoff der Pflanze gegen Pilze und Bakterien ist.

Nebenwirkungen: Bei Schilddrüsenproblemen sollte Melisse nicht verwendet werden, da diese in einigen Fällen auf die Schilddrüse leicht hemmend wirken kann.

Gehirn

Unser Gehirn – die Steuerzentrale des Körpers

Das Gehirn (*Encephalon*) ist unsere Steuerzentrale des Körpers. Es ist Teil des zentralen Nervensystems und liegt innerhalb des knöchernen Schädels in einer Flüssigkeit Namens Liquor. Das Volumen beträgt ungefähr 20 bis 22 Gramm pro Kilogramm der Körpermasse. Im Durchschnitt wiegt es somit 1,5 kg. Ein Mensch hat ungefähr 100 Milliarden Gehirnzellen, welche untereinander verknüpft sind, schätzungsweise liegen diese Verknüpfungen bei 100 Billionen. Die Nervenzellen sind in ein schützendes Gewebe aus Gliazellen eingebettet.

Das Gehirn wird anatomisch in verschiedene Abteilungen aufgeteilt, um die verschiedenen Regionen besser voneinander in der Medizin abzugrenzen: Das Großhirn (*Telencephalon*), das Kleinhirn (*Cerebellum*), das Zwischenhirn (*Diencephalon*) und der Hirnstamm, welcher aus Mittelhirn (*Mesencephalon*), der Brücke (*pons*) und dem Nachhirn (*Medulla oblongata*) besteht.

Jeder dieser Bereiche hat spezielle Funktionen und Aufgaben, für die er gezielt zuständig ist. Das Kleinhirn ist für die Motorik und für das Verhaltensgedächtnis zuständig, das so genannte prozedurale Lernen. Das Großhirn übernimmt die wichtigsten Funktionen und ist zuständig für die sensorischen und motorischen Fähigkeiten und für die Wahrnehmung und Erkennung aller Zusammenhänge, die Gesamtheit aller Prozesse. Es ist auch für das Gedächtnis zuständig, was sich verankert, und die Lern-, Denk- und Sprechfähigkeit. Ein Teilabschnitt im Zwischenhirn, der Hypothalamus ist für den Schlaf-Wach-Rhythmus verantwortlich und leitet alle Informationen, die für unsere Sinne verantwortlich sind, wie Hunger, Durst, das Schmerz- und Temperaturempfinden und den Sexualtrieb, und gibt all diese Informationen aus der Peripherie an die Großhirnrinde weiter. Der andere Teil des Zwischenhirns ist der Thalamus, welcher oft als sehr wichtiger Teil für das eigene Bewusstsein bezeichnet wird.

Das Rückenmark bildet gemeinsam mit dem Gehirn das Zentrale Nervensystem. Dieses befindet sich im knöchernen Spinalkanal.

Das Nervensystem wird in ein zentrales Nervensystem und in ein peripheres Nervensystem unterteilt. Das periphere Nervensystem lässt sich wiederum in das somatische (willkürliche) und das vegetative (unwillkürliche) Nervensystem unterteilen. Das vegetative Nervensystem lässt sich zusätzlich in das symphatische, parasymphatische und das enterische Nervensystem aufspalten. Diese Untergliederung dient nur dem medizinischen Verständnis für die Anatomie, es handelt sich um ein großes System.

Das Nervensystem ist ein komplexes und umfangreiches Netzwerk von Nervenzellen und verschiedenen Geweben, welche die Koordination und gleichzeitig die Kommunikation im Körper ermöglichen. Es ist so vielseitig und umfassend, dass es in verschiedene Bereiche unterteilt wurde, um das Verständnis und auch das Erforschen zu erleichtern. Diese Untergliederung dient letzten Endes dazu, die verschie-

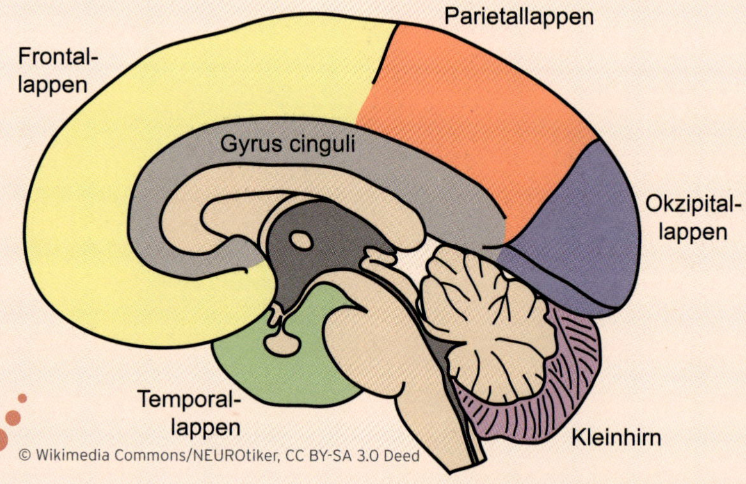

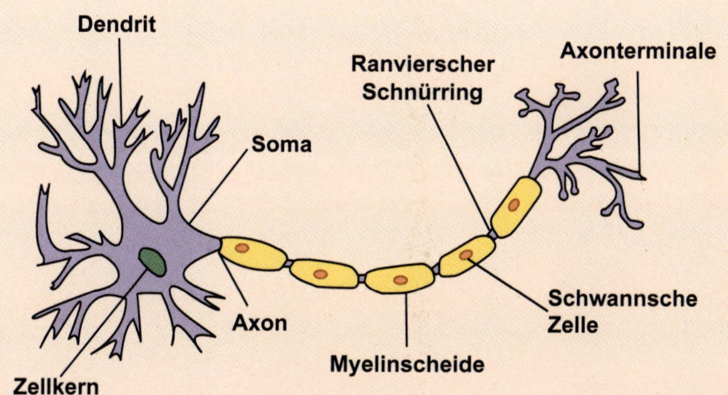

denen Aufgaben und Funktionen des Nervensystems besser zu analysieren und auch zu verstehen. Somit kann man sagen, dass es sich beim Nervensystem um ein „großes System" handelt.

Unser Gehirn ist sehr stoffwechselaktiv und benötigt viel Sauerstoff und Blutzucker (Glucose). Auf jegliche Unterversorgung reagiert es umgehend und ist dementsprechend sensibel. Es entspringen 12 paarige Nerven aus dem Gehirn, die den Kopf, unseren Hals, alle Organe und unseren Rumpf versorgen. Das Gehirn wird zu gleichermaßen mit rund 800 Millilitern pro Minute sowohl im wachen als auch im schlafenden Zustand mit Blut versorgt. Diese Qualität der Durchblutung bleibt auch bei Anstrengungen, Blutdruckabfall oder unregelmäßigen Herzschlägen erhalten. Von unserem gesamten Organismus benötigt das Gehirn rund ein Viertel des gesamten Energiebedarfs. Unsere Gehirnkapazitäten sind deutlich größer als die, die wir tagtäglich benutzen. Die Funktionen sind unsagbar vielfältig. Der Hirnstamm ist für die Lebensfunktionen zuständig, er steuert die Herzfrequenz, den Blutdruck, unsere Atmung sowie die natürlichen Reflexe, wie den Schluck-, Husten- und den Lidreflex.

Da das Gehirn so ein komplexes System ist, kann es durch die verschiedensten Formen beeinflusst und somit gestört oder sogar beschädigt werden. Eine Form der Beschädigung ist eine Gehirnerschütterung, zu einer schweren Verletzung gehören Schädelprellungen, die mit einer Schädigung der Gehirnsubstanz einhergehen. Allerdings kann jedes Kopftrauma, wenn man sich den Kopf irgendwo anstößt, zu einem epiduralen Hämatom führen. Dabei handelt es sich um eine Blutung, welche durch einen Gefäßriss entstanden ist. Diese vermehrte Flüssigkeit drückt auf Areale im Kopf, welche zu Kopfschmerzen führen können. In den meisten Fällen heilen diese kleinen Risse wieder von alleine. Andere Arten von Kopfschmerzen können auch vom Auge ausgehen, wenn dieses zu stark beansprucht wird, oder bei schlechtem Licht kann es zu einer Überanspruchung des Ziliarmuskels kommen, dieser ist für die Nahsicht verantwortlich und fängt an zu schmerzen, wenn er sich durchgängig anspannen muss. Eine Sehschwäche oder die falsche Brillenstärke können auch Kopfschmerzen verursachen.

Migräne äußert sich oft als pochender oder stechender Schmerz, der sich in einer Gesichtshälfte lokalisiert, selten ist das gesamte Gesicht betroffen. Dieser Schmerz entwickelt sich an den Hirnhäuten, welche das gesamte Gehirn umgeben. Während einer Migräneattacke kommt es in diesem Bereich vermehrt zu Entzündungsreaktionen, welche dann diesen Schmerz ausstrahlen. Migräne ist genetisch veranlagt.

Dann gibt es noch Cluster-Kopfschmerzen, welche meist im Bereich der Augen und Schläfen sitzt. Als Letztes folgen die Spannungskopfschmerzen, diese äußern sich als drückender, dumpfer Schmerz, der die komplette Oberseite und den Stirnbereich betreffen.

Bei einem Schlaganfall handelt es sich wiederum um eine akute Durchblutungsstörung im Gehirn. Durch diese plötzliche Unterversorgung von Sauerstoff können betroffene Nervenzellen absterben. Dieser Vorgang kann nicht rückgängig gemacht werden.

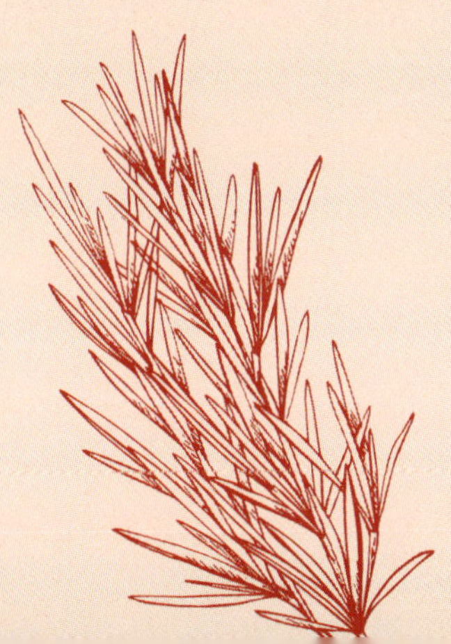

Ashwagandha-Tee

Beruhigt die Nerven, gut zum Einschlafen

Zutaten

3 TL getrocknetes Ashwagandhakraut
3 TL getrocknetes Mutterkraut
3 TL getrocknetes Mädesüß
3 TL getrocknete Melisse
Honig nach Belieben
250 ml Wasser

Zubereitung

Alle Kräuter miteinander vermischen. Das Wasser kochen und 2 EL von der Kräutermischung damit übergießen. Den Tee 10 Minuten ziehen lassen, dann abseihen und mit Honig nach Belieben süßen. Eine Tasse davon nach dem Essen zu sich nehmen.

Mondlicht-Milch

Bei Kopfschmerzen

Zutaten

250 ml Milch
1 TL geriebener Ingwer
2 TL getrocknetes Gänsefingerkraut
1 Msp. Anis
1 Msp. Fenchel
Honig nach Belieben

Zubereitung

Die Milch mit den Kräutern erwärmen und kurz aufkochen. Die Milch abseihen und mit Honig nach Belieben süßen. Eine Tasse davon nach dem Essen zu sich nehmen. Die würzige Milch beruhigt den Darm, löst Verspannungen und wirkt beruhigend.

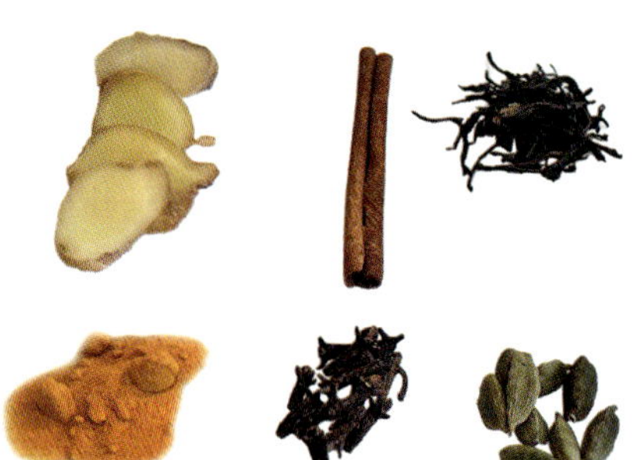

Ingwer-Kurkuma-Chai-Latte

Immunsystemstärkend und entzündungshemmend

Zutaten (für 4 Personen)

10 g Kurkuma
10 g Ingwer
6 Kardamomkapseln
2 TL Gewürznelken
1 Zimtstange
2 EL schwarzer Tee
500 ml Milch
500 ml Wasser
4 EL flüssiger Honig

Zubereitung

Kurkuma und Ingwer schälen und raspeln. Kardamomkapseln leicht mörsern. Diese Zutaten mit den Nelken und dem Zimt in Wasser aufkochen und 5 Minuten köcheln lassen. Daraufhin alles vom Herd nehmen und den Schwarztee darin 5 Minuten ziehen lassen. Alles abseihen. Die Milch in einem Topf erhitzen und aufschäumen. Auf die Gläser verteilen und mit dem Gewürztee aufgießen. Mit Honig würzen.

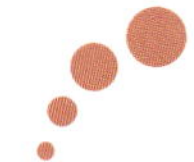

Anti-Stress-Bad

MHD 1 Jahr
Gegen Stress und nervöse Verspannungen

Zutaten

100 g getrocknete Melisse
250 g grobes Meersalz
20 ml Jojobaöl (optional)
4 Tr. ätherisches Melissenöl

Zubereitung

Alle Zutaten miteinander vermischen und in ein Schraubglas füllen. 2-3 EL Badesalz beim Einlassen des Badewassers in die Wanne geben. 10-30 Minuten darin baden. Die Melisse löst nervöse Anspannungen und wirkt stresslindernd.

Kopfschmerztropfen

MHD 1 Jahr
Mit der Kraft der Königskerze

Zutaten

2 Blätter von der Königskerze
100 ml Alkohol

Zubereitung

Die Blätter der Königskerze klein schneiden und deren Saft auspressen. Den Blättersaft mit dem Alkohol vermischen und 1 Woche stehen lassen. Die Flüssigkeit setzt sich in zwei Teilen ab, den dunklen Satz wegschütten, den hellen Teil behalten. 2-3-mal täglich 5 Tropfen zu sich nehmen. Bei sehr starken Beschwerden kann die doppelte Anzahl an Tropfen eingenommen werden.

Ruhige-Nächte-Tee

Bei Nervosität, Angst und Schlafproblemen

Zutaten
3 gehäufte TL Melisse
250 ml Wasser

Zubereitung
Das heiße Wasser mit der Melisse 10 Minuten ziehen lassen und dann abseihen.

Anwendung
Bei Bedarf 2–3 Tassen täglich trinken. Der Tee kann auch als Kur angewendet werden, doch nach 3 Wochen sollte eine Pause von mindestens 2 Wochen gemacht werden. Für ruhige Nächte sollte eine heiße Tasse Tee 30 Minuten vor dem Zubettgehen getrunken werden.

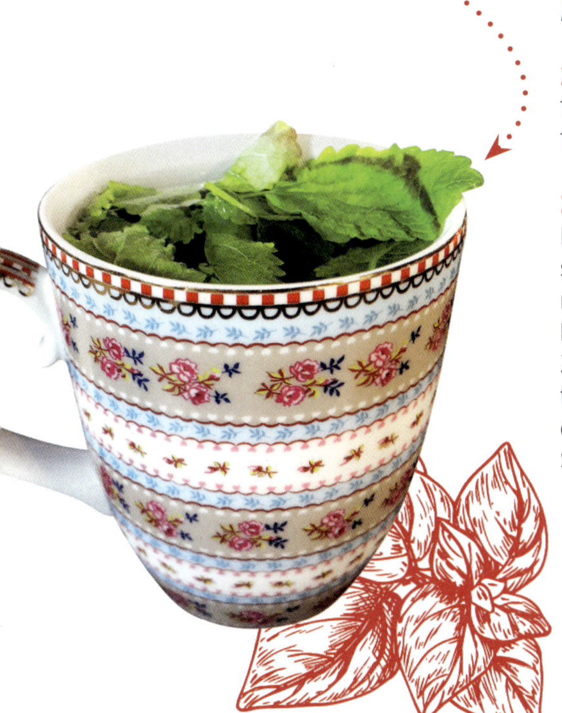

Mädesüßtinktur

MHD 1 Jahr
Gegen Kopfschmerzen

Zutaten
50 g Mädesüßkraut
250 ml Alkohol

Zubereitung
Die Pflanzenteile mit dem Alkohol übergießen und 4–6 Wochen ziehen lassen, dann abseihen. 20 Tropfen 3–4-mal täglich zu sich nehmen.

Tipp Diese Tinktur eignet sich wunderbar auch als Kopfweh-Roll-On.

Basilikumessig

MHD 1 Jahr
Lustfördernd

Zutaten
1 Zweig Basilikum
1 Flasche Apfelessig

Zubereitung
Den Basilikumzweig in den Apfelessig geben. Alle Pflanzenteile müssen mit dem Essig bedeckt sein. Das Basilikum verfärbt sich nach einer gewissen Zeit braun. Sollte der Geschmack zu intensiv werden, kann das Basilikum wieder entfernt werden. Nach Bedarf ein Schnapsglas trinken.

Hopfentinktur

MHD 1 Jahr
Schlaffördernd

Zutaten
5 Hopfenblüten
100 ml Alkohol

Zubereitung
Die Pflanzenteile mit dem Alkohol übergießen und 14 Tage ziehen lassen, dann abseihen. Täglich 1 EL vor dem Schlafengehen zu sich nehmen.
Die Pflanze kann von Juli bis August gesammelt werden.

Baldriantinktur

MHD 1 Jahr
Hilft gegen Nervosität

Zutaten
50 g getrocknete Baldrianwurzeln
250 ml Kornschnaps

Zubereitung
Die Wurzeln klein schneiden und mit dem Kornschnaps übergießen. Die Flasche gut verschließen und an einen warmen Ort stellen. Alle Pflanzenteile müssen mit Alkohol bedeckt sein. Die Flasche regelmäßig schwenken. Nach 4 Wochen abseihen und in einer dunklen Flasche aufbewahren.
Die Wurzeln werden im Herbst gesammelt, nach der Blüte des Baldrians im zweiten Standjahr, da diese dann den höchsten Wirkstoffgehalt aufweisen.

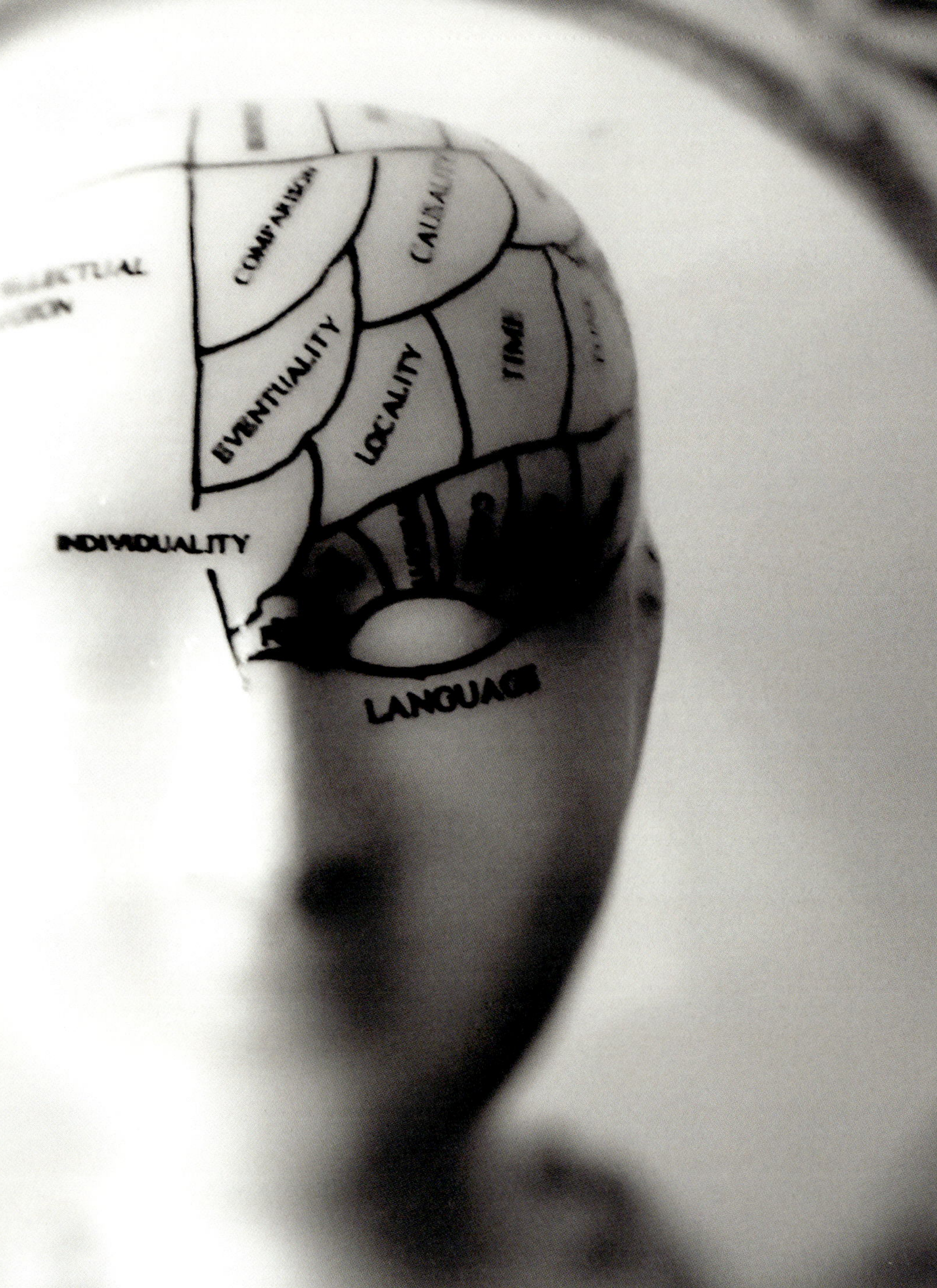
COMPARISON
CAUSALITY
EVENTUALITY
LOCALITY
TIME
INDIVIDUALITY
LANGUAGE

@ pexels/meo

Pfefferminz-Tinktur

MHD 1 Jahr
Bei Spannungskopfschmerzen

Zutaten
25 Pfefferminzblätter
100 ml Alkohol

Zubereitung
Die Pflanzenteile mit dem Alkohol übergießen und 14 Tage ziehen lassen, dann abseihen. Das Öl auf die Schläfen reiben, es kann mehrmals täglich verwendet werden.

Ruhige-Nerven-Tee

Bei Nervosität und Angstzuständen

Zutaten
1 gehäufter TL Haferkraut
250 ml Wasser

Zubereitung
Das heiße Wasser mit dem Haferkraut 20 Minuten ziehen lassen und dann abseihen
Bei Bedarf 2–3 Tassen täglich trinken. Der Tee schmeckt sehr mild. Auch kalt ist er sehr angenehm zum Trinken.
Möchten Sie eine Kur machen, sollten Sie nach 6 Wochen eine Pause von mindestens 2 Wochen einlegen.

Ginkgotinktur

MHD 1 Jahr
Zur Verbesserung des Gedächtnisses

Zutaten
50 g frische Ginkgoblätter
100 ml Alkohol

Zubereitung
Die Blätter klein hacken und mit dem Alkohol überdecken. 2 Wochen verschlossen und im Dunkeln stehen lassen. Danach abseihen und die Blätter mit einem Löffel ausdrücken.
1 EL kann täglich eingenommen werden.
Die Sammelzeit der Blätter ist von Sommer bis Herbst.

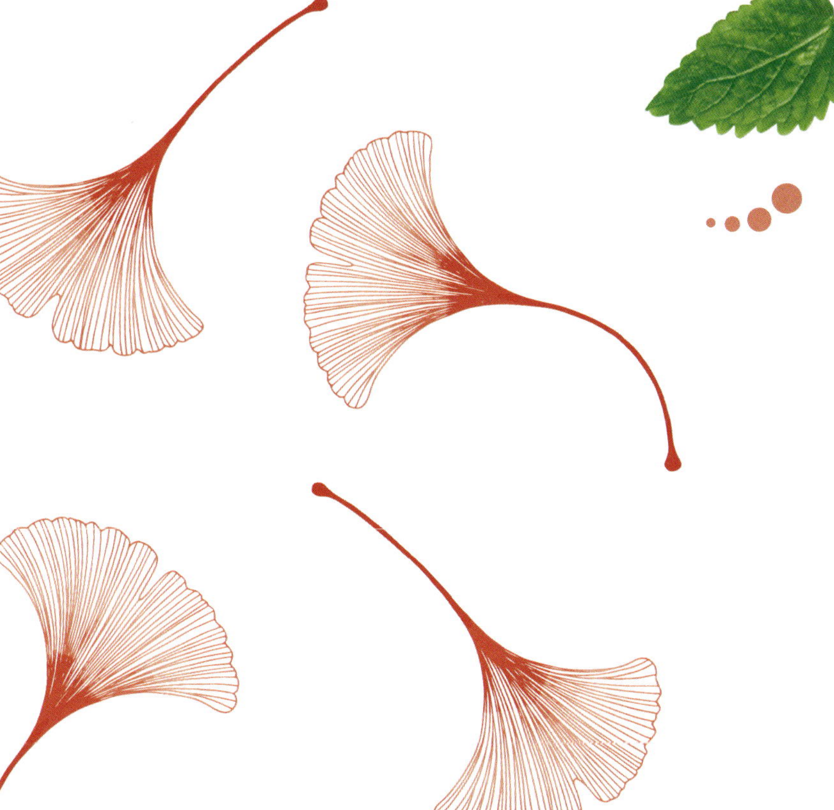

Tinktur für eine stabile Psyche

MHD 1 Jahr
Hilft bei Stimmungsschwankungen, Schlafproblemen und depressiver Verstimmung

Zutaten
20 ml Johanniskrauttinktur
10 ml Frauenmanteltinktur
10 ml Melissentinktur
10 ml Baldrianwurzeltinktur

Zubereitung
Alle Zutaten miteinander vermischen.
3-mal täglich 20 Tropfen in einem Glas Wasser (250 ml) verdünnt trinken.

Rapunzel, Rapunzel, lass dein Keratin herunter

Der Mensch besitzt über den Körper verteilt circa 2 Millionen Haarfollikel. Sie sitzen im Bereich der Lederhaut, dicht bei ihnen sind die Talgdrüsen angesiedelt. Die einzigen Bereiche, die nicht mit Haaren bedeckt sind, sind die Handinnenflächen, die Fußsohlen, Augenlider und die Schleimhäute. Rund 80.000–140.000 Haare davon befinden sich auf dem Kopf. Die Anzahl unserer Haare ist genetisch festgelegt, sie können sich nicht vermehren.

Am Ende jedes Haarfollikels, an dessen Wurzel, ist ein kleiner Muskel, der dafür sorgt, dass die Talgdrüsen regelmäßig ihr Sekret absondern. Bei Kälte zieht sich dieser kleine Muskel zusammen, sodass die Haare sich aufrichten, diesen Vorgang nennt man Piloerektion und ist uns auch als Gänsehaut bekannt. Es wird vermutet, dass die Gänsehaut ein Überbleibsel unserer Vorfahren ist, da aufgerichtete Haare einfach besser wärmen und schützen als anliegende. Zusätzlich wird durch diesen Vorgang vermehrt Sekret durch die Talgdrüsen abgesondert. Dieser Vorgang wird zentral über die Hirnanhangsdrüse und die Hypophyse gesteuert. Haare weisen eine starke Berührungssensibilität auf, welches sie zu einem großflächigen Sinnesorgan werden lässt. Im medizinischen Bereich sind sie eher belanglos, jedoch besitzen sie eine sehr ausgeprägte soziale Bedeutung. In manchen Kulturen wird die Körperbehaarung aus ästhetischen oder sogar religiösen Gründen entfernt, aber manchmal kann der Verlust der Kopfbehaarung auch zu starker psychischer Belastung führen.

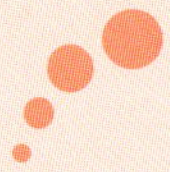

Der sichtbare Teil vom Haar wird als Haarschaft bezeichnet, darauf folgt die Haarwurzel, welche in der Dermiseinstülpung sitzt, welche mit dem Haarfollikel verbunden ist, der in der Subcutis sitzt. Das sichtbare Haar ist vollkommen keratinisiert, es handelt sich hierbei um eine tote Substanz. Rund 90 % der Haarsubstanz besteht aus Keratin. Keratin ist ein langes Proteinmolekül, das die Hauptsubstanz der Hornschicht darstellt.

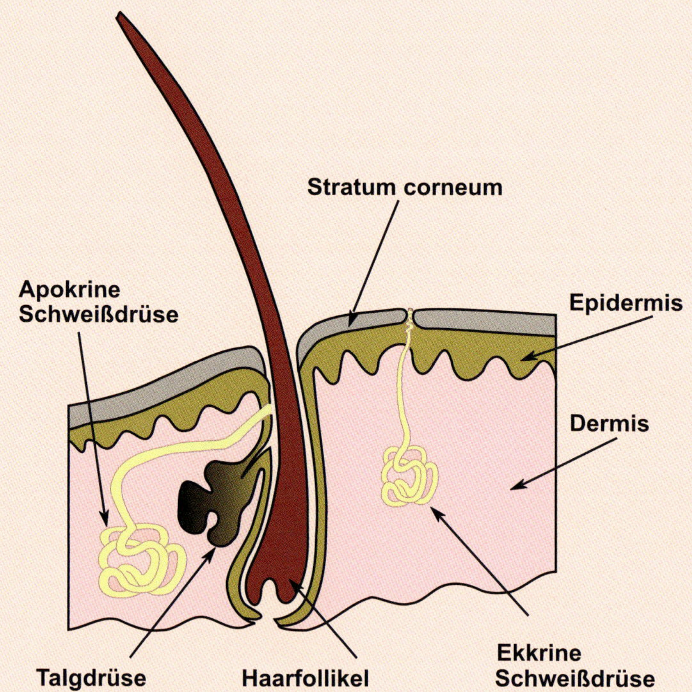

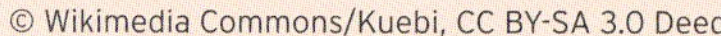

Es gibt drei Haartypen, die unterschieden werden:

Lanugohaare, Flaumhaare: Es handelt sich hierbei um sehr feines, kurzes und unpigmentiertes Haar. Dieses kommt nur während der Embryonalzeit vor und wird in dieser auch wieder abgestoßen, spätestens bis zum 4. Lebensmonat.

Vellushaare, Wollhaare: Die Vellushaare ersetzen in der Regel die Lanugohaare. Sie sind auch sehr weich und fein. Der größte Unterschied liegt darin, dass diese Haare pigmentiert sind. Diese Art von Haaren kommen vor allem bei Kindern und größtenteils bei Frauen vor.

Terminalhaare, Dauerhaare: Dieser Form der Haare sind lang, dick und stark pigmentiert. Dazu gehören die Kopfhaare, Augenbrauen und die Wimpern. Vellushaare im Bereich der Achseln oder im Genitalbereich verändern sich erst in der Pubertät zu Terminalhaaren. Bei Männern geschieht dies in der Regel sogar am ganzen Körper. Mit zunehmendem Alter wird diese Transformation der Haare rückläufig, sodass es bei Männern sogar zu einer Glatze kommen kann.

Das Terminalhaar besteht aus drei Schichten:

- Medulla, dem inneren Mark (lockere unpigmentierte Zellschicht)
- Cortex, der Rinde (bildet den Hauptanteil des Haares und gibt ihm Stabilität)
- Kutikula, der äußeren Schuppenschicht (sie besteht aus flachen, unpigmentierten Zellen und soll das Haar vor Schäden schützen)

Die Farbe erhält das Haar durch das eingelagerte Melanin oder durch die Melanosomen. Graue Haare entstehen nur, wenn die Melanozyten abgestorben sind.

Melanozyten sind spezialisierte Zellen, welche für die Produktion des Pigments Melanin verantwortlich sind. Dieses ist mit hauptverantwortlich dafür, welche Haut, Haar- und Augenfarbe ein Mensch hat.

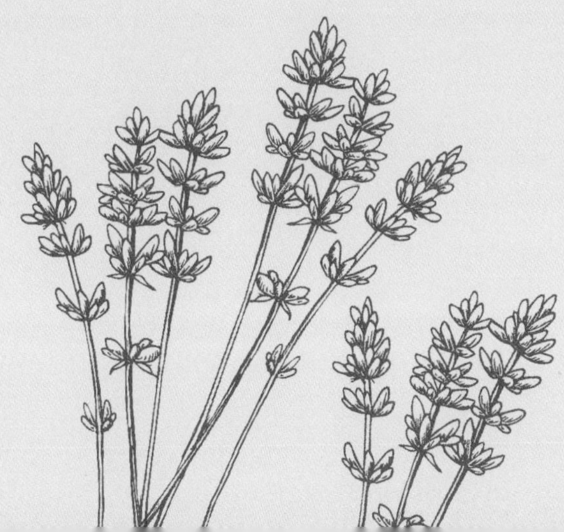

Birkenhaarwasser

MHD 6 Monate
Fördert das Haarwachstum und die Durchblutung

Zutaten

25 frische Birkenblätter
25 frische Brennnesselblätter
25 frische Klettenwurzelblättchen
250 ml Alkohol

Zubereitung

Alle Pflanzenteile klein hacken und mit dem Alkohol übergießen. Das Ganze 2–4 Wochen an einem dunklen Ort ziehen lassen und dann abseihen. Alle Pflanzenteile müssen mit dem Alkohol überdeckt sein. Das Haarwasser auf der Kopfhaut verteilen und leicht einmassieren. Es muss nicht wieder ausgespült werden und kann täglich verwendet werden.

Kamillen-Ringelblumen-Spülung

Hilft bei fettigen Haaren und entzündeter Kopfhaut

Zutaten

3–5 TL getrocknete Kamillenblüten
3–5 TL getrocknete Ringelblumenblüten
250 ml Wasser

Zubereitung

Die Blüten mit kochendem Wasser übergießen und 10 Minuten ziehen lassen, abseihen und abkühlen lassen. Lauwarm anwenden, die Spülung muss nicht ausgewaschen werden.

Salbei-Haarbodenkräftigungsshampoo

MHD 6 Monate

Zutaten

3 Msp. Xanthan (pflanzlicher Verdicker)
20 ml Salbeihydrolat
20 ml Face Tensid
15 g Sanfteen
10 Tr. Mandelöl
5 ml Salbeitinktur
10 Tr. Apfelessig
5 Tr. ätherisches Salbeiöl
5 Tr. ätherisches Zitronenöl
Lackmuspapier (zum Messen des pH-Werts)

Zubereitung

Das Xanthan mit dem Salbeihydrolat mit dem Mixer so lange verrühren, bis keine Klümpchen mehr zu sehen sind und eine dickflüssige Konsistenz entstanden ist. Dies kann etwas dauern. Unter leichtem Rühren das Face Tensid hinzufügen und daraufhin das Sanfteen untermischen. Beide sorgen zusätzlich für eine dickere Konsistenz. Jetzt können alle weiteren Zutaten hinzugefügt werden. Alles mit der Hand verrühren, da die eingesetzten Tenside mit einem Mixer zerstört werden könnten und somit ihre Wirkung beeinträchtigt werden würde. Jetzt sollte der ph-Wert bei 5 liegen. Das Shampoo wirkt entfettend und reguliert die Talgproduktion der Kopfhaut. Ganz normal ausspülen. Im Anschluss kann das Haar mit dem Klettenwurzel-Haarwasser, S. 82, gepflegt werden, was dem Haar einen natürlichen Glanz verleiht und die Haare weich macht.

Rosmarin-Haarseife

ÜF 2 %, MHD 1 Jahr
Sehr pflegend, fördert die Durchblutung und hilft gegen Schuppen

Zutaten

200 g Kokosnussöl
100 g Sonnenblumenöl
50 g Rizinusöl
50 g Babassuöl
100 g Olivenöl
25 g Bienenwachs
10 g getrockneter Rosmarin
10 g Tonerde (grün)
20 g ätherisches Rosmarinöl

Lauge

78,85 g NaOH
176 g Rosmarinaufguss (abgekühlt)

Zubereitung

Die Lauge unter Einhaltung der Sicherheitsvorgaben ansetzen und auskühlen lassen. Die festen Öle einschmelzen und die restlichen Öle und das Bienenwachs dazumischen. Die abgekühlte Lauge durch ein Sieb in die flüssige Öl-Mischung gießen. Die Masse so lange rühren, bis sich der gewünschte Seifenleim bildet. Jetzt können die Tonerde und der getrocknete Rosmarin hinzugefügt werden. Das Ganze leicht pürieren, damit sich alles gleichmäßig verteilt. Am Ende wird das ätherische Öl hinzugefügt. Daraufhin alles in die vorbereitete Form füllen. Die Seife zum Auskühlen an einen kühlen, trockenen Ort stellen und gut abdecken.
Reifung: 40 Tage

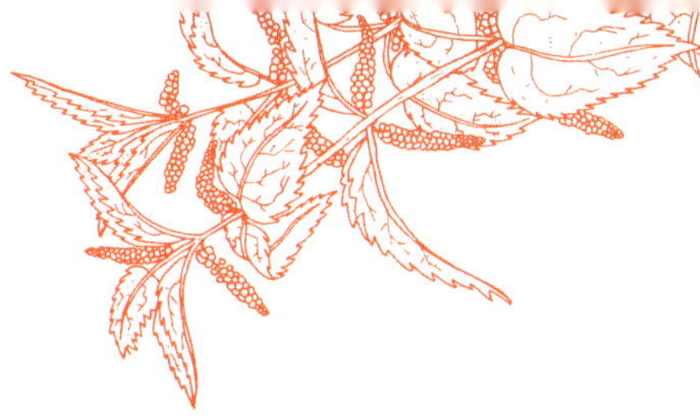

Haarspülung gegen Schuppen

MHD 6 Monate

Zutaten

150 ml Apfelessig
1 Mandarine (bio)
250 ml Wasser

Zubereitung

Die Mandarine schälen und die Schale im Apfelessig 24 Stunden ziehen lassen. Den Essig dann mit warmem Wasser aufgießen und nach der Haarwäsche ins nasse Haar einmassieren und trocknen lassen. Diese Spülung muss nicht mehr ausgewaschen werden. Der Essiggeruch verfliegt sehr schnell und zurück bleibt der Duft der Mandarine. Apfelessig hat einen pH-Wert, der unserer Kopfhaut sehr ähnlich ist, und kann somit den Säure-Basen-Haushalt sehr gut wieder ins Gleichgewicht bringen.

Shampoo für trockenes Haar

MHD 3 Monate

Zutaten

150 ml Castile Soap
100 ml Blütenwasser (bei trockenem Haar Rose oder Lavendel, bei fettigem Haar Pfefferminze oder Thymian)
5 ml Arganöl oder Jojobaöl

Zubereitung

Alle Zutaten in einen Pumpspender füllen und vor dem Gebrauch immer gut schütteln.

Birkenblätter-Haarseife

ÜF 3 %, MHD 1 Jahr
Fördert die Durchblutung, regt den Haarwachstum an und festigt die Follikel

Zutaten

200 g Kokosnussöl
100 g Sonnenblumenöl
50 g Rizinusöl
50 g Babassuöl
100 g Olivenöl
25 g Bienenwachs
25 g Birkenextrat
10 g ätherisches Rosmarinöl
10 g ätherisches Lavendelöl

Lauge

78,04 g NaOH
176 g Birkenblätteraufguss (abgekühlt)

Zubereitung

Die Lauge unter Einhaltung der Sicherheitsvorgaben ansetzen und auskühlen lassen. Die festen Öle einschmelzen und die restlichen Öle und das Bienenwachs dazumischen. Die abgekühlte Lauge durch ein Sieb in die flüssige Öl-Mischung gießen. Die Masse so lange rühren, bis sich der gewünschte Seifenleim bildet. Jetzt kann der Birkenextrakt hinzugefügt werden. Das Ganze leicht pürieren, damit sich alles gleichmäßig verteilt. Am Ende wird das ätherische Öl hinzugefügt. Daraufhin alles in die vorbereitete Form füllen. Die Seife zum Auskühlen an einen kühlen, trockenen Ort stellen und gut abdecken.

Reifung: 40 Tage

Brennnessel-Buttermilch-Haarkur

Natürliche Pflege für sprödes Haar

Zutaten

1 EL getrocknete Brennnesselblätter
150 ml Buttermilch
250 ml Wasser

Zubereitung

Die Blätter mit kochendem Wasser übergießen und 10 Minuten ziehen lassen. Die Buttermilch dem Tee hinzufügen und alles mit einem Mixer pürieren. Die Kur ins feuchte Haar einmassieren und nach 10 Minuten mit warmem Wasser ausspülen

Cremeweiche Spülung

Zutaten

250 ml Buttermilch
100 g Magerquark

Zubereitung

Die Zutaten gut miteinander vermischen und auf dem ganzen Kopf bis in die Haarspitzen verteilen. Das Ganze dann mit Frischhaltefolie und darüber in ein Handtuch einwickeln, damit alles gut und warm eingepackt ist. Nach 20 Minuten alles sehr gründlich ausspülen. Das Haar wird wunderbar weich und glänzt danach sehr schön.

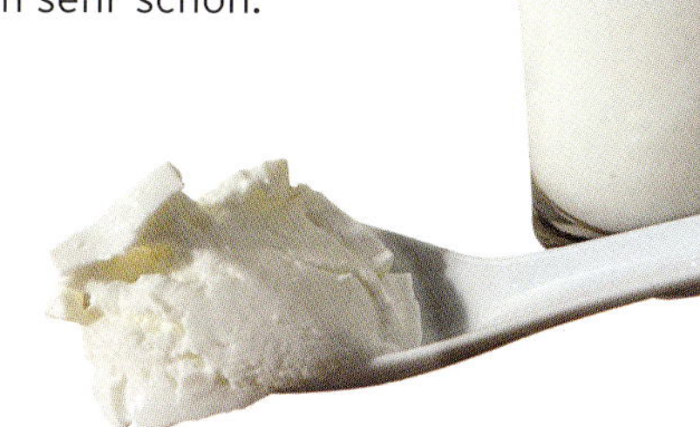

Lavendel-Weichspüler

MHD 6 Monate
Hilft auch bei Haarausfall

Zutaten
1 Handvoll Lavendelbüten
100 ml Alkohol

Zubereitung
Lavendelblüten mit dem Alkohol vermischen und 14 Tage an einem warmen Ort ziehen lassen, danach abseihen. In eine Sprayflasche umfüllen.
Lavendel macht die Haare weicher und sorgt für eine Kräftigung der Haarwurzel. Diese Tinktur kann auch punktuell verwendet werden: Bei rheumatischen Beschwerden einfach die betroffene Stelle mit dem Tonikum einreiben.
Sammelzeit der Blüten ist von Juli bis August.

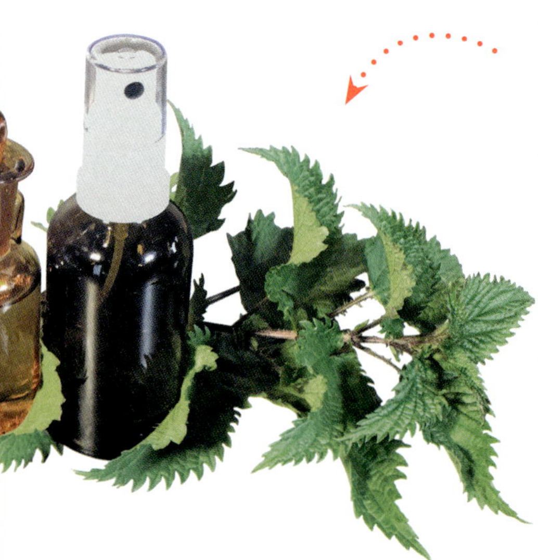

Seifenkraut-Shampoo für normales und dickes Haar

MHD 6 Monate

Zutaten
4 EL klein geschnittenes Seifenkraut
2 EL Rosmarin
2 EL Alkohol
3 Msp. Apfelpektin
250 ml Wasser

Zubereitung
Seifenkraut und Rosmarinnadeln leicht mörsern und über Nacht in Wasser einweichen. Am Folgetag erhitzen, nicht kochen, dann abseihen. Das Apfelpektin und den Alkohol hinzufügen, das Ganze nochmals leicht erhitzen und in eine Flasche abfüllen.

Klettenwurzel-Brennnessel-Haarwasser

MHD 1 Jahr
Macht die Haare weich und verleiht ihnen einen natürlichen Glanz

Zutaten
250 ml Apfelessig
2 EL frische Klettenwurzeln
25 frische Brennnesselblätter

Zubereitung
Die Klettenwurzeln gut säubern. Die Brennnesselblätter und die Wurzeln mit dem Mörser leicht zerstoßen und in eine Flasche mit dem Apfelessig abfüllen. Das Ganze 6 Wochen ziehen lassen und täglich schütteln. Danach abseihen.
Vor dem Gebrauch 2 EL auf 500 ml Wasser verdünnen.

Duftendes Pflegewachs

MHD 2 Jahre
Verleiht dem Haar Kraft und Glanz

Zutaten
25 ml Kokosöl
25 ml Mandelöl
4 g Bienenwachs (alternativ 3 g Beerenwachs oder 2 g Carnaubawachs)
6 g Kakaobutter
5 g Sheabutter
2 Tr. ätherisches Grapefruitöl oder Vanilleöl (optional)

Zubereitung
Alle Zutaten bis auf das ätherische Öl im Wasserbad erwärmen, bis sich alle festen Stoffe verflüssigt haben. Am Ende, wenn das Pflegewachs abgekühlt ist, das ätherische Öl hinzufügen.
Das pflegende Wachs wird nach dem normalen Haarewaschen in die Haarspitzen einmassiert. Hierfür langt eine erbsengroße Menge oder weniger – je nach Trockenheit der Haarspitzen. Den Pflegebalsam vor der Anwendung mit den Fingern kurz erwärmen. Das Haarwachs kann zur täglichen Pflege verwendet werden.

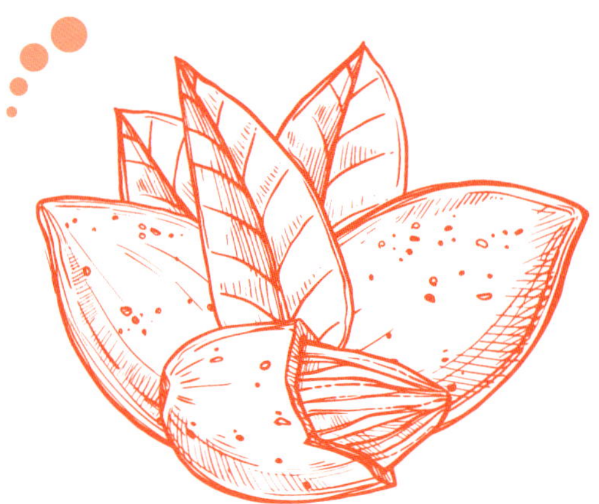

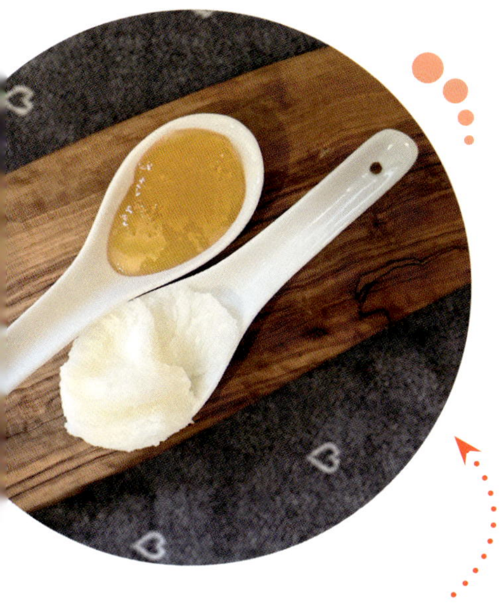

Honig-Kokosöl-Haarkur

Für glänzendes und geschmeidiges Haar

Zutaten

1–2 EL Honig
1 EL Kokosöl

Zubereitung

Honig und Kokosöl leicht erwärmen und miteinander vermischen. Die warme Haarkur gleichmäßig im Haar verteilen und 30 Minuten einwirken lassen. Danach gründlich ausspülen. Die Kur kann einmal die Woche angewendet werden. Die Haarstruktur und die Wurzeln werden gestärkt und dem Haar wird zusätzlich ein schöner Glanz verliehen.

Tipp Sie können die Haarkur auch ohne Honig verwenden.

Rasurbrandcreme

MHD 3 Monate

Zutaten

50 g Sheabutter
50 g Kokosöl
35 g Olivenöl
5 Tr. Teebaumöl
1 EL Bioflüssigseife

Zubereitung

Die Fette langsam schmelzen und das Öl hinzugeben, nach Belieben das Teebaumöl und die Bioflüssigseife hinzufügen. So lange schlagen, bis eine Creme entsteht. Kühl lagern.

Tipp Bei Anwendung an den Beinen: Vor dem Rasieren ein Kaffeesatzpeeling machen. Es entfernt alte und abgestorbene Hautschuppen, somit fällt die Rasur leichter und zusätzlich wachsen weniger Haare ein. Weiters bekämpft der Kaffeesatz Cellulite. Hierfür einfach etwas Kaffeesatz mit Olivenöl vermischen und das Ganze kurz einwirken lassen. Die Paste leicht einmassieren und dann mit warmem Wasser abspülen.

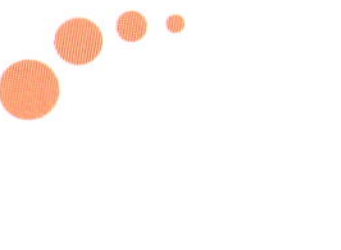

Kräuter-Haarseife

ÜF 5 %, MHD 1 Jahr
Bei schnell fettendem Haar

Zutaten

1 TL Salbei
1 TL Meersalz
350 g Kokosöl
400 g Olivenöl
300 g Rizinusöl
120 g Mandelöl
50 g Jojobaöl
20 g ätherisches Zitronengrasöl

Lauge

406 g Wasser
167 g NaOH

Zubereitung

Die Lauge unter Einhaltung der Sicherheitsvorgaben ansetzen und auskühlen lassen. Die festen Öle einschmelzen und die restlichen Öle dazumischen. Die abgekühlte Lauge durch ein Sieb in die flüssige Öl-Mischung gießen. Die Masse so lange rühren, bis sich der gewünschte Seifenleim bildet. Hier werden jetzt der Salbei und das Meersalz hinzugefügt. Das Ganze leicht pürieren, damit sich alles gleichmäßig verteilt. Nach Belieben kann jetzt das ätherische Öl hinzugefügt werden. Daraufhin alles in die vorbereitete Form füllen. Die Seife zum Auskühlen an einen kühlen, trockenen Ort stellen und gut abdecken.

Reifung: 40 Tage

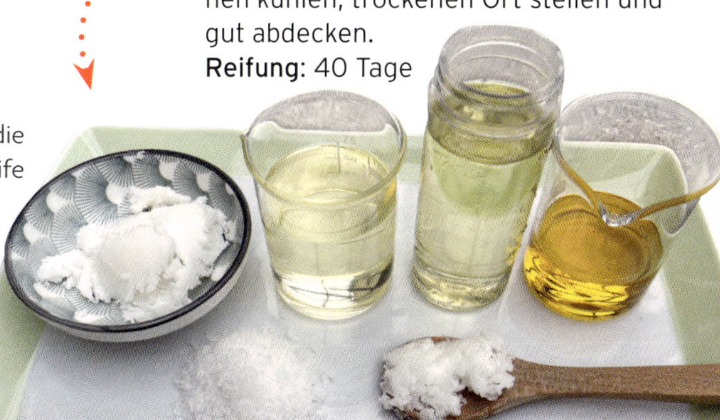

Zutaten für die Kräuter-Haarseife

Unser Auge

Unsere Augen haben eine ganz besondere Bedeutung sowohl in biologischer als auch in gesellschaftlicher Hinsicht. Sie dienen als Kommunikationsmittel und sind gleichzeitig eines der wichtigsten Sinnesorgane des Menschen. Zudem sind sie unglaublich empfindlich und können bereits bei kleinsten Verletzungen einen großen Schaden davontragen. Unsere Augen gehören zur Gruppe der Linsenaugen, welche die meisten Wirbeltiere besitzen, und haben somit eine große Ähnlichkeit.

Primär dient das Auge zur Wahrnehmung von Lichtreizen, welche photoelektrisch über Transduktion erfolgt. Im Zusammenhang mit dem Auge erfolgt die Transduktion durch Photorezeptoren, durch die Stäbchen- und Zapfenzellen in der Retina. Es handelt sich dabei um die Verarbeitung sensorischer Informationen. Die Umwandlung von elektromagnetischer Strahlung in Wellenlänge (400–750 nm Wellenlänge, für uns das sichtbare Lichtspektrum) ermöglicht einem Menschen die bessere Orientierung in seiner Umgebung. Durch die unterschiedlichen Helligkeitswerte und Farben kann das Auge mit seiner flexiblen Linse bei unterschiedlichen Entfernungen scharf sehen.

Das Auge besteht aus dem Augapfel (*Bulbus oculi*) sowie dessen Hilfseinrichtungen (Augenlider (*Palpebrae*), Bindehaut, Tränenapparat und den Augenmuskeln). Zudem ist es zentralnervös verbunden, alle elektrischen Signale werden über den Sehnerv zum Sehzentrum des Gehirns weitergeleitet.

Der Augapfel ist in einem Polster aus Fett-, Muskeln und Bindegewebe in der knöchernen Augenhöhle (*Orbita*) eingebettet. Der Augapfel ist kugelförmig und kann sich innerhalb einer festgelegten Grenze um jede beliebige Achse drehen. In der Augenhöhle selbst bleibt seine Position jedoch gleich. Das Auge schützt sich durch Augenlider (*Palpebrae*) vor äußeren Einflüssen. Die Hornhaut (*Cornea*) wird durch einen Tränenschutzfilm durch das kontinuierliche Schließen der Lider vor dem Austrocknen bewahrt. Zusätzlich sind Abwehrstoffe, wie Lysozym und IgA, in der Tränenflüssigkeit enthalten, was für einen zusätzlichen Schutz sorgt. Bei IgA handelt es sich um Immunglobulin A, eine Klasse von Antikörpern im menschlichen Immunsystem. IgA ist das am häufigsten vorkommende Immunglobulin im Schleimhautsystem des Körpers. Im Auge tragen die Antikörper zur Abwehr von Krankheitserregern bei, indem sie diese im Tränenfilm neutralisieren und so die Hornhaut und andere Teile des Auges schützen. Die Tränendrüse (*Glandula lacrimalis*) sitzt in einer kleinen knöchernen Aussparung des Stirnbeins (*Os frontale*). Die Tränenflüssigkeit fließt über den Tränennasengang (*Canalis nasolacrimalis*) und beträgt circa 400 ml am Tag.

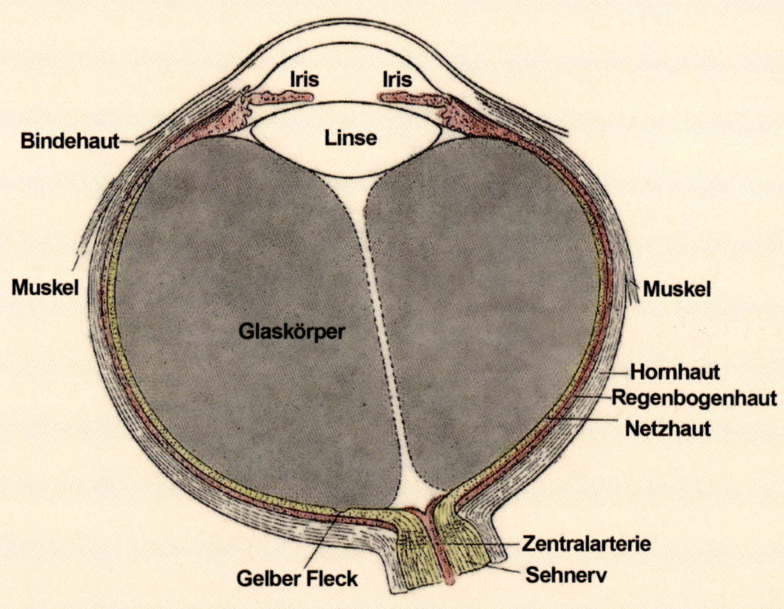

Im Augapfel durchläuft das Licht mehrere lichtbrechende Strukturen, bevor es am Ende auf die Netzhaut (*Retina*) trifft. Die Retina enthält über 120 Millionen Lichtsinneszellen, welche für das Sehen zuständig sind. Diese werden in Zapfen und Stäbchen untergliedert. Die Zapfen sind für das farbliche Sehen verantwortlich und die Stäbchen für das Erkennen von farblichen Abstufungen von Schwarz und Weiß. Die Dichte von den Zapfen und Stäbchen ist sehr unterschiedlich verteilt auf der Netzhaut, der so genannte „Gelbe Fleck" (Makula) weist die höchste Konzentration an Sinneszellen auf.

Das Kammerwasser fließt zwischen Hornhaut und Linse und wird hinter der Augenkammer vom Epithel des Ziliarkörpers, also hinter der Iris, produziert. Die Iris wird auch als Regenbogenhaut bezeichnet und reguliert als Pupille den Lichteinfall auf die Linse. Die Iris ist für die Augenfarbe jedes Menschen verantwortlich und ist wie ein Fingerabdruck einzigartig.

Das Kammerwasser wird im Schlemm-Kanal durch die Pupille in der vorderen Augenkammer resorbiert. Ist der Schlemm-Kanal verstopft, kommt es zu einem erhöhten Augeninnendruck, was zu einem Glaukom (Grüner Star) führen kann. Dies kann im schlimmsten Fall zur Erblindung führen. Die Linse (*Lens*) ist für die Scharfstellung (Akkommodation) des Auges zuständig. Sie ist aufgebaut aus lang gestreckten, dünnen und kernlosen Zellen und wird von der Linsenkapsel umgeben. Im Alter kann es zu einer Linsentrübung kommen, dem Katarakt (Grauer Star), was zu einer Beeinträchtigung des Sehvermögens führt. Die Pupillenweite ist ein visueller Reflex, der durch die Lichtstärke, der auf die Netzhaut eintritt, gesteuert wird. Dieser Reflex wird als Akkomodationsreflex bezeichnet, er ist für die Nah-Fern-Einstellung zuständig. In der Nähe erfolgt dies durch Konvergenz und Pupillenverengung.

Der Glaskörper (*Corpus vitreum*) besteht aus einer gelatinösen Extrazellulärenmasse, welche den Raum zwischen Linse und Netzhaut ausfüllt, was zu einer zusätzlichen Stabilität führt.

Eine sehr häufige Augenerkrankung ist das so genannte Glaukom, auch Grüner Star genannt. Das Kammerwasser im Auge sorgt für einen natürlichen Druck im Auge, den dieses benötigt, um in seiner Form zu bleiben. Sehr feine Abflusskanälchen regulieren diesen Abfluss. Sind diese nicht mehr in Ordnung, wie verengt oder verstopft, kommt es zu einer Erhöhung des Innendrucks. Durch diesen erhöhten Augeninnendruck werden die Nervenfasern vom Sehnerv eingequetscht und erhalten somit eine geringere Durchblutung. Bei Ausfällen am Rand des Gesichtsfeldes ist der Sehnerv schon stark betroffen. Dies muss ärztlich behandelt werden, im schlimmsten Fall kann es hierbei zur Erblindung kommen. Da der abgedrückte Sehnerv am Anfang keine Schmerzen verursacht, ist es manchmal schwierig, den Grünen Star zu erkennen.

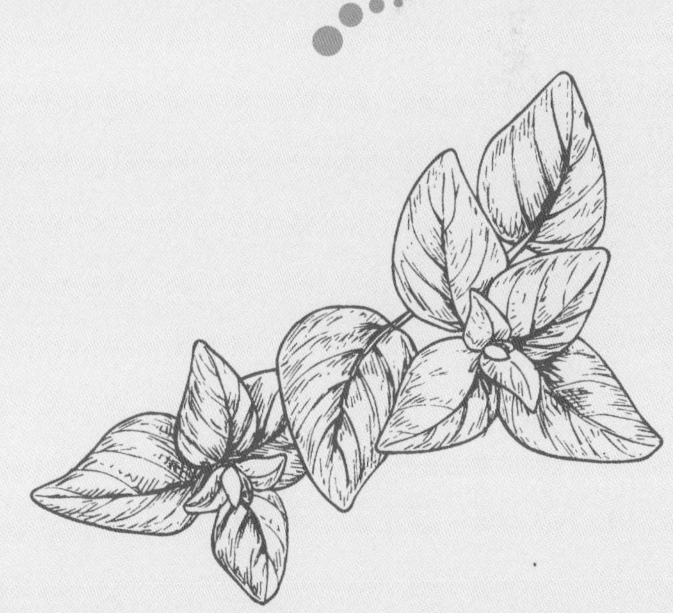

Kaffee-Salbe

MHD 3 Monate
Abschwellend, durchblutungsfördernd und hilft gegen Augenringe

Zutaten

2 EL gemahlener schwarzer Kaffee
2 EL Mandelöl
5 EL Sheabutter

Zubereitung

Kaffeesatz, Mandelöl und 3 EL Sheabutter im Wasserbad bei sehr geringer Hitze so lange erwärmen, bis die Sheabutter schön cremig ist. Das dauert meist ca. 30 Minuten. Abkühlen lassen, wenn Sie möchten, können Sie das Gemisch durch ein feines Sieb drücken, damit weniger Kaffeesatz in der Salbe zurückbleibt. Danach die restliche Sheabutter hinzufügen. Alles gut verrühren und in ein Schraubglas abfüllen.
Die Salbe morgens um die Augenpartien einreiben, überschüssiges Fett kann abgetupft werden.

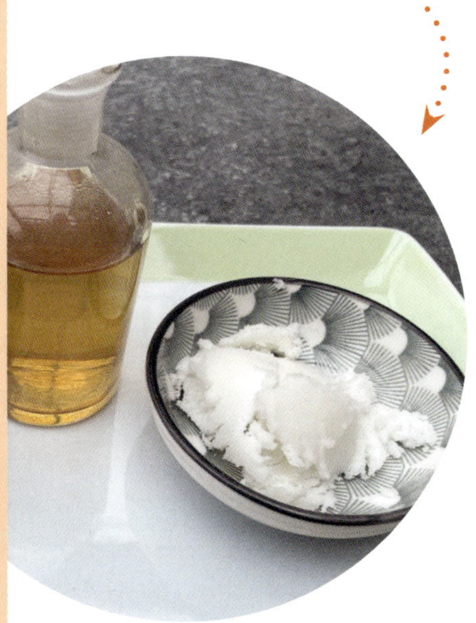

Kompressen für die Augen

Bei geröteten und juckenden Augen

Zutaten

2 TL Augentrostkraut
150 ml Wasser

Zubereitung

Das Kraut mit dem Wasser zum Kochen bringen. Den Sud 10 Minuten bei geringer Hitze köcheln lassen und im Anschluss abseihen und abkühlen lassen.
Den Sud mit einem Wattebausch oder einem Baumwolltuch aufsaugen, diesen ausdrücken und auflegen. Es sollte bei der Anwendung keine Flüssigkeit mehr aus dem Wattebausch austreten. Wenn Sie die Lösung kühlen, entspannt dies zusätzlich und die Blutgefäße ziehen sich zusammen, was sehr beruhigend wirkt.

Grüner Tee für die Entspannung

Zutaten

2 EL Grüner Tee
150 ml Wasser

Zubereitung

Den Tee aufkochen und 20 Minuten ziehen lassen. Danach den Tee abseihen und nochmal 15 Minuten ohne Tee kochen, um den Tee zu konzentrieren. Den Tee mit einem Wattebausch oder einem Baumwolltuch auflegen. Das Ganze für 5 Minuten einwirken lassen. Grüner Tee wirkt entgiftend, beruhigt und reduziert zusätzlich Schwellungen.

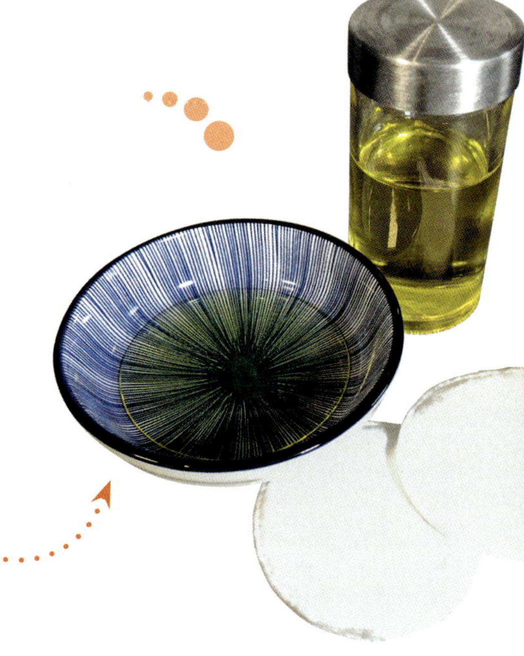

Tropfen für das gereizte, müde Auge

Zutaten

2 EL frische Petersilie
250 ml Wasser

Zubereitung

Die Petersilie klein hacken und mit kochendem Wasser aufgießen. Abkühlen lassen und dann abseihen.
Wattepads oder Baumwolltücher mit dem Petersilienwasser tränken, ausdrücken und auf die Augen legen. Einige Minuten einwirken lassen. Die Tropfen spenden dem Auge Ruhe und erfrischen es. Das restliche Petersilienwasser können Sie trinken oder in eine Sprühflasche füllen, um sich damit an heißen Tagen zu erfrischen.

Achtung!
Schwangere sollten das Petersilienwasser nicht trinken.

Zarte Augencreme mit Rose und Malachit

MHD 3 Monate
Belebt müde Augen

Zutaten

15 ml Nachtkerzenöl
10 ml Wildrosenöl
2 ml Rosenblütenmazerat oder Hamameliswasser
10 g Sheabutter
3 g Kakaobutter
7 g Cetylalkohol
4 ml Tinktur aus Rosskastanienblüten
10 Tr. Malachitessenz
6 Tr. Frauenmantelessenz
30 ml Orangenblütenhydrolat
5 Tr. Vitamin E
2 Tr. ätherisches Rosenblütenöl (echt)
1 Tr. ätherisches Canangaöl

Zubereitung

Öle, Mazerat, Fette und Alkohol im Wasserbad erwärmen, bis alle Fette geschmolzen sind. In einem zweiten Gefäß die Tinkturen und Essenzen in das Hydrolat geben und diese gut miteinander vermischen. Am Ende die ätherischen Öle und das Vitamin E hinzufügen. Daraufhin langsam, unter ständigem Rühren die wässrige Phase in die ölige Phase eingießen. So lange rühren, bis die Creme erkaltet.
Diese Creme ist durch ihre Vielzahl an Inhaltsstoffen besonders reichhaltig und eignet sich daher besonders gut für beanspruchte Augen und bei trockener Haut.

Augenbad für müde Augen

Hilft auch bei Entzündungen

Zutaten

2 EL Augentrost
2 EL Vogelmiere
50 ml Wasser

Zubereitung

Die Pflanzenteile mit dem Wasser kurz aufkochen und 10-20 Minuten ziehen lassen, aber nicht länger, da die Kräuter sonst bitter werden und ihre Wirkung so nicht mehr vollständig gewährleistet werden kann oder die Wirkung der gewünschen Pflanzeninhaltsstoffe nach übermäßiger Ziehzeit abnimmt.

Mit einem Wattebausch oder einem Baumwolltuch auflegen. Diese Tropfen helfen auch bei Bindehautentzündungen. Wenn Sie die Lösung kühlen, entspannt dies zusätzlich und die Blutgefäße ziehen sich zusammen, was sehr beruhigend wirkt.

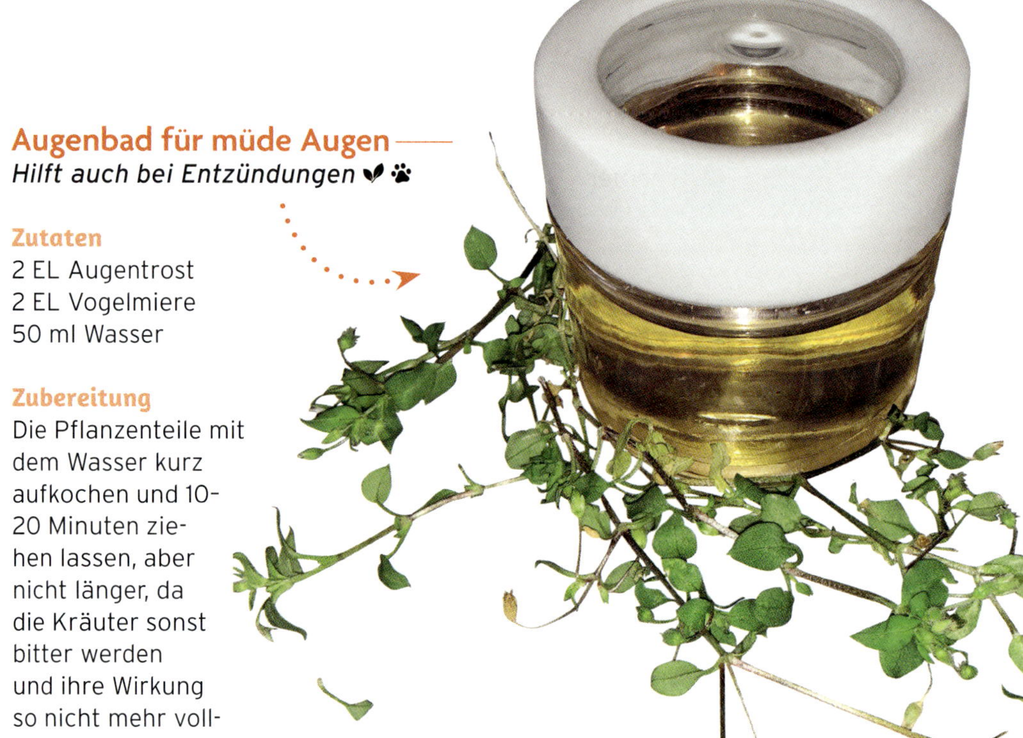

Schnelle Hilfe bei gereizten Augen

Hilft gegen müde Augen, Rötungen und Entzündungen

Zutaten

1-2 Teebeutel Schwarztee aus kontrolliert biologischem Anbau
250 ml Wasser

Zubereitung

1-2 Teebeutel mit kochendem Wasser wie gewohnt ziehen lassen.
Dann die Teebeutel oder Wattepads (getränkt und ausgedrückt) warm oder kalt für 5-10 Minuten auf die Augen legen. Durch die Gerbsäure in den Blättern wird eine schnelle Linderung der Symptome erzielt.

Augenmaske

Bei stirnseitigen Kopfschmerzen und Lichtempfindlichkeit

Zutaten

Amaranthkörner
Augenmaske zum Verschließen

Zubereitung

Die Augenmaske mit den Amaranthkörnern füllen und mindestens 30 Minuten auf den Augen lassen. Für einen stärkeren Effekt kann die Augenmaske vorher in den Kühlschrank gelegt werden. Die Maske wirkt stark kühlend und schmerzlindernd.

Antifaltenkur mit Gurke und Schwarztee

Zutaten

2 EL Schwarztee oder 2 Teebeutel
250 ml Wasser
½ Salatgurke

Zubereitung

Den Tee aufkochen und nach Anleitung ziehen lassen. Den Tee mit einem Wattebausch oder einem Baumwolltuch auflegen. Die Teebeutel sehr gut ausdrücken, auskühlen lassen und diese dann aufs geschlossene Auge legen. Das Ganze für 5 Minuten einwirken lassen. Die Gurke fein pürieren und diese im Anschluss auf dieselbe Weise auftragen. Sie kann auch weiträumiger im Gesicht verteilt werden.

Tief durchatmen

Unsere Nase wird in drei Bereiche gegliedert:

* Die knöcherne Pyramide: Diese besteht aus dem *Os frontale*, dem *Os nasale* und dem *Os maxillare*
* Dem knorpeligen Nasenrücken und der
* Nasenspitze

Die Nasenschleimhaut kleidet die Nase von innen aus. Die Nase ist für die Riechwahrnehmung zuständig, was auch als olfaktorischer Sinn bezeichnet wird. Ungefähr 10 Millionen Sinneszellen sind für die Geruchswahrnehmung verantwortlich. Der Geruchssinn arbeitet eng mit dem Geschmackssinn zusammen, beide sind zum Zeitpunkt der Geburt bereits voll ausgebildet.

Der Geruchssinn nimmt täglich eine wichtige Rolle ein. Er schützt bei Rauchgeruch oder bei verdorbenem Essen, erweitert die Geschmackswahrnehmung und hat sogar Einfluss auf unsere Gefühlswahrnehmung. Er ist mit dem limbischen System verbunden und kann so bei bestimmten Gerüchen (Pflanzen, Parfum, Essen) positive Gefühle auslösen. Er beeinflusst sogar die Partnerwahl durch die Pheromone, die das Gegenüber aussendet. Im Vergleich zu vielen Tieren ist der Geruchssinn des Menschen, evolutionär gesehen, jedoch deutlich zurückgebildet.

Der äußere Teil der Nase besteht hauptsächlich aus Knochen- und Knorpelgewebe. Er schützt den inneren Teil der Nase und lenkt den einkommenden Luftstrom. Mehrere starre Knochen bilden die Basis der Nase, welche bei jedem Menschen einzigartig ist. Einige Knochen-Verlängerungen führen in den Oberkiefer, andere münden in das Stirnbein. Unmittelbar zwischen den Augen befindet sich das Stirnbein (*Os frontale*). Durch seine sehr zentrale Lage ist es am häufigsten von Frakturen oder Verletzungen betroffen. Der größte Teil der Nase wird allerdings von Knorpeln eingenommen. Sie zeichnen sich durch ihre überdurchschnittliche Bewegung aus und schützen zusätzlich die Knochen vor Verletzungen. Oft sind diese paarweise angeordnet, wie zum Beispiel die Nasenflügel. Sogar unsere einzigartige Nasenform wird durch den Dreiecksknorpel und den Nasenspitzenknorpel bestimmt. Beide halten die Nase in ihrer Form. Zum Inneren der Nase gehören die Nasenhaupthöhlen, die für das Riechen, Schmecken, Atmen und das Sprechen zuständig sind. Eine besondere Bedeutung wird der Nasenklappe zuteil, die aus der Nasenscheidewand und den Seitenknorpeln gebildet wird, weil sie der engste Punkt der oberen Atemwege ist. Die Nasenhaupthöhle und die Nasennebenhöhle bilden zusammen die innere Nase.

Die Nasenscheidewand (*Septum*) ist auch ein Knorpel und unterteilt die Nasennebenhöhle. Sie ist knöchern und knorpelig. Der knorpelige Anteil ist für die Stütze des Nasenrückens, der Nasenspitze und des Nasenstegs verantwortlich. An beiden Seiten begrenzen die Nasenflügel die Nasenlöcher. Die seitliche Nasenwand wir durch kleine Nasenmuscheln unterteilt, wodurch Nasengänge, wie der Tränennasenkanal, gebildet werden (untere Nasenmuschel).

Zu den Funktionen der Nase gehören die Klimatisierung der Atemluft, thermische Isolation und, wie schon beschrieben, die Stabilisierung des Gesichtsschädels. Der mittlere Nasengang mündet in die Kieferhöhle, die Stirnhöhle und den vorderen Siebbeinzellen.

Die Nasenhöhle wird aus Ästen der *Arteria carotis externa* und *interna* versorgt. Die Nasenschleimhaut wird hingegen über den *Nervus ophthalmicus* und den *Nervus maxillaris* versorgt, welche über vegetative Fasern auch zu den Tränendrüsen und dem Augapfel führen.

Eine weitere wichtige Aufgabe der Nase ist es, die Atemluft aufzubereiten. Diese wird erwärmt und filtert Pollen, Staub und Schadstoffe aus der eingeatmeten Luft und feuchtet diese an. Unsere Nasenhaare sind die erste Barriere unseres Immunsystems und fangen einen Großteil unerwünschter Stoffe ab. Dazu gehört auch der so genannte Niesreflex, welcher mit einem heftigen Luftstrom Fremdkörper und unerwünschte Eindringlinge wieder herauskatapultiert. Flimmerhärchen (Zilien), welche die Nasenschleimhaut auskleiden, transportieren mit wellenartigen Bewegungen sehr viele Erreger in Richtung des Rachens, wo diese dann abgeschluckt oder ausgehustet werden.

Zu den häufigsten Nasenkrankheiten gehören Polypen, Nasennebenhöhlenentzündung und eine schiefe Nasenscheidewand. Nasenpolypen sind gutartige Gewebewucherungen an der Nasenschleimhaut, welche zu einem langsamen Verlust des Geruchssinns führen und das Atmen durch die Nase erschweren. Die genaue Entstehung ist bisher unbekannt. Behandelt werden die Polypen mit einer Kortisontherapie oder operativ.

Bei einer Nasennebenhöhlenentzündung, der Sinusitis, handelt es sich um eine Entzündung, welche durch Bakterien, Viren oder Pilze verursacht ist und die Nasennebenhöhlenschleimhäute betrifft. Diese kann akut vorkommen, aber auch chronisch werden, wenn sie länger als 12 Wochen anhält.

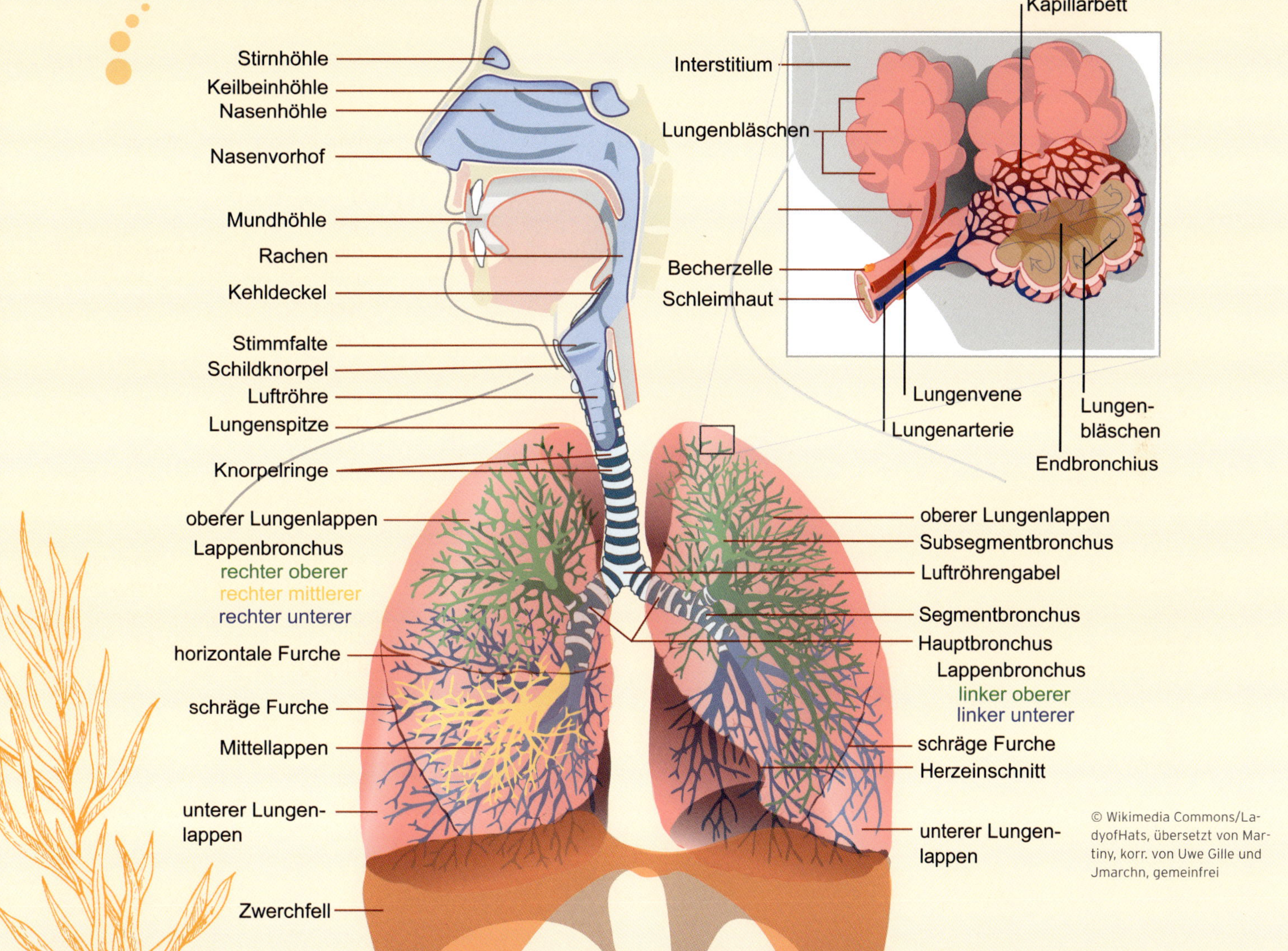

Nasenbalsam

MHD 6 Monate
Befeuchtet und erweicht trockene Schleimhäute, besonders bei Krusten ist er sehr hilfreich. Der Balsam kann auch auf die Nase aufgetragen werden.

Zutaten

35 g Sesamöl
15 g Schwarzkümmelöl
8 g Bienenwachs (alternativ: 6 g Beerenwachs oder 4 g Carnaubawachs)
5 Tr. Majoranöl

Zubereitung

Beide Öle mit dem Bienenwachs sanft im Wasserbad erhitzen und schmelzen lassen. Am Ende können die Tropfen hinzugefügt werden. Alles in ein Salbengefäß gießen und dieses erst verschließen, wenn die Flüssigkeit erkaltet ist.

Pflanzen-Power der Karotte für die Abwehrkräfte

MHD 14 Tage
Gut gegen Grippale Infekte, Bronchitis und diverse Erkältungskrankheiten

Zutaten

500 g Bio-Karotten (für 150 ml Karottensaft)
1 Zwiebel
1 Zitrone (unbehandelt)
1 EL Anissamen oder 2 Sternanis
250 g Rohrzucker

Zubereitung

Die Karotten raspeln und durch ein Baumwolltuch drücken. Den Karottensaft auffangen. Die Zwiebeln schälen und in kleine Würfel schneiden. Die Schale der Zitrone abreiben und diese in Scheiben schneiden. Die Anissamen leicht mörsern. Alles einmal aufkochen und abseihen. Danach den Saft mit dem Rohrzucker noch einmal aufkochen und in eine verschließbare Flasche umfüllen.
Bis zu 3-mal täglich 1 EL des Sirups zu sich nehmen.

Sonnenhuttinktur

MHD 1 Jahr
Für ein gesundes Immunsystem

Zutaten

Ca. 2–3 cm frische Wurzel des Sonnenhutes
100 ml Alkohol, 60 Vol.-%

Zubereitung

Frische Wurzeln mit dem Alkohol übergießen und 10–14 Tage verschlossen an einen warmen Ort stellen und ziehen lassen, danach abseihen. In eine Tropfflasche füllen und bei Bedarf 10-15 Tropfen einnehmen.
Aber: Nicht länger als 4 Wochen einnehmen, danach eine Pause von 2 Wochen einlegen, da es in seltenen Fällen zu Magen-Darm-Problemen kommen kann.
Die Wurzeln können im Frühling und im Herbst gesammelt werden.

Propolis-Nasenspray

MHD 1 Monat
Bei Schnupfen und Allergien

Zutaten

1 g Kristallsalz
5 Tr. Propolistinktur
100 ml Wasser

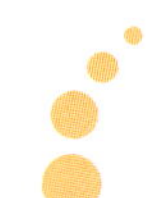

Zubereitung

Das Salz im kochenden Wasser auflösen und abkühlen lassen. Die Propolistinktur hinzufügen und in eine Nasenpumpspray-Flasche umfüllen. 3–4-mal täglich einen Pumpstoß verwenden.

Nasenpflegeöl

MHD 6 Monate
Bei Trockenheit und Herpes

Zutaten

5 g Kokosfett
3 g Bienenwachs (alternativ: 3 g Beerenwachs oder 2 g Carnaubawachs)
5 Tr. Propolis

Zubereitung

Das Kokosfett im Wasserbad einschmelzen, das Bienenwachs hinzugeben und als letzte Zutat das Propolis hinzufügen. In einen verschließbaren Tiegel abfüllen und bei Bedarf mehrmals täglich anwenden. Kann auch bei trockenen Lippen angewendet werden.

Erkältungsbrustöl

MHD 1 Jahr

Zutaten

25 ml Calendulaöl
25 ml Baumwollsamenöl/Sesamöl
5 g Bienenwachs (alternativ: 4 g Beerenwachs oder 3 g Carnaubawachs)
5 g Kakaobutter
10 g frische Thymianzweige

Zubereitung

Den Thymian klein hacken und in den Ölen im Wasserbad aufkochen und dann 10 Minuten köcheln lassen. Darauf hin abseihen, das Bienenwachs und die Kakaobutter hinzugeben und einschmelzen. In einen verschließbaren Tiegel abfüllen und bei Bedarf mehrmals täglich anwenden. Kann auch bei trockenen Lippen angewendet werden.

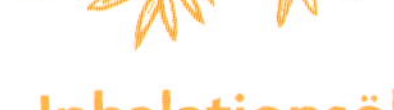

Inhalationsöl

MHD 1 Jahr
Hilft bei Husten, Schnupfen und Erkältungssymptomen, wie verstopfter Nase

Zutaten

2 ml Eukalyptusöl
3 ml Latschenkiefernöl
5 ml Wacholderbeerenöl
1 Liter Wasser

Zubereitung

Alle ätherischen Öle werden in eine Pipettenflasche umgefüllt und gut miteinander vermischt. Rund 1 Liter Wasser zum Kochen bringen. In eine große Schale umfüllen, 6–8 Tropfen der Mischung in die Schüssel geben. Mit genügend Abstand mit einem Tuch über dem Kopf und der Schüssel inhalieren. Diese Anwendung kann mehrmals täglich wiederholt werden.

Tipp Diese Mischung eignet sich auch sehr gut für ein Erkältungsbad.

Majoran-Nasencreme

Zutaten

1 TL getrocknetes Majorankraut
25 ml Leinöl
3 g Bienenwachs (alternativ: 3 g Beerenwachs oder 2 g Carnaubawachs)
3 g Wollfett
5 Tr. ätherisches Zedernholzöl
25 ml Wasser

Zubereitung

Den getrockneten Majoran über Nacht im Wasser ansetzen und am nächsten Tag abseihen. Alle Zutaten im Wasserbad schmelzen und erwärmen, beim Abkühlen die ätherischen Öle hinzufügen. Die Salbe warm abfüllen und erst verschließen, wenn diese erkaltet ist. Die Salbe nach Bedarf mehrmals täglich anwenden. Sie kann auch an der Naseninnenwand angewendet werden.

Zwiebel-Ingwer-Sirup gegen Erkältung

MHD 6 Monate
Reizlindernd und entzündungshemmend

Zutaten

250 g Zwiebeln
2 EL Thymian
5 cm Ingwerwurzel
150 g Rohrzucker
250 ml Wasser

Zubereitung

Zwiebeln und Ingwer schälen und klein raspeln. Alle Zutaten mit dem Wasser aufkochen und zehn Minuten köcheln lassen. Daraufhin abseihen und in eine verschließbare Flasche füllen. Kinder können 3-mal täglich 1 EL zu sich nehmen und Erwachsene nehmen 3-5-mal täglich 2 EL zu sich.

Nasennebenhöhlen-Teemischung

MHD 1 Jahr
Hilft bei Nasennebenhöhlenentzündungen und verstopfter Nase

Zutaten

20 g getrockneter Thymian
20 g getrockneter Majoran
20 g getrocknetes Mädesüß
10 g Wacholderbeeren
10 g Pfefferminze
10 g getrocknete Apfelstückchen
10 g getrocknete Melisse
250 ml Wasser

Zubereitung

Alle Kräuter miteinander vermischen. Das Wasser kochen und 1 EL von der Kräutermischung damit übergießen. Den Tee 6 Minuten ziehen lassen, dann abseihen und mit Honig nach Belieben süßen. Der Tee kann bis zu 4-mal am Tag getrunken werden.

Meerrettich-Honig

MHD 1 Jahr
Bei Beschwerden der oberen Atemwege und bei Husten

Zutaten

1 frischer Meerrettich
500 g Honig (Bio)

Zubereitung

Den Meerrettich schälen und raspeln und im Honig verteilen. Dieser Honig wirkt schleimlösend und krampflösend.

Schnupfenspray mit Meersalz

MHD 1 Woche
Hilft bei trockener und verstopfter Nase

Zutaten

2 g Meersalz
3 Tr Calendula-Urtinktur (aus der Apotheke)
250 ml Wasser

Zubereitung

Das Salz im kochenden Wasser auflösen und abkühlen lassen. Die Urtinktur hinzufügen und in eine Nasenpumpspray-Flasche umfüllen. 1-2-mal täglich einen Pumpstoß verwenden.

Tipp Dieser Schnupfenspray eignet sich auch bei Kleinkindern und kann beispielsweise mit einer Pipette angewendet werden.

Erkältungsbad zum Inhalieren

Entzündungshemmend, auswurffördernd, wirkt beruhigend

Zutaten

30 g Thymiankraut
30 g Kamillenblüten
2 EL Meersalz
2 Tr. Pfefferminzöl (nur bei Erwachsenen)
1 l Wasser

Zubereitung

Rund 1 Liter Wasser zum Kochen bringen. In eine große Schale umfüllen und daraufhin alle Zutaten in die Schüssel geben. Mit genügend Abstand mit einem Tuch über dem Kopf und der Schüssel inhalieren. Diese Anwendung kann mehrmals täglich wiederholt werden.

Nasentropfen

MHD 2 Tage
Hilft bei Heuschnupfen

Zutaten

1 Msp. Meersalz
½ TL Gundermann
1 TL Salbei
250 ml Wasser

Zubereitung

Das Wasser mit dem Salz aufkochen, im Anschluss die Kräuter hinzufügen und zehn Minuten köcheln lassen. Abseihen und abkühlen lassen. Die Tropfen mit einer Pipette verwenden. Das Gemisch kann auch als Nasenspülung verwendet werden.

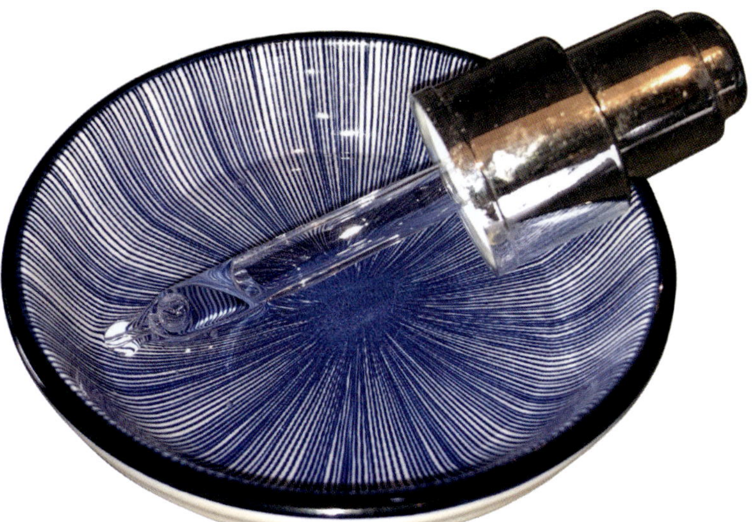

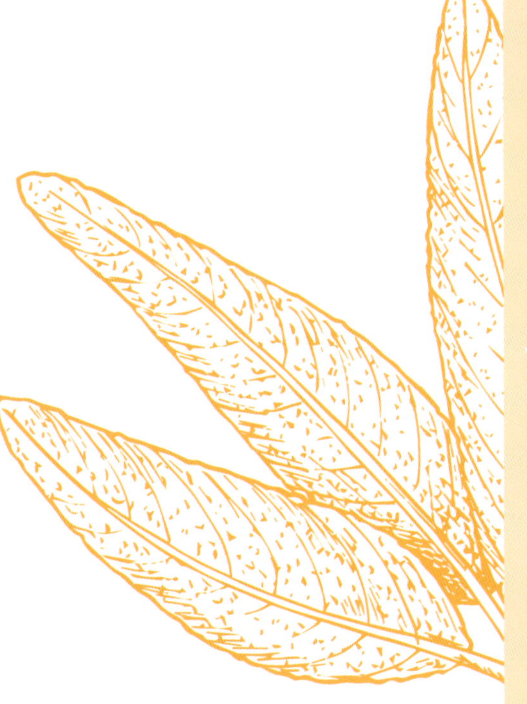

Einmal zuhören, bitte!

Das Ohr (*Auris*, *Otos*) wird in drei Abschnitte unterteilt: das äußere Ohr (*Auris externa*), das Mittelohr (*Auris media*) und das Innenohr (*Auris interna*). Das Außenohr ist für die Leitung und Übertragung der Schallwellen zuständig, welche auf die Gehörknöchelchenkette im Mittelohr übertragen werden. Das Trommelfell (*Membrana tympani*) bildet die Trennwand zwischen Außen- und Mittelohr.

Das Mittelohr ist luftgefüllt und mit anderen Hohlräumen im Knochen verbunden, es überträgt die Schallwellen über die Gehörknöchelchen ins Innenohr. Die Paukenhöhle (*Cavitas tympani*) liegt zwischen Trommelfell und Labyrinth. Es gibt drei Gehörknöchelchen, beginnend mit dem Hammer (*Malleus*), welcher am Anfang des Trommelfells sitzt, dem Amboss (*Incus*) bis hin zum Steigbügel (*Stapes*), welcher am Labyrinth endet. Die Gehörknöchelchen sind für die Übertragung der Schallwellen vom Trommelfell auf das Innenohr zuständig.

Das Innenohr setzt sich aus der Schnecke (*Cochlea*) und dem Gleichgewichtsorgan zusammen. Im Labyrinth sitzen die Sinnesrezeptoren, die für den Gleichgewichtssinn verantwortlich sind.

Es gibt zwei Arten von Labyrinthen, das knöcherne, das sich aus dem Vorhof, der Gehörschnecke und den Bogengängen zusammensetzt, die mit einer Flüssigkeit, der Perilymphe, gefüllt sind. In der Perilymphe befindet sich das andere Labyrinth, das häutige Labyrinth, das in dieser Flüssigkeit schwimmt. Die Bogengänge sind eine anatomische Faszination, sie stehen rechtwinklig aufeinander und sind analog zu den drei Raumebenen angeordnet.

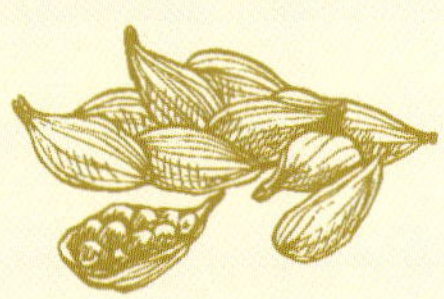

Man unterteilt das Labyrinth in zwei unterschiedliche Teile, dass vestibulare System, welches das Gleichgewichtsorgan bildet, und das cochleäre System, das zum Hörorgan gezählt wird.

Das Ohr ist für die auditive Wahrnehmung zuständig, die sehr wichtig ist, um sich in der Umgebung orientieren zu können. Das Richtungshören wird von beiden Ohren analysiert. Im Innenohr befindet sich zusätzlich das Vestibularorgan, das für das Gleichgewicht zuständig ist. Durch diese Flüssigkeit kann der Körper die Richtung der Erdanziehungskraft wahrnehmen.

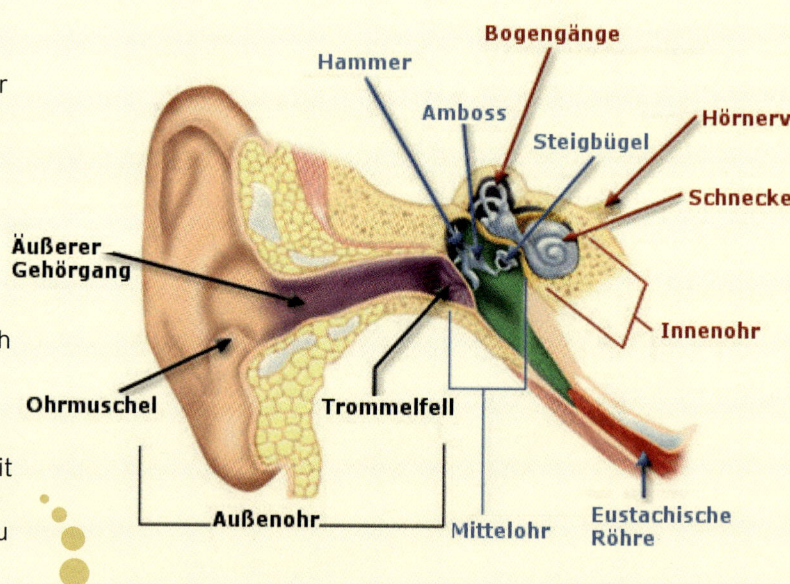

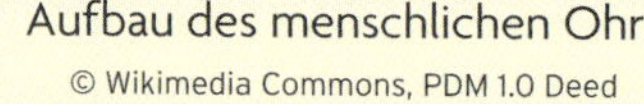
Aufbau des menschlichen Ohrs

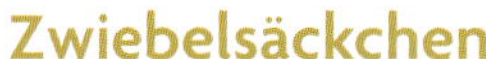

Zwiebelsaft

Bei Ohrenproblemen

Zutaten

2 große Zwiebeln

Zubereitung

Die Zwiebeln klein hacken und entsaften. Den gewonnenen Saft auffangen und in eine verschließbare Flasche abfüllen. 10 Tropfen ins Ohr tröpfeln und einwirken lassen, es kann mit Watte verschlossen werden. Falls ein Riss im Trommelfell vorhanden ist, spüren Sie einen stechenden Schmerz bei der Anwendung. Daraufhin sofort einen Arzt aufsuchen.

Achtung!
Den Zwiebelsaft nur anwenden, wenn das Trommelfell intakt ist. Dies können Sie leicht kontrollieren, indem Sie einen Druckausgleich machen. Hierzu eignet sich das Vasalva-Manöver, dabei atmet man durch die Nase und gleichzeitig hält man sich die Nase zu und versucht ganz sachte Luft in die Ohren zu drücken, um so den Druck auszugleichen.

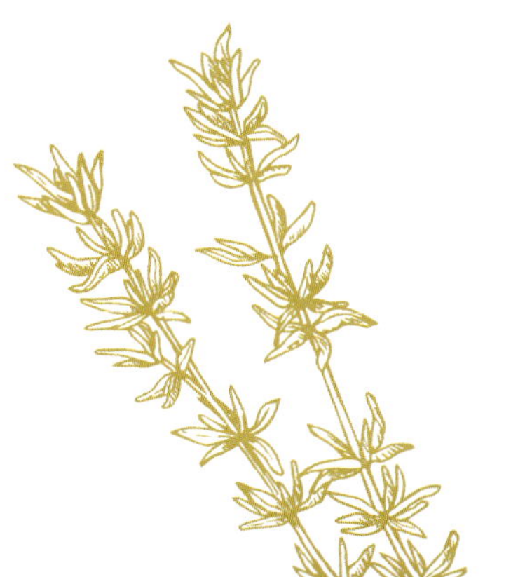

Ohrenwickel

Bei Ohrenschmerzen und Entzündungen

Zutaten

2 EL Rosmarin
2 EL Salbei
2 EL Thymian
2 EL Latschenkiefer

Zubereitung

Die frischen Kräuter leicht zerstoßen und in ein Baumwollsäckchen geben. Dieses aufs Ohr legen und das Ganze mit einem Wollwickel um den Kopf herum fixieren und 30 Minuten einwirken lassen.

Zwiebelsäckchen

Bei Ohrenschmerzen und Entzündungen

Zutaten

1 Zwiebel

Zubereitung

Die Zwiebel würfeln und diese etwas zerdrücken, damit der Saft freigesetzt wird. Anschließend in ein Küchentuch legen und einschlagen. Damit das Zwiebelsäckchen besser wirkt, sollte es am besten etwas erwärmt werden. Anschließend das Säckchen einfach auf das Ohr legen und mit einer Mütze oder einem Band fixieren. Das Zwiebelsäckchen kann bis zu zwei Stunden am Ohr belassen werden.

Tipp Die Zwiebel kann auch durch Knoblauch ersetzt werden.

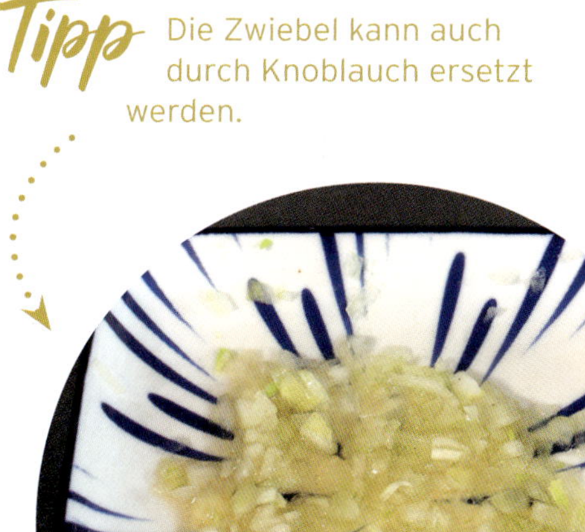

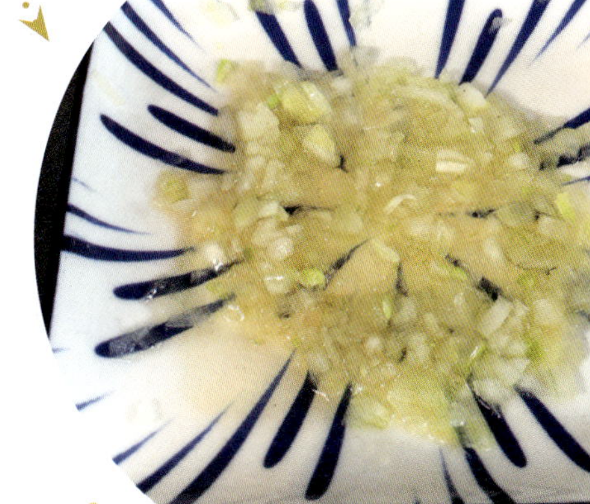

Kartoffelumschlag

Bei Ohrenschmerzen und Entzündungen

Zutaten

1 Kartoffel, gekocht und heiß

Zubereitung

Die heiße Kartoffel zerdrücken, in ein Küchentuch legen und einschlagen. Anschließend das warme Säckchen einfach auf das Ohr legen und mit einer Mütze oder einem Band fixieren. Das Tuch kann bis zu zwei Stunden am Ohr belassen werden. Durch die Wärme fließt mehr Blut durch die Gefäße im Ohr, was die Immunabwehr beschleunigt und Infektionen somit schneller abheilen können.

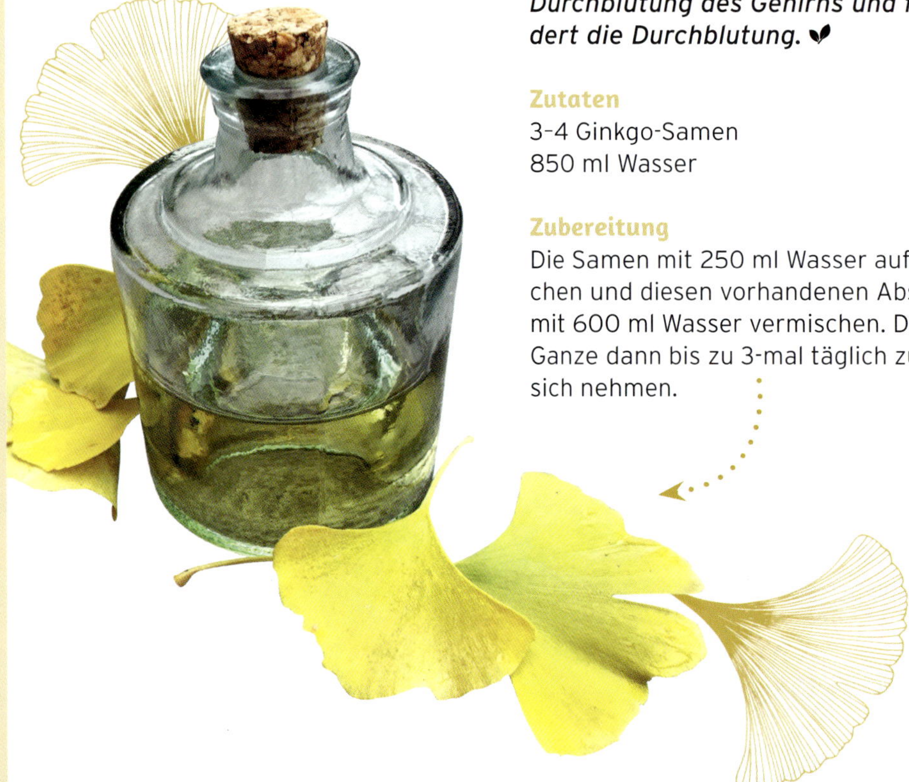

Ginkgo bei Schwindel und Ohrgeräuschen

Ginkgo sondert einen ganz speziellen Extrakt aus: EGb 761, das aus den Blättern des Ginkgos gewonnen wird. Dieser Extrakt verbessert die Durchblutung des Gehirns und fördert die Durchblutung.

Zutaten

3–4 Ginkgo-Samen
850 ml Wasser

Zubereitung

Die Samen mit 250 ml Wasser aufkochen und diesen vorhandenen Absud mit 600 ml Wasser vermischen. Das Ganze dann bis zu 3-mal täglich zu sich nehmen.

Mittelohrentzündungsbrei

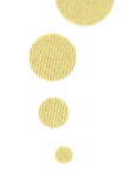

Zutaten

6 EL Senfmehl

Zubereitung

Das Senfmehl mit warmem Wasser zu einem dicken Brei verrühren und auf einem Baumwolltuch mittig einreiben. Den Senfumschlag auf das schmerzende Ohr drücken. Den Wickel einmal täglich für maximal 10–15 Minuten einwirken lassen und nicht länger als drei aufeinanderfolgende Tage anwenden. Das Senföl kann auf Dauer sonst zu Hautreizungen führen. Sollte die Haut während der Behandlung zu brennen beginnen, den Senfumschlag sofort entfernen. Senfmehl hat eine ähnliche Wirkung wie Zwiebeln. Die Arzneipflanze ist durchblutungsfördernd, entzündungshemmend und wirkt zudem antibakteriell.

Apfelessig-Mischtropfen

Für eine gute Durchblutung und bei Entzündungen des Außenohrs

Zutaten

2 EL Apfelessig
2 EL Alkohol

Zubereitung

Beide Zutaten zu gleichen Teilen miteinander vermischen. Ein paar Tropfen direkt ins Ohr geben, ein wenig warten und dann die Flüssigkeit wieder aus dem Ohr laufen lassen. Apfelessig wirkt antibakteriell und hilft, den pH-Wert im Ohr wiederherzustellen.

Achtung!
Bei dieser Anwendung muss das Trommelfell intakt sein.

Dampfbad mit Kamille

Gegen Ohrensausen

Zutaten

2 EL Kamillenblüten
1 l Wasser

Zubereitung

Die Kamillenblüten mit dem kochenden Wasser aufbrühen. Der Sud sollte für etwa 5 Minuten zugedeckt ziehen. Anschießend hält man die Ohrmuschel für einige Minuten über den heißen Wasserdampf – mit genügend Abstand, da der heiße Dampf auch Verbrennungen verursachen kann. Wer Ohrenschmerzen in Verbindung mit einer Atemwegserkrankung hat, kann dieses Dampfbad natürlich gleich zum Inhalieren verwenden.

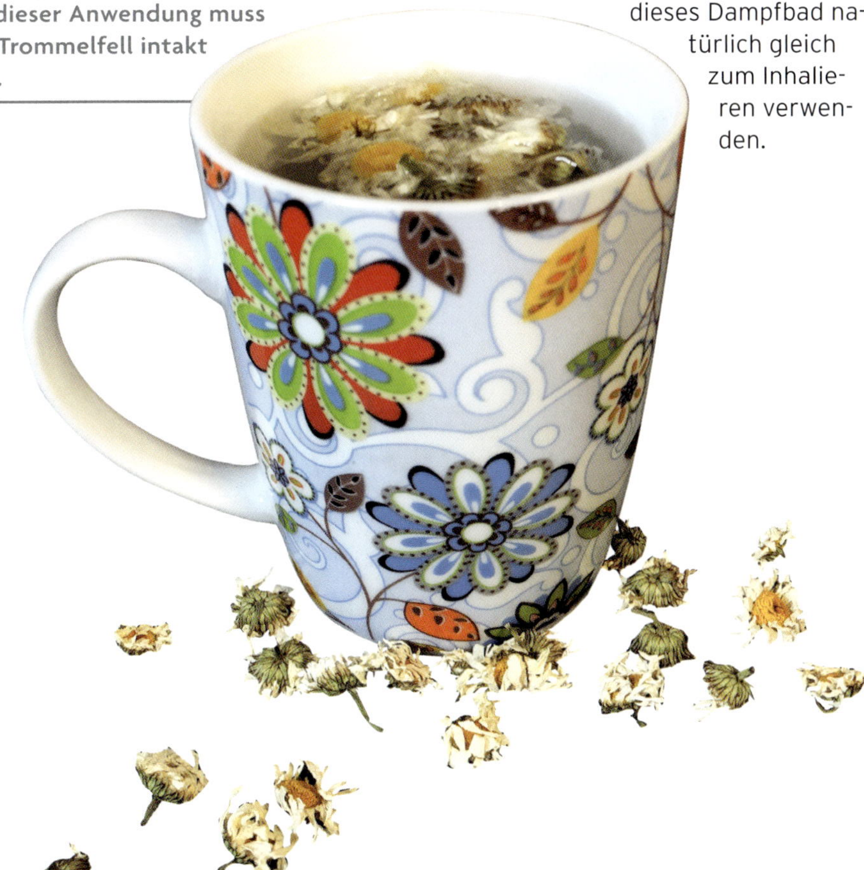

Petersilienkissen

Bei Ohrenschmerzen, Paukenerguss und Mittelohrentzündungen

Zutaten

2 Hände frische Petersilie

Zubereitung

Die komplette Petersilie klein hacken, bis es eine breiige Konsistenz ergibt. Anschließend in ein Küchentuch legen und einschlagen. Den Brei in ein Baumwollküchenhandtuch einwickeln. Anschließend das Säckchen einfach auf das Ohr legen und mit einer Mütze oder einem Band fixieren. Das Petersiliensäckchen kann bis zu zwei Stunden am Ohr belassen werden.

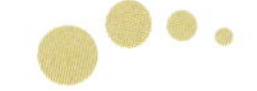

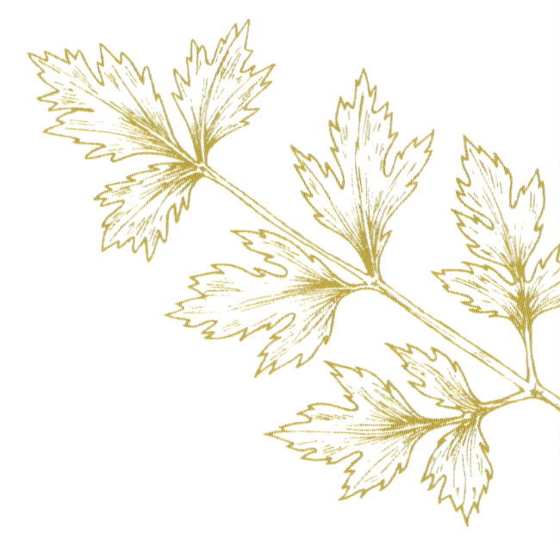

Mundhöhle (Cavitas oris propria)

Das Geschmacksorgan befindet sich auf der Zunge. Grundsätzlich werden vier Geschmacksqualitäten unterschieden, süß, sauer, salzig und bitter. An der Zungenspitze wird süß wahrgenommen, salzig an den Zungenrändern und auch an der Zungenspitze. Sauer wird auch an den Zungenrändern geschmeckt und bitter nur am Übergang des Zungengrundes.

Des Öfteren wir auch Umami als Geschmacksqualität angegeben, es kommt aus dem Japanischen und steht für fleischig und wohlschmeckend.

Jede dieser Geschmacksempfindungen wird jedoch nicht über den Mund, sondern über die Riechepithelien der Nase wahrgenommen. Bei dem Geschmacksempfinden Scharf werden die Schmerzrezeptoren eingeschaltet und an die Zunge übermittelt.

Unser Speichel wird von den Speicheldrüsen produziert, die Produktion beläuft sich auf ungefähr 0,6 bis 2 Liter am Tag. Dieser dient zur Befeuchtung der Mundhöhle und ist mit Eiweißen, Antikörpern und Verdauungsenzymen angereichert.

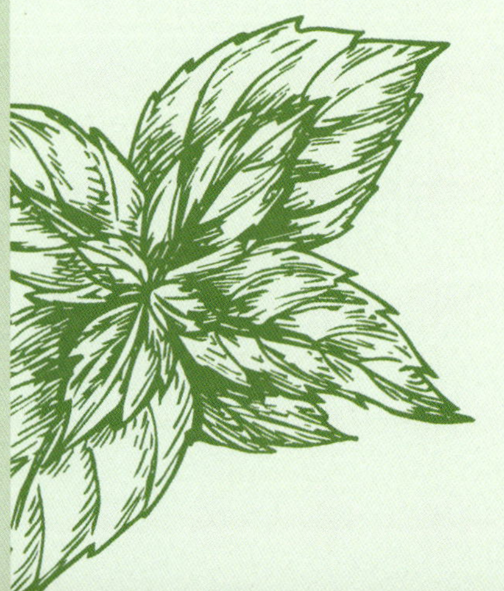

Hals, Rachen und Kehlkopf

Der Rachen (*Pharynx*) ist der Beginn des Magen-Darm-Trakts und ist in drei Abschnitte aufgeteilt. Von unten an beginnend startet die *Pharynxetage* mit dem *Hypopharynx*. Der Hypopharynx ist ein trichterförmiges Rohr, welches aus Muskeln und Schleimhäuten besteht, das den Kehlkopf hufeisenförmig umschließt und in die Speiseröhre führt. Der Mundrachen (*Mesopharynx*) stellt den zweiten Abschnitt dar, er setzt direkt am Hypopharynx an. Der Kehldeckel (*Epiglottis*) ist die natürliche Begrenzung zwischen dem *Oropharynx* nach unten und dem *Hypopharynx* nach oben hin. Hier ist die Schnittstelle, wo sich der Luftweg und der Speiseweg und eine Vielzahl von Nerven treffen, wie zum Beispiel der Hustenreflex und der Schluckreflex. Die Schlund- und Kehl-

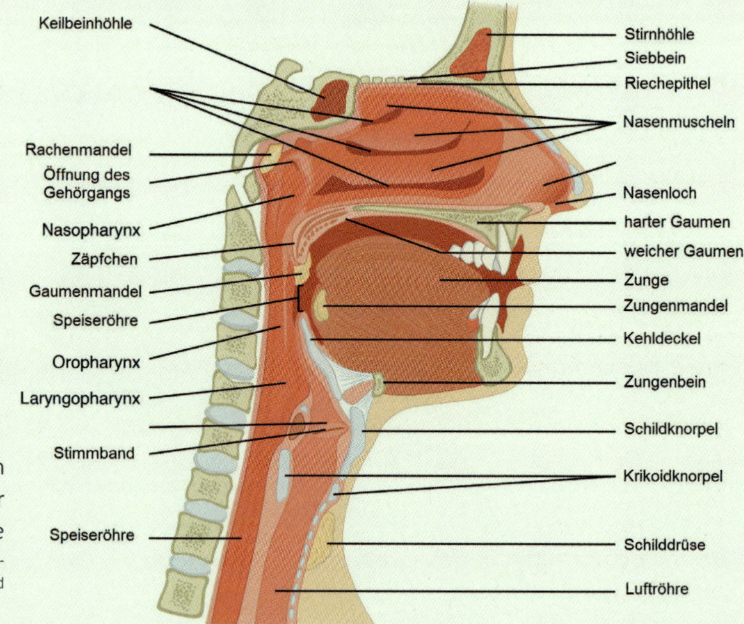

Anatomie der oberen Atemwege und der Kehle

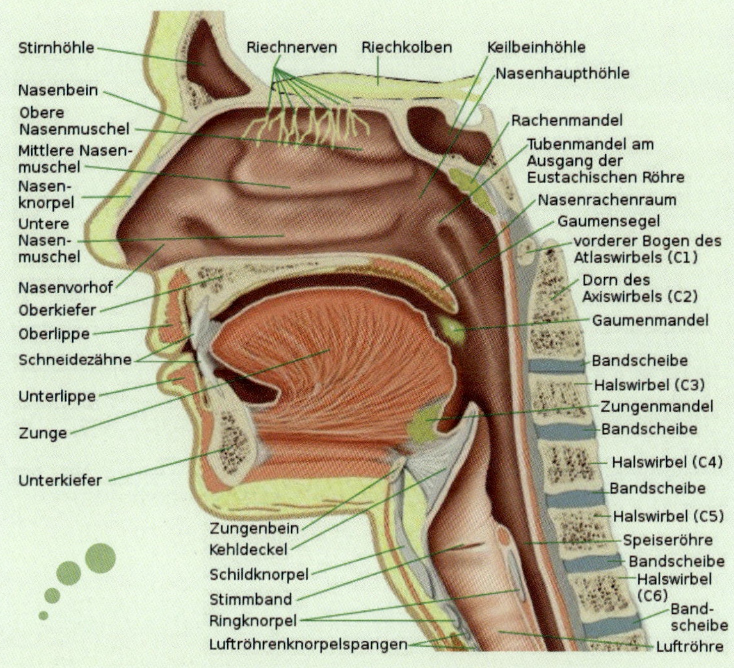

Detailansicht von Mund- und Rachenraum

kopfmuskeln sind für diese Reflexe verantwortlich und dafür zuständig, eine Aspiration zu verhindern. Das Zäpfchen (*Uvula*) zum Nasenrachen (*Nasopharynx*) hin dichtet den Bereich beim Schlucken zusätzlich ab.

Im Mundrachen liegen die Mundorgane, wie die Zunge, die nach vorne hingestreckt ist, und seitlich die Gaumenmandeln (*Tonsilla palatina, Tonsillen*). Die Gaumenmandeln entwickeln sich im Kindesalter und helfen bei der Unterstützung des Immunsystems.

Die *Tonsillen* sind zwei lymphatische Gewebsmassen, die sich auf jeder Seite des Oropharynx im hinteren Bereich des Mundes befinden. Die Gaumenmandeln erkennen Krankheitserreger wie Bakterien und Viren und reagieren auf diese. Sie helfen somit, Infektionen zu bekämpfen und die Ausbreitung von Krankheitserregern im Körper einzugrenzen.

Zähne

Unsere Zähne bilden einen Teil des Kauapparates. Sie bestehen aus Schmelz und Dentin, diese sind aus Kollagen und Hydroxylapatit aufgebaut. In erster Linie dienen die Zähne zur Nahrungsverkleinerung und bereiten die Nahrung so auf die anschließende Verdauung vor. Das residente Gebiss besteht bei Erwachsenen aus 32 Zähnen, das Milchgebiss hingegen nur aus 20 Stück. Das Gebiss wird in vier Quadranten unterteilt. Das Gebiss besteht aus je zwei Schneidezähnen (*Incisivi*), je einem Eckzahn (*Canini*), je zwei vorderen Backenzähnen (*Prämolaren*) und je drei hinteren Backenzähnen (*Molaren*).

Jeder Zahn besteht aus vier unterschiedlichen Gewebssorten, dem Zahnschmelz (*Enamelum*), dem Zahnbein (*Dentin*), dem Zahnmark (*Pulpa*) und dem Wurzelzement (*Cementum*). Die Anatomie des Zahns ist von außen nach innen wie folgt aufgebaut: Der sichtbare Teil des Zahnes ist die Zahnkrone (*Corona dentis*), der mit dem Zahnschmelz überzogen ist. Danach folgt der Zahnhals (*Cervix dentis*), die Zone zwischen dem Schmelz und dem Zement. Daraufhin folgt die Zahnwurzel (*Radix dentis*), die mit Zement überzogen und in der Zahnhöhle (*Cavitas dentis*) fest im Knochen verankert ist, welche die Zahnpulpa enthält. Die weit verbreiteten Krankheiten des Zahnhalteapparates sind Karies und Parodontitis. Man unterscheidet zwei Arten von Parodontitis: Die apikale Form geht von der Wurzelspitze aus und die marginale Parodontitis geht vom Zahnfleisch aus.

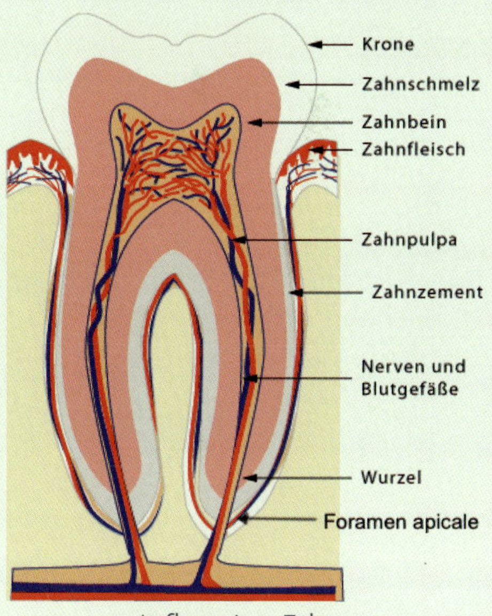

Aufbau eines Zahns

Mund

Lippen

Die Lippen (*Labium oris*) nehmen neben der Funktion der Nahrungsaufnahme eine sehr wichtige Rolle innerhalb der Kommunikation ein. Sie sind äußerst essentiell für eine korrekte Sprachbildung und tragen zur Entstehung der Lippenlaute bei. Bei den Lippen handelt es sich um Weichteilfalten, welche gepaart auftreten und die Mundhöhle vor der äußeren Umgebung verschließen. Die Lippen bestehen aus einer Oberlippe (*Labium superius oris*) und einer Unterlippe (*Labium inferius oris*), welche oberhalb und unterhalb der Öffnung des Mundes sind und im Mundwinkel (*Angulus oris*) miteinander abschließen. Beide Lippen sind an der Innenseite mit dem Lippenbändchen (*Frenulum labii superioris*) ans Zahnfleisch (*Gingiva*) gebunden. Oberhalb der Oberlippe ist eine Furche vorhanden, die als Amorbogen bezeichnet wird. Zwischen Amorbogen und Nase befindet sich das Philtrum welche eine unterschiedliche Vertiefung aufweisen kann.

Die Lippe ist von innen mit Mundschleimhaut ausgekleidet und von außen besteht sie aus mehreren Zellschichten. Die Kontrolle der Bewebung und Form der Lippen wird durch den Muskel *Musculus orbicularis oris* bestimmt, dieser Muskel wird auch als Mundringmuskel oder Lippenmuskel bezeichnet. Dieser Muskel bildet einen Ring um den Mund und besteht aus mehreren Muskelfasern. Er ermöglicht das Schließen und Öffnen der Lippen, diese zu formen, zu spitzen und zu bewegen. Größe und Form der Lippen können zusätzlich auch noch genetisch bedingt sein.

Eine der häufigsten Lippenerkrankungen ist die Virusinfektion durch *Herpes labialis*, Lippenherpes. Er verursacht kleine Bläschen an den Lippen, welche sehr schmerzhaft sind und sich bei unzureichender Behandlung weiter ausbreiten können. Des Weiteren sind trockene Lippen sehr häufig ein Problem. Zudem bekommt die Oberlippe oft mehr UV-Strahlung ab als die Unterlippe und ist somit auch eher von Expositionen durch UV-Strahlen betroffen als die Unterlippe.

Zunge

Die Zunge (*Lingua*) ist ein muskuläres Organ, welches mit Schleimhaut bedeckt ist. Sie sitzt in der Mundhöhle und hilft aktiv bei der Einspeichelung der Nahrung. Die Zunge verteilt die Nahrung im Mundraum und führt den Nahrungsbrei Richtung *Isthmus faucium*. Der *Isthmus faucium* ist eine wichtige anatomische Struktur, welche sich auf den Bereich im Rachen bezieht, welcher den Rachenraum vom Mund trennt. Zusätzlich dient sie der Geschmacksempfindung, der Aufnahme von mechanischen Reizen sowie der Sprachbildung.

Lateral und *ventral* grenzt sie an die Zähne, *kranial* an den Gaumen, *kaudal* an den Mundboden und *dorsal* an den Oropharynx.

Lateral bezeichnet die Seite oder Richtung weg von der Mitte des Körpers.

Ventral bezieht sich auf die Vorderseite des Körpers.

Dorsal bezieht sich auf die Rückseite des Körpers und ist das Gegenteil von ventral.

Kaudal bezeichnet den unteren Teil des Körpers, ab dem Steißbein. Kaudal ist das Gegenteil von kranial.

Kranial bezieht sich auf den oberen Teil des Körpers, hauptsächlich in der Nähe des Kopfes.

Die Zunge wird in die Zungenoberseite (*Dorsum linguae*) und die Zungenunterseite (*Facies inferior linguae*) durch das Zungenbändchen (*Frenulum linguae*) unterteilt. Die gesamte Zunge unterteilt sich in Zungenkörper (*Corpus linguae*), Zungenspitze (*Apex linguae*) und Zungengrund (*Radix linguae*). Grundsätzlich besteht die Zunge aus der Zungenmuskulatur.

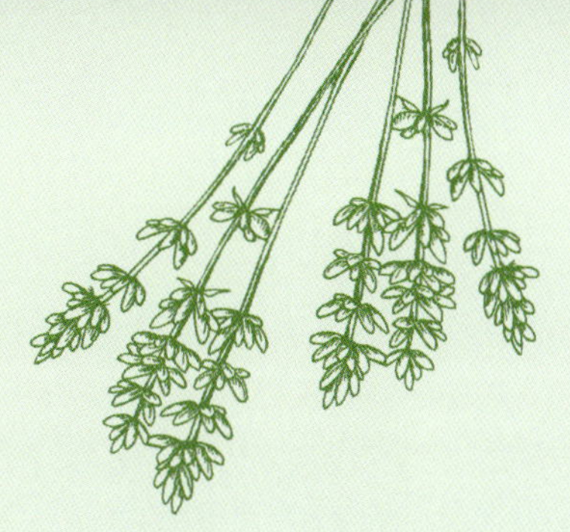

Der Geschmackssinn der Zunge wird auch als sensorische Innervation bezeichnet, dieser wird über den VII. Hirnnerv übermittelt. Geschmack ist eine persönliche Empfindung, die bei jedem im Gehirn entsteht. Dieses Empfinden wird an die Geschmacksknospen weitergeleitet. Bei den Geschmacksknospen handelt es sich um epithelartig, korpuskuläre Nervenfaserenden, welche in den Papillen und auch teilweise auf der Zungenoberfläche eingelagert sind.

Die Geschmacksknospen sind spezialisiert auf die Geschmäcker Süß, Sauer, Salzig, Bitter und Umami. Die Aktivierung der verschiedenen Geschmäcker erfolgt durch die jeweiligen Bestandteile der Nahrung und der entsprechenden Zungenregion: an der Zungenspitze süß, den Seitenrändern salzig, am hinteren Zungenrand sauer und bei der Zungenwurzel sowie bei den Wallpapillen bitter. Jede Wallpapille enthält mehrere hundert Geschmacksknospen. Sie sind rundlich, erhaben und man kann sie mit dem bloßen Auge auf der Zunge erkennen. Umami ist in der Zungenmitte angesiedelt. Alle Geschmacksknospen überlappen miteinander.

Eine gesunde Zunge weist eine gleichmäßige rosa Farbe auf, natürlich kann dies leicht variieren von Mensch zu Mensch. Sie ist glatt und feucht und sollte keine Risse oder Flecken aufweisen. Die Papillen der Zunge sollten nicht geschwollen, dennoch gut erkennbar sein. Die Zunge ist ein wichtiges diagnostisches Werkzeug, da diese bei Veränderungen, wie Farbe, Form oder Beschaffenheit, auf verschiedene Gesundheitsprobleme hinweisen kann.

Zungenveränderungen können sehr vielfältig sein. Bei einer glatten, roten glänzenden Zunge kann es sich um Leberzirrhose handeln. Eine Himbeerzunge tritt bei Scharlach auf. Die Zungenpapillen sind dabei sehr dominant und gerötet. Eine pelzige Zunge mit weißem Belag kann auf eine Infektion oder einen Pilz hinweisen.

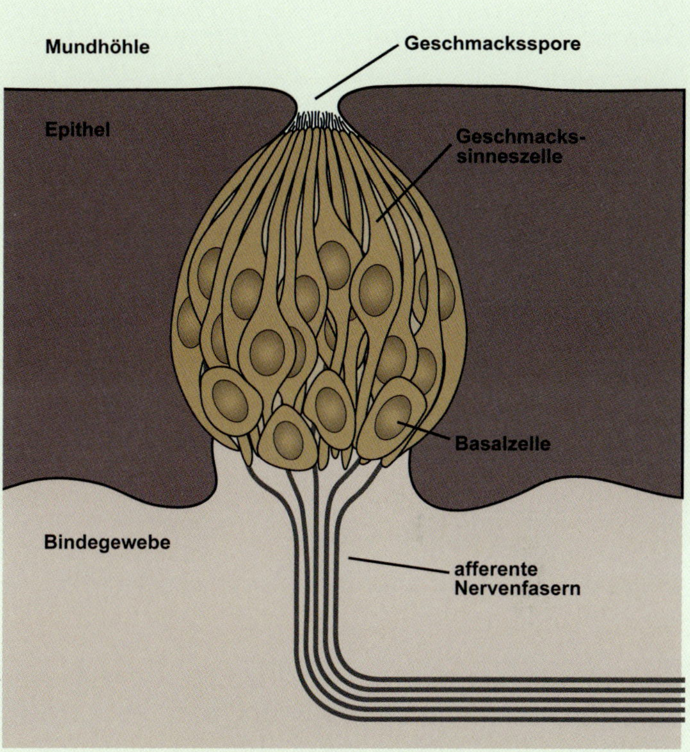

Aufbau einer Geschmacksknospe,

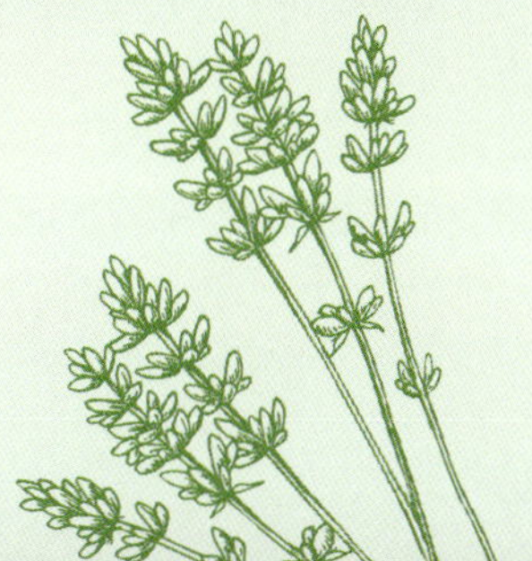

Quark gegen Husten

Hilft bei Reizhusten und löst den Schleim

Zutaten

125 g Magerquark
125 g Schlagsahne
50 g Meerrettich, gerieben
2 EL Zitronensaft
2 EL Galgantpulver
1 Msp. Pfeffer
1 Msp. Kardamom
1 Msp. Ingwer
1 Msp. Bertram
1 Msp. Salz

Zubereitung

Alle Zutaten gut miteinander vermischen und bis zu 2 EL am Tag mit einem Brot genießen.

Halswehsirup

Schleimlösend, hilft gegen Husten und Heiserkeit

Zutaten

1 EL Honig
1 Karotte (2 EL Karottensaft)

Zubereitung

Die Karotte raspeln und in einem Küchenhandtuch ausdrücken. Den Karottensaft mit dem Honig vermischen. Tagsüber in kleinen Dosen einnehmen und im Kühlschrank lagern. Täglich frisch zubereiten.

Pfennigkraut-Hustentee

Zutaten

20 Blätter frisches oder 2–3 g getrocknetes Pfennigkraut
250 ml Wasser

Zubereitung

Das getrocknete Kraut mit kochendem Wasser aufgießen, das frische Kraut leicht klein zupfen vor dem Aufbrühen. Das Ganze 5 Minuten ziehen lassen und dann abseihen.
2-3-mal täglich kann eine Tasse Tee getrunken werden. Pfennigkraut wirkt entzündungshemmend, zusammenziehend und schmerzlindernd.

Malven-Erkältungstee

Hilft bei Schleimhautentzündungen

Zutaten

2 EL getrocknete Malvenblüten und -blätter
1 l Wasser

Zubereitung

Das Kraut mit kaltem Wasser aufgießen. Das Ganze 1 Stunde ziehen lassen und dann abseihen.
2-3-mal täglich kann eine Tasse Tee getrunken werden. Der Tee wirkt entzündungshemmend und reizlindernd.

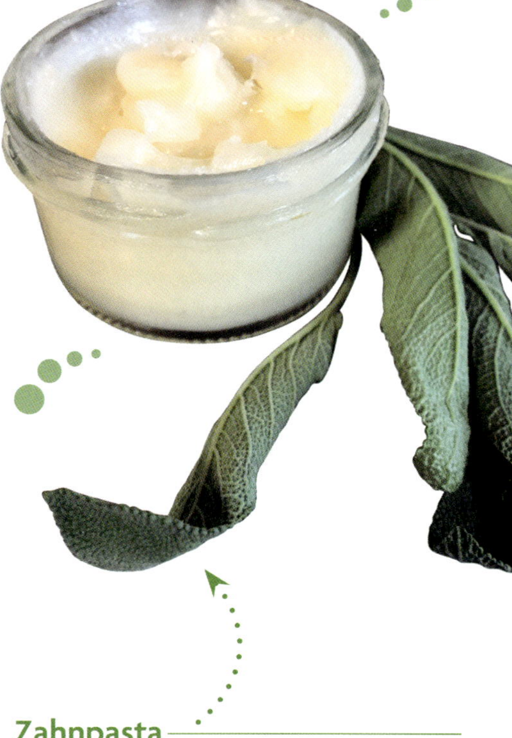

Zahnpasta

MHD 3 Monate

Zutaten

1 EL frische Kamillenblüten
5 kleine frische Salbeiblätter
100 ml Kokosöl

Zubereitung

Die Kräuter mit dem Kokosöl im Wasserbad erwärmen und eine Stunde auf geringer Stufe köcheln lassen. Danach das Gemisch abseihen und in einen Tiegel umfüllen. Erst nach dem Erkalten verschließen. Die Zahnpasta mit einem Spatel entnehmen und auf die Zahnbürste geben, um die Gefahr der Keimverschleppung so gering wie möglich zu halten.

Kardamom-Hustenkissen

Beruhigt die Atemwege

Zutaten

Kardamom
Thymian
Königskerze
Lungenkraut
Eibisch
Lindenblüte
Salbei

Zubereitung

Zu gleichen Teilen in ein kleines Kissen füllen und zur Beruhigung auf die Brust legen. Das Kissen wirkt schleimlösend und entzündungshemmend.

Anti-Herpes-Balm

Hilft gegen Lippenherpes. Die Herstellung dauert 3 Tage

Zutaten

2 Hände voll frische Melissenblätter
250 g Lanolin oder Schweineschmalz

Zubereitung

Melisse klein hacken und leicht (nicht höher als 40 °C) im Lanolin oder Schweineschmalz köcheln lassen. Das Ganze für drei Tage abgedeckt an einem dunklen kühlen Ort ziehen lassen (Kühlschrank). Danach das Ganze nochmals köcheln lassen und abseihen. Noch warm abfüllen und die Tiegel erst verschließen, sobald die Salbe erkaltet ist.

Nuss-Lippenbalsam

MHD 3 Monate
Zarte Lippen

Zutaten

50 ml Walnussöl
50 ml Kokosöl
25 g Bienenwachs (alternativ: 20 g Beerenwachs oder 13 g Carnaubawachs)
5 Tr. ätherisches Öl nach Wahl

Zubereitung

Die Öle im Wasserbad erwärmen und darin das Bienenwachs einschmelzen. Jetzt kann das ätherische Öl hinzugefügt werden. Den Balsam noch warm abfüllen und erst nach dem Erkalten verschließen.

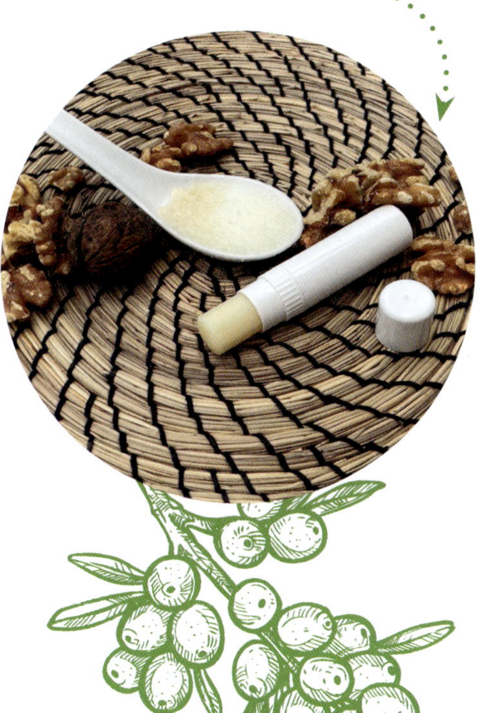

Rote-Beete-Lippenpflege

MHD 3 Monate
Macht die Lippen zart und leicht rötlich

Zutaten

¼ Rote Beete
25 ml Kokosöl
2 g Sheabutter
2 Msp. Lecithin Granulat
15 g Bienenwachs (alternativ: 12 g Beerenwachs oder 8 g Carnaubawachs)
6 Tr. Sanddornfruchtfleischöl

Zubereitung

Die Rote Beete entsaften und das Lecithin hinzufügen. Gut rühren, sodass keine Klümpchen entstehen. Öle und Fette im Wasserbad erwärmen und darin das Bienenwachs einschmelzen. Jetzt kann das ätherische Öl hinzugefügt werden. Im Anschluss den gemischten Rote-Beete-Saft hinzufügen. Alles sehr gut verrühren. Den Balsam noch warm abfüllen und erst nach dem Erkalten verschließen.

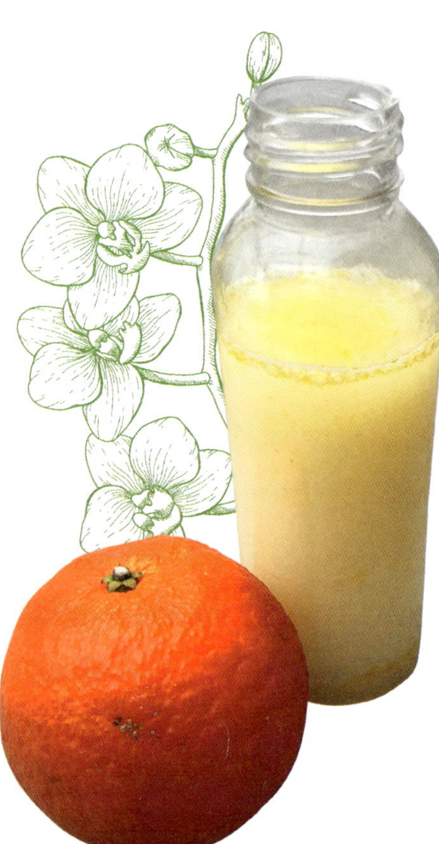

Mundwasser mit der Kraft der Mandarine

Sorgt für einen frischen Atem

Zutaten

100 ml Wasser
6 Tr. ätherisches Mandarinenöl
1 TL Milch

Zubereitung

Alle Zutaten miteinander vermischen und das Mundwasser vor Gebrauch gut schütteln. Die Lösung wird zum Gurgeln verwendet. Nicht schlucken. Das Mundwasser reinigt und erfrischt zeitgleich den Atem. Täglich frisch herstellen.

Orchideentee

Fördert eine schöne Gesangsstimme

Zutaten

2 EL getrocknete Orchideen und Blätter
1 l Wasser

Zubereitung

Das Kraut mit kaltem Wasser aufgießen. Das Ganze 1 Stunde ziehen lassen und dann abseihen.
2-3-mal täglich kann eine Tasse Tee getrunken werden.

Achtung!
Es darf hierfür nur die Orchideensorte *Dendrobium catenatum* verwendet werden!

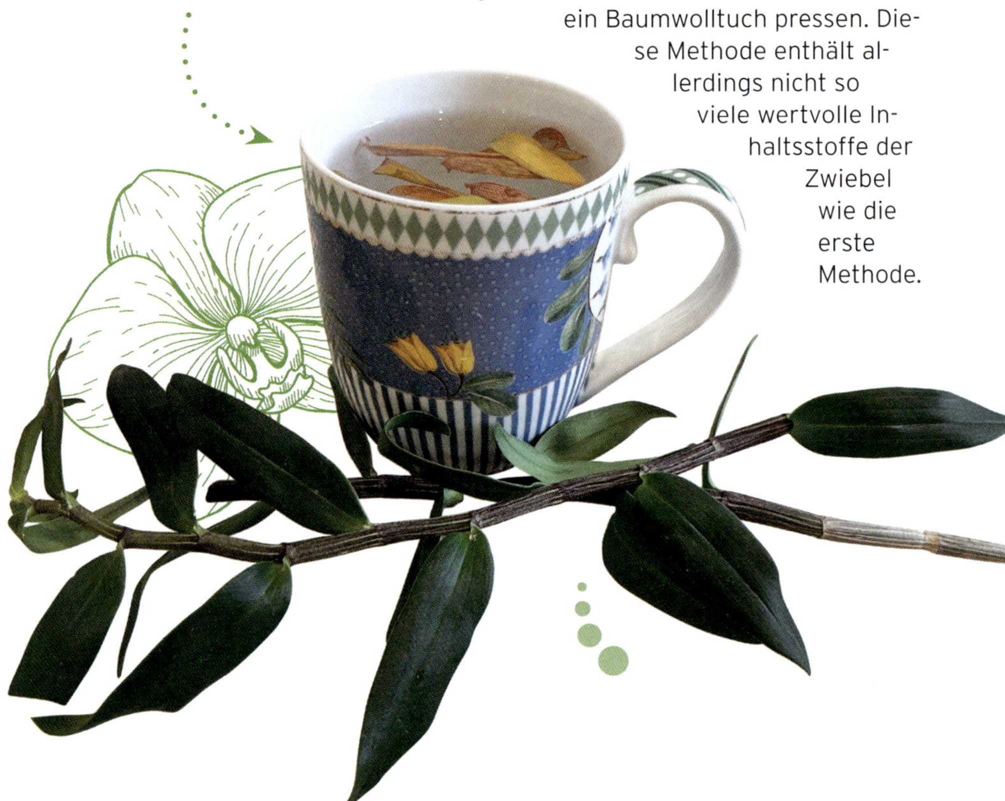

Zwiebelsaft

MHD 3 Tage
Bei Husten

Zutaten

1 Zwiebel
Kandiszucker

Zubereitung

Die Zwiebel klein hacken. Den Boden einer Tasse mit Zwiebelstücken auslegen, dann die Zwiebeln mit eine Schicht Kandiszucker bedecken. Darauf kommen wieder Zwiebeln usw. Das Ganze 8 Stunden ziehen lassen. Dabei entsteht ein Saft, diesen abseihen und 3-mal täglich 1 EL einnehmen.
Variante: Die Zwiebel kleinhacken, mit 150 ml Wasser kochen und dem Ganzen 5 EL Honig oder Zucker hinzufügen. Abermals aufkochen und durch ein Baumwolltuch pressen. Diese Methode enthält allerdings nicht so viele wertvolle Inhaltsstoffe der Zwiebel wie die erste Methode.

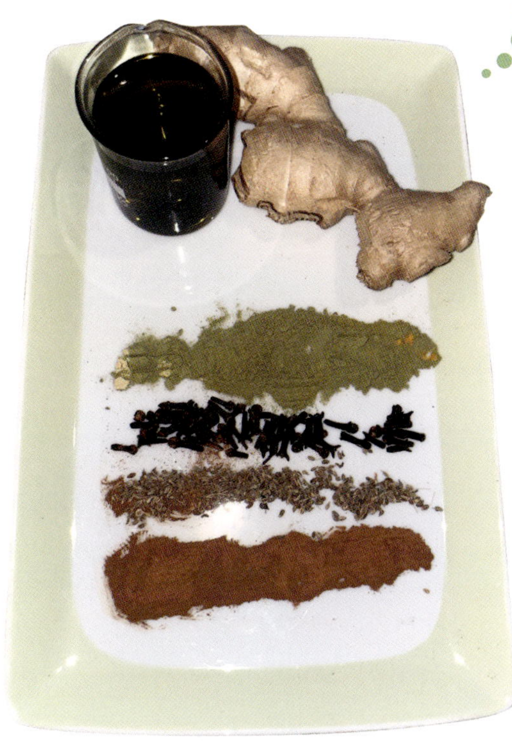

Zimt-Fenchel-Mundwasser

MHD 2 Tage
Entzündungshemmend, antimikrobiell, adstringierend

Zutaten

50 g Fenchelfrüchte
35 g Ingwer
35 g Zimt
35 g Grapefruitschale
30 g Sternanis
35 g Süßholzwurzel
250 ml Wasser

Zubereitung

Alle Zutaten miteinander vermischen. 2 EL mit kochendem Wasser aufgießen. Den Tee 10 Minuten ziehen lassen und dann abseihen. Abkühlen lassen und damit 2-mal täglich gurgeln. Sie können den Tee auch trinken, er wirkt milzunterstützend.

Mundspülung mit Petersilie

MHD 3 Monate

Zutaten

15 g frische Petersilie
50 ml Alkohol

Zubereitung

Alle Pflanzenteile der Petersilie klein hacken und in ein Schraubglas füllen. Mit Alkohol auffüllen, bis alle Pflanzenteile komplett bedeckt sind. 6 Wochen lang an einem dunklen Ort ziehen lassen. Danach abseihen und in eine dunkle Flasche füllen.
10 Tropfen, mit Wasser vermengt, täglich zum Gurgeln nehmen.

Tipp Unverdünnt kann diese Tinktur auch bei Kopfläusen angewendet werden.

Achtung!
Nicht in der Schwangerschaft anwenden. Durch den Wirkstoff Apiol wirkt Petersilie abortiv und sollte in nur sehr geringem Maße zu sich genommen werden.

Lippenpflege bei spröden Lippen

MHD 6 Monate
Für spröde Lippen und Schnupfnasen

Zutaten

50 ml Rapsöl
7 g Bienenwachs (alternativ: 5 g Beerenwachs oder 4 g Carnaubawachs)
1 TL Hagebuttenmark
1 TL Honig
2-3 Tropfen Vitamin E

Zubereitung

Öl und Wachs langsam erwärmen, bis sich das Wachs verflüssigt. Vorsichtig die anderen Zutaten hinzufügen, dabei stetig rühren. Das Vitamin E am Ende hinzufügen und alles noch warm abfüllen. Nach dem Erkalten verschließen.

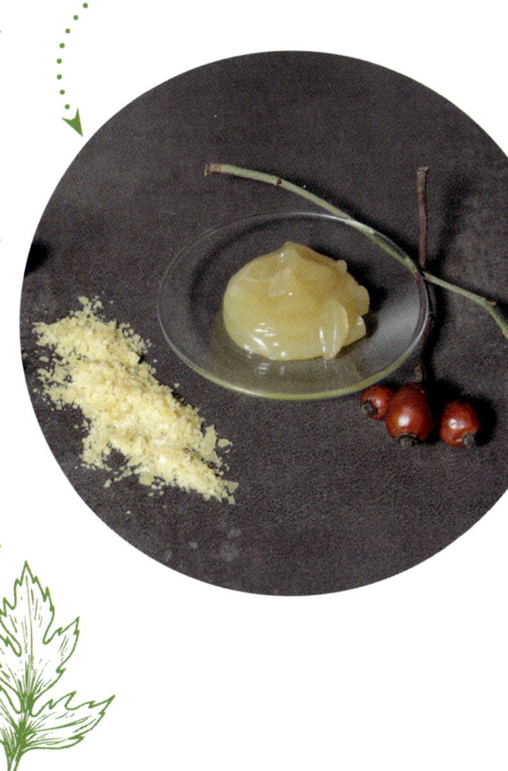

Würzige Kräuterspülung

MHD 2 Jahre
Beruhigt irritierte Schleimhäute und hilft vorbeugend gegen Entzündungen

Zutaten

20 ml Myrrhentinktur
10 ml Kamillentinktur
2 Tr. ätherisches Pfefferminzöl

Zubereitung

Alle Zutaten miteinander vermischen und in das gewünschte Gefäß abfüllen. 1 TL davon in 100 ml Wasser geben und damit den Mund ausspülen. Die Lösung nach dem Gurgeln wieder ausspucken, nicht runterschlucken. Sie kann Magen-Darm-Probleme oder Übelkeit auslösen. Diese Pflege kann täglich zur Mundpflege ergänzt werden.

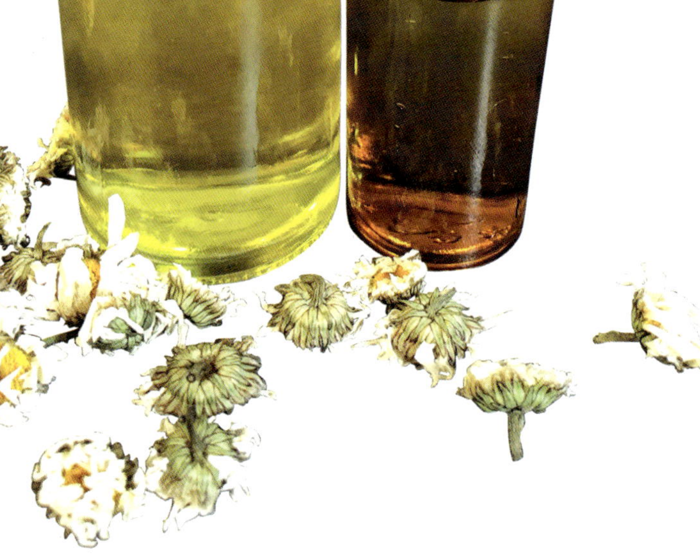

Bibernelltropfen gegen Heiserkeit

MHD 1 Jahr

Zutaten

50 g getrocknete Bibernellwurzeln
250 ml Kornschnaps

Zubereitung

Die Wurzeln klein schneiden und mit dem Kornschnaps übergießen. Die Flasche gut verschließen und an einen warmen Ort stellen. Alle Pflanzenteile müssen mit Alkohol bedeckt sein. Die Flasche regelmäßig schwenken. Nach zwei Wochen abseihen und in einer dunklen Flasche aufbewahren.
20 Tropfen täglich mit etwas Zucker zu sich nehmen.
Die Wurzeln werden im Mai oder Juni gesammelt.

Heilmittel gegen Fieberblasen

MHD 1 Jahr

Zutaten

3 EL Alkohol
3 EL Wasser
2 Tr. Teebaumöl
2 Tr. ätherisches Geranienöl
2 Tr. ätherisches Lavendelöl
5 Tr. Echinaceatinktur
1 TL Milch

Zubereitung

Alle Zutaten in eine Tropfflasche geben. Vor Gebrauch die Lösung immer gut schütteln. Der Alkohol dient zur Konservierung, Echinacea beugt Entzündungen vor und hilft, Schwellungen zu vermeiden. Das Teebaumöl stärkt das Immunsystem.

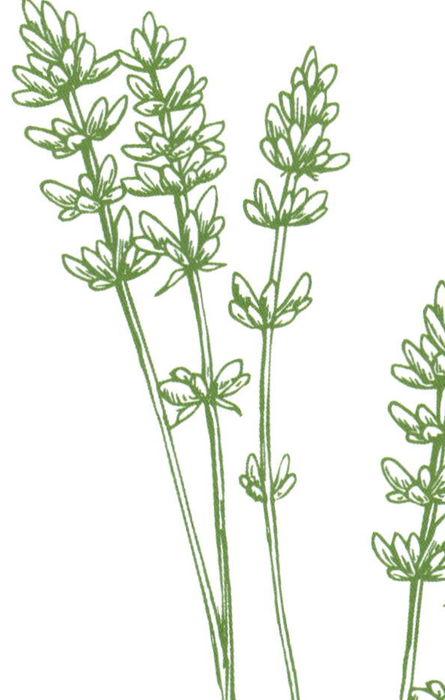

Blutwurztinktur

MHD 1 Jahr
Bei Entzündungen im Mund- und Rachenraum

Zutaten

35 g getrocknete Blutwurzwurzeln
oder 15 g frische Wurzeln
250 ml Kornschnaps

Zubereitung

Die Wurzeln säubern, klein schneiden und mit dem Kornschnaps übergießen. Die Flasche gut verschließen und an einen warmen Ort stellen. Alle Pflanzenteile müssen mit Alkohol bedeckt sein. Die Flasche regelmäßig schwenken. Nach 2–4 Wochen abseihen und in einer dunklen Flasche aufbewahren.
20 Tropfen täglich mit etwas Wasser vermischen und gurgeln. Sie können die Tinktur auch unverdünnt auf die betroffenen Stellen im Mund tupfen.
Die Wurzel der Blutwurz enthält einen hohen Anteil an Gerbstoffen, die blutstillend und entzündungshemmend sind.
Die Wurzeln werden im Mai und Juni gesammelt.

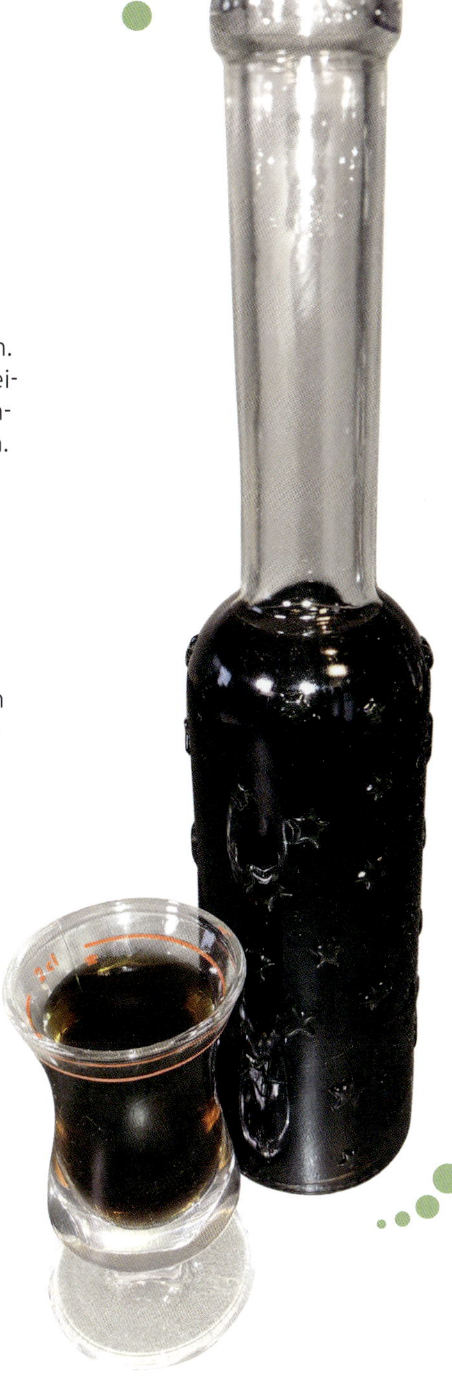

Das größte Organ des menschlichen Körpers

Die Haut stellt mit einer Oberfläche von circa 1,5–2,0 m² je nach Körpergröße und Umfang die Schutzhülle unseres Körpers dar. Sie schützt uns vor äußeren Einflüssen, wie Druck, Stößen, Reibung, chemischen Schädigungen, Eindringen von Mikroorganismen, Verlust von Wasser oder Wärme, UV-Strahlung, Hitze, Kälte, sowie vor jeglicher Art von Umwelteinflüssen. Die einzelnen Schutzfunktionen werden durch die verschiedenen Hautschichten und deren Zellen erfüllt.

Die Haut ist nicht nur ein Flächenorgan, sondern auch ein Schichtenorgan, weil sie aus drei Schichten besteht. Unten beginnt der Aufbau mit der Unterhaut (*Subcutis*), geht weiter mit der Lederhaut (*Dermis*) und am Ende folgt die Oberhaut (*Epidermis*).

Dermis und Epidermis bilden zusammen die *Cutis*. Die Masse der Cutis kann bis zu 10 kg erreichen und sie ist je nach Körperregion 0,3–5 mm dick.

Kosmetik wird auf die Epidermis aufgetragen, deswegen werde ich diese nochmal genauer aufschlüsseln. Sie besitzt selbst keine Blutgefäße und wird von der Dermis mitversorgt, die mit Nerven und diversen Lymphbahnen durchzogen ist.

Die Basalschicht (*Stratum basale*) ist die natürliche Abgrenzung von der Dermis zur Epidermis. In der Basalschicht befinden sich, wie der Name schon sagt, die Basalzellen, welche durch fortwährende Zellteilung (Proliferation) neue Tochterzellen (Keratinozyten) bilden. Dieser Vorgang dauert 200–400 Stunden. Diese werden dann nach oben Richtung Hautoberfläche geschoben.

Des Weiteren sind auch Melanozyten in der Basalschicht eingebettet. In Ihnen wird Melanin von den Melanosomen synthetisiert, welches für den braunen Hautfarbstoff zuständig ist. Durch die Melanozyten erhält die Haut ihre Farbe, welche genetisch festgelegt ist. Die Stachelzellschicht (*Stratum spinosum*) ist eine der Schichten der Epidermis, der äußersten Schicht der Haut. Bereits hier verändern sich die Keratinozyten sowohl optisch als auch in ihrer Struk-

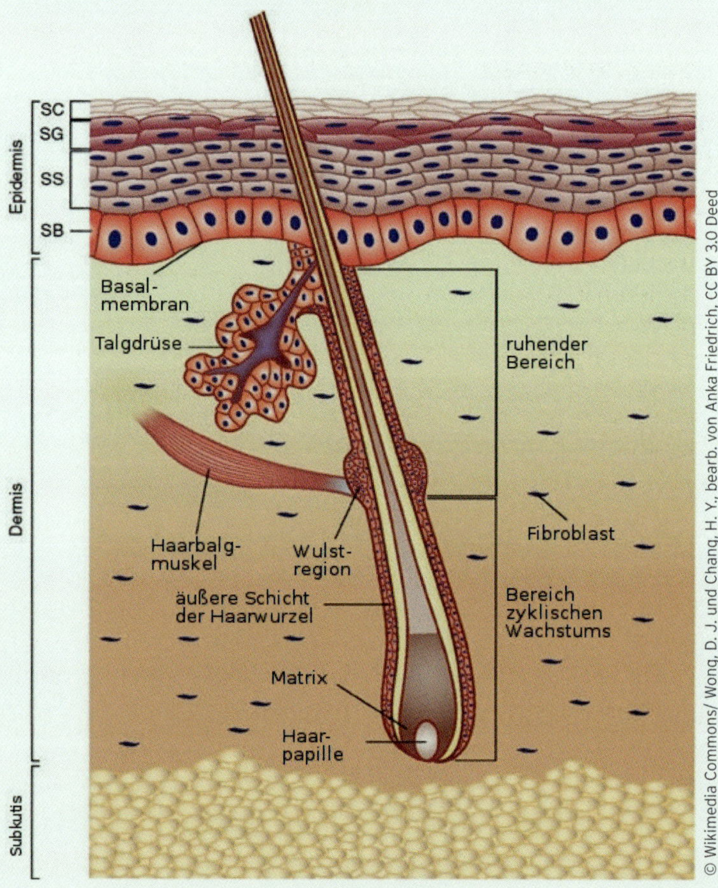

Aufbau der Haut,

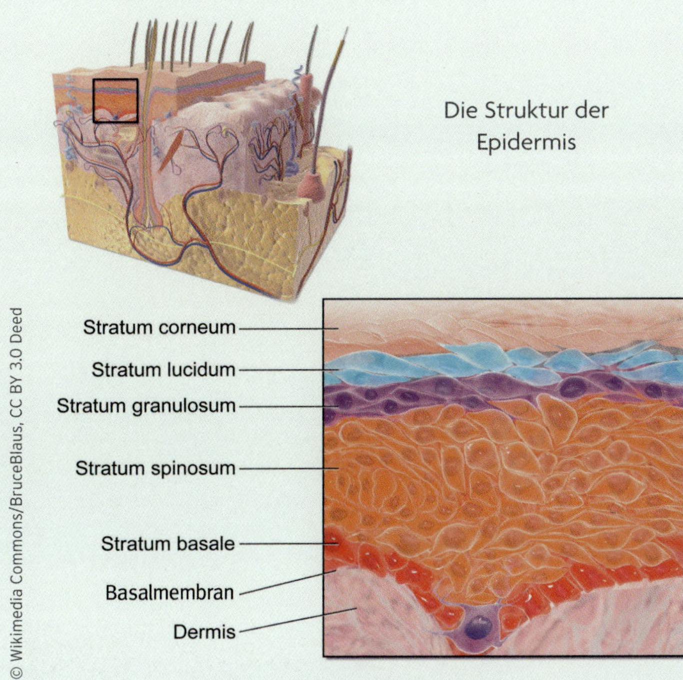

Die Struktur der Epidermis

Schichten der Epidermis

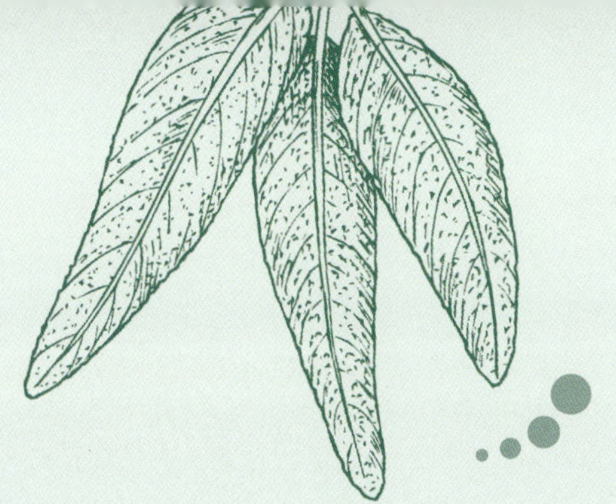

tur und werden zu Hornzellen (Korneozyten). Die Zellen produzieren durchgehend eigenes Keratin, wodurch sie immer mehr verhornen, dies geschieht in der Körnerzellschicht (*Stratum granulosum*). Die Zellen werden immer flacher und verlieren am Ende sogar ihren Zellkern. Sobald Sie an der Hautoberfläche, dem *Stratum corneum*, angekommen sind, handelt es sich bei den Korneozyten um zellkernlose, abgeflachte, tote, verhornte Zellen. Dieser Vorgang dauert rund 14 Tage. Bis die Haut dann abgeschilfert ist, dauert es weitere 14 Tage. Abgeschilfert bezieht sich auf den natürlichen Prozess, bei dem die abgestorbenen, verhornten Zellen der Hornschicht von der Hautoberfläche abgetragen werden. Dieser Vorgang passiert auf natürliche Weise. Die Zellen besitzen keine Membran mehr, sondern eine aus Protein vernetzte Hülle, welche als Hornhülle bezeichnet wird. Keratinozyten können sehr gut Wasser aufnehmen und bis zu ihrer fünffachen Größe aufquellen.

Die Haut ist nicht nur unser größtes Sinnesorgan, sondern sie bildet zusätzlich auch die so genannten Anhangsgebilde aus, wie Haare, Nägel, Talg- und Schweißdrüsen.

Was braucht meine Haut? Welchen Hauttyp habe ich?

Eine aufmerksame und kritische Hautanalyse ist bei der Herstellung von eigener Kosmetik unglaublich wichtig. Der Hauttyp kann sich auch im Laufe der Zeit durch Umwelteinflüsse, Alter, psychische Faktoren sowie hormonelle Umstellungen verändern. Zusätzlich ist unser Hauttyp auch genetisch veranlagt, was sich in Haar- und Hautfarbe widerspiegelt.

Normale Haut

Normale Haut fühlt sich zart und glatt an. Sie ist feinporig, gut durchblutet und hat einen dezenten Glanz. Bei gesunder normaler Haut laufen alle Arbeitsprozesse autark ab und Sie sollten diese so wenig wie möglich stören oder manipulieren. Achten Sie darauf, den Hautzustand zu erhalten und lediglich immer punktuell kleine Mängel zu beheben, wie zum Beispiel, kleine trockene Hautstellen oder Kratzer

Eine sehr milde Pflege, wie leichte Emulsionen, und eine regelmäßige Reinigung der Haut sind völlig ausreichend.

Trockene Haut

Trockene Haut wirkt glanzlos, leicht gerötet und trocken, was sich durch Hautirritationen, wie Schüppchen und Risse, zeigt. Die Haut fühlt sich rauh und teilweise auch ledrig an. Zudem gibt es bei trockener Haut oft das Gefühl von Spannung und Juckreiz. Dieser Hautzustand wird oft durch eine Störung der Hautbarriereschicht (*Stratum corneum*) hervorgerufen. Dafür gibt es zahlreiche Gründe.

Haut

Deswegen bedarf es einer besonderen Pflege, da es sonst zu mikrobiellen Infektionen und Ekzemen sowie Dermatosen kommen kann, welche sich entzündlich verändern können. Kalte Außentemperaturen und eine geringe Luftfeuchtigkeit können auch zu trockener und strapazierter Haut führen und bereits vorhandene Symptome verstärken. Eine Überpflegung der Haut mit zu häufigem Waschen und zu heißem Wasser ist auch schädlich, da so die hauteigenen Tenside aus der Haut ausgewaschen werden können, was zu einer feuchtigkeitsarmen Haut führt.

Bei der Pflege sollte viel Wert auf die Regeneration der Haut gelegt werden, indem Sie mit feuchtigkeitsbindenden Produkten arbeiten, um die Hautbarriereschicht langsam wiederaufzubauen. Hierfür eignen sich Pflanzenbuttern, wie Sheabutter, Linol- und palmitinsäurereiche Öle. Wasserbindende Zutaten, wie Glycerin, Urea und Sodium, sind auch von hoher Bedeutung sowie unverseifbare Lipide, da diese Stoffe das Wasser gut in der Haut halten können und ihr somit gezielt die Pflege geben können, die sie braucht.

Mischhaut

Unser Gesicht ist mit Talg und Schweißdrüsen bedeckt, die unterschiedlich verteilt sind. In der so genannten T-Zone, welche über der Stirn und die Bereiche seitlich neben der Nase bis runter zum Kinn führt, besteht eine erhöhte Sebumproduktion. Dies ist die Herstellung von Talg, welcher von den Talgdrüsen in der Haut produziert wird. Bei der Mischhaut befinden sich somit mehr Talgdrüsen in der T-Zone als in der Wangenpartie, welche bei der Mischhaut meist trockener ist.

Die Kunst der Pflege dieser Haut liegt darin, beiden Arealen entsprechend gerecht zu werden und die Bedürfnisse der verschiedenen Hauttypen abzudecken. Die T-Zone sollte gezielt mit nicht fettenden Stoffen behandelt werden und die trockenen Stellen mit Phytosterol- und linolsäurereichen Ölen, wie zum Beispiel Traubenkernöl, Arganöl oder Jojobaöl.

Fettende, unreine Haut

Dieser Hauttyp neigt zu glänzender, talgiger Haut, welche oft blass wirkt, und vergrößerten Poren mit Unreinheiten, wie Mitesser, welche auch als Komedonen bezeichnet werden. Ursache ist eine sehr hohe Dichte an Talgdrüsen, welche verstärkt Talg (Sebum) produzieren. Dies geschieht oft in der Pubertät und nimmt dann im Laufe der Zeit wieder ab. Diese vermehrte Talgproduktion kann im schlimmsten Fall zu Akne führen. Oft liegt bei fettender Haut auch eine Hyperkeratose vor, diese Verhornungsstörung führt dazu, dass sich am Ende des Follikels vermehrt Keratin anlagert, welches sich dann zu einem festen Material aus Talg und Hornzellen zusammensetzt, die dann die Follikelausgänge sozusagen verstopfen, was wiederum zu Entzündungen führen kann, da hier anaerobe Bakterien besonders gut gedeihen, wie z. B. das *Propionbakterium acnes*. Diese verstopften Follikel werden dann zu Komedonen, auch bekannt als Mitesser, und können in geschlossener Form oder offen am Follikelausgang vorkommen. Das Entfernen kann zu Schädigungen des Gewebes führen, wodurch sich eine Entzündung noch verschlimmern kann.

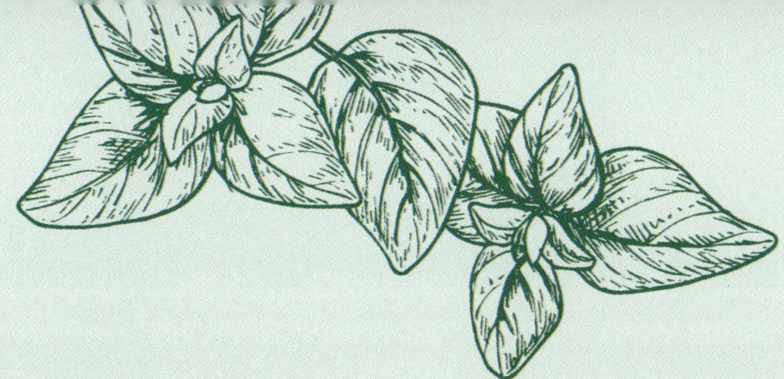

Offene Komedonen sind offene Mitesser und kleine, dunkle Punkte auf der Haut, die die verstopfte Pore an der Hautoberfläche aufweist.

Geschlossene Mitesser werden oft als Whiteheads bezeichnet, welche sich als kleine weißliche Beulen unter der Hautoberfläche hervorheben, bei denen die Pore verstopft ist.

Bei unreiner Haut ist die regelmäßige Pflege entscheidend. Besonders geeignet sind hier leicht alkoholische Gesichtswasser mit einer entzündungshemmenden Basis und Pflanzenhydrolaten, die leicht desinfizieren. Urea wirkt zusätzlich gegen Zellverhornung und unterstützt entzündungshemmend. Jojobaöl, Traubenkernöl und Lipodermin wirken sich durch ihre Lipidzusammensetzung ebenfalls positiv auf eine fettende Haut aus. Sie erleichtern den Abbau des Talgs durch den hohen Anteil an Linolsäuren. Feuchtigkeitsbindende Stoffe sollten in der Regel vermieden werden, da diese ein perfektes Milieu für anaerobe Bakterien bilden und somit dessen Vermehrung fördern würden. Am besten eignen sich Waschgele mit leicht saurem pH-Wert, da diese mild reinigen und der Haut behilflich sind, ihre natürliche Flora beizubehalten und sich so wieder schneller zu regenerieren.

Sensible Haut

Sensible Haut reagiert, wie der Name schon sagt, besonders schnell auf äußere Reize und nach der Verwendung von kosmetischen Präparaten mit Rötungen, Juckreiz, Brennen und Spannung. Besonders reife und trockene Haut ist sehr sensibel. Hier besteht auch öfters der Fall, dass die lipidarme Barriereschicht der Haut nicht mehr vollständig intakt und somit anfälliger ist. Zusätzlich sollte bei einem Arzt (Dermatologen) abgeklärt werden, ob Allergien bestehen, welche die Hautreizungen zusätzlich verstärken können.

Bei sensibler Haut sollten Sie auf Minimalismus setzen und so wenig Inhaltsstoffe wie möglich verwenden. Zudem sollten Sie auf Peelings jeglicher Art verzichten, da diese, genauso wie zu heißes Wasser und Produkte mit einem hohen Anteil an Tensiden und Alkohol, die Haut unglaublich reizen können. Ätherische Öle und Konzentrate können hier auch eher kontraproduktiv sein. Milde Öle, wie Hanföl, Jojobaöl und Aprikosenkernöl, werden meist sehr gut vertragen.

Reife Haut

Hierbei geht es um Haut, die mit nachlassender Hautelastizität und der Bildung von kleinen Falten bereits einen natürlichen Alterungsprozess durchläuft. Der Hautturgor (der Spannungszustand der Haut) ist deutlich geschwächt und es kommt zunehmend zu veränderten Hautpigmentierungen. Dazu zählen Altersflecken, erweiterte Äderchen und die so genannten Alterswarzen (seborrhoische Warzen). In der Regel gleicht reife Haut auch der trockenen Haut. Durch den Alterungsprozess produziert die Haut weniger hauteigene Substanzen, wie Lipide und Sebum. Zusätzlich verlangsamt sich die Zellteilung, was im Umkehrschluss bedeutet, dass weniger Zellerneuerung stattfindet und somit die Epidermis dünner und anfälliger wird.

Die Pflege reifer Haut ist ähnlich wie bei der trockenen Haut. Zusätzlich kann vermehrt mit antioxidativen Stoffen gearbeitet werden, wie Sanddornfruchtfleisch oder Weizenkeimöl. Weitere Öle, die die Zellteilung aktivieren, sind Granatapfelsamenöl und Wildrosenöl. Sie können sogar in kleinen Mengen pur auf die Haut aufgetragen werden.

Besonderes Peeling

MHD 6 Monate

Beim Peeling werden abgestorbene Hautzellen abgetragen, um die Poren zu öffnen. Durch die Penetration der Haut wird diese gut durchblutet und wirkt belebt.

Für sehr trockene und sensible Haut ist ein Peeling ungeeignet.

Normale und fettende Haut

Zutaten

4 EL kosmetisches Haarwasser D, 95 %
1 Msp. Gelbildner PN
90 ml Wasser
1 EL Ringelblumenextrakt
10 EL Mandelkleie/Kaffeesatz (sanftes Peeling) oder 8 EL Zucker/Salz (gröberes Peeling)
5 Tr. ätherisches Wildrosenöl

Zubereitung

Das Haarwasser mit dem Gelbildner vermischen, alle anderen Zutaten separat vermischen und verrühren. Dann zum kosmetischen Haarwasser hinzufügen. Abfüllen.

Trockene Haut

Zutaten

50 ml Wallnussöl oder Jojobaöl
5 g Ceralan
10 g Granulat
10 Tr. Kamillenöl
5 Tr. ätherisches Salbeiöl

Zubereitung

Das Öl mit dem Gelbildner vermischen und im Wasserbad erwärmen. Alle anderen Zutaten separat vermischen und verrühren. Dann zum Öl hinzufügen. Abfüllen.

Anti-Aging-Maske mit Aloe vera und Hagebutte

Besonders geeignet bei fettiger Haut

Zutaten

15 ml Hagebuttenaufguss
60 ml Aloe-vera-Gel (aus einer Pflanze gewinnen)
3 Tr. ätherisches Rosmarinöl

Zubereitung

Den Hagebuttenaufguss langsam in das Aloe-vera-Gel einrühren. Daraufhin das ätherische Öl hinzufügen. Alles gut miteinander vermischen und 1 Stunde in den Kühlschrank stellen. Danach sollte das Gel umgehend verwendet werden.
Das ätherische Öl wirkt stimulierend und antiseptisch. Der kühlende Effekt des Gels wirkt zusätzlich entspannend. Aloe vera wirkt sehr feuchtigkeitsspendend und reinigend, die Hagebutten wirken straffend und antiseptisch. Die Maske sollte nach 5–10 Minuten abgewaschen werden. Am besten nicht komplett einziehen lassen, da die Inhaltsstoffe der Hagebutte in einigen Fällen zu Irritationen der Haut führen können.

Detox-Suppe (4 Portionen)

Entschlackt und entgiftet

Zutaten

750 g Grünkohl
500 g Brokkoli
2 Karotten
2-5 Selleriestangen
2-4 Knoblauchzehen
1 große Zwiebel
2 Pastinaken
1 Zitrone (Saft)
1 TL Olivenöl
500 ml Gemüsebrühe

Zubereitung

Das Gemüse putzen und klein schneiden und in einem großen Topf mit dem Öl andünsten. Brühe und Zitronensaft hinzufügen, alles einmal aufkochen lassen und im Anschluss 25 Minuten köcheln lassen. Mit einem Stabmixer pürieren.

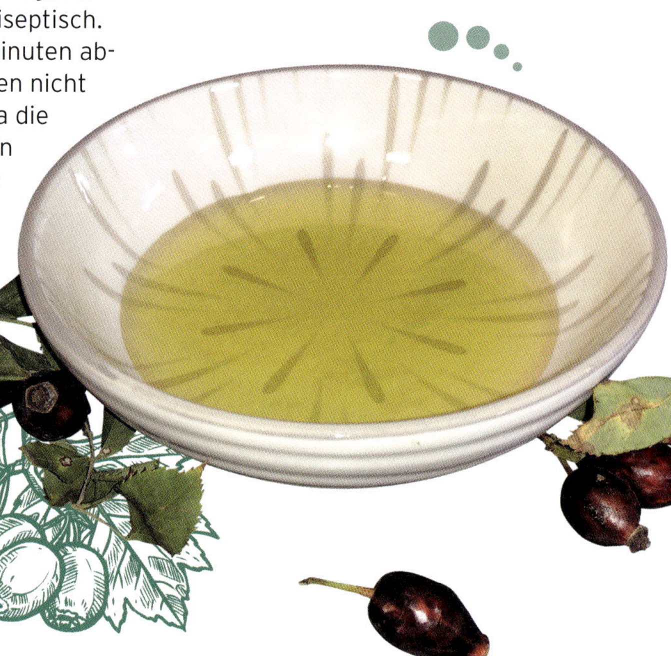

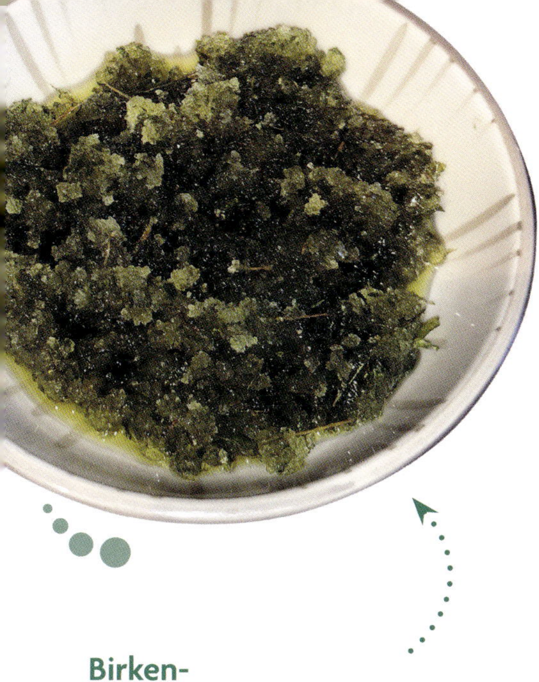

Birken-Körperpeeling

MHD 3 Monate
Das Peeling entfernt abgestorbene Hautzellen, was die Haut glatter und strahlender macht, verbessert die Durchblutung und wirkt feuchtigkeitsspendend

Zutaten
1 Handvoll frische Birkenblätter
50 ml Olivenöl oder Mandelöl
5 EL Zucker

Zubereitung
Birkenblätter klein hacken und mit den restlichen Zutaten vermischen. Das Peeling auf die Haut auftragen und leicht einmassieren. Danach mit lauwarmem Wasser abspülen.

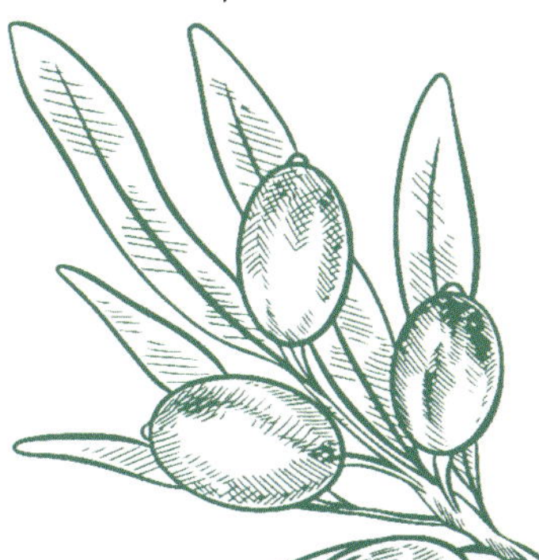

Propoliscreme

MHD 3 Monate
Hilft gegen Neurodermitis, Schuppenflechte und Akne

Zutaten
100 ml Mandelöl
6 g Bienenwachs (alternativ 5 g Beerenwachs oder 3 g Carnaubawachs)
6 g Honig
60 Tr. Propolis

Zubereitung
Das Öl im Wasserbad erhitzen und das Wachs darin schmelzen. Unter ständigem Rühren das Propolis hinzufügen. Als Letztes wird der Honig hinzufügt, hierbei sollte darauf geachtet werden, dass die Temperatur nicht über 37-40 °C liegt, da sonst die wertvollen Inhaltsstoffe des Honigs zerstört werden können. Die Creme noch warm abfüllen und den Tiegel erst verschließen, wenn die Creme abgekühlt ist.

Zitronenpeeling

MHD 6 Monate
Bei verhornten Ellbogen und unreiner Haut

Zutaten
100 g feines Salz
35 ml Jojobaöl
Saft einer ½ Zitrone

Zubereitung
Alle Zutaten gut miteinander verrühren. Die Haut an der betroffenen Stelle leicht abrubbeln, alles gut abspülen und danach entsprechend pflegen.

Mädesüßtinktur

MHD 1 Jahr
Für ein klares Hautbild

Zutaten
15 g getrocknetes Mädesüß
50 ml Alkohol

Zubereitung
Mädesüß und Alkohol in eine Flasche geben, alle Pflanzenteile müssen mit dem Alkohol bedeckt sein. 14 Tage ziehen lassen, abseihen und in eine dunkle Flasche umfüllen. Die Tinktur kann morgens und abends auf die betroffenen Stellen aufgetragen werden und verbessert das Hautbild.

Achtung!
Nicht in der Schwangerschaft anwenden.

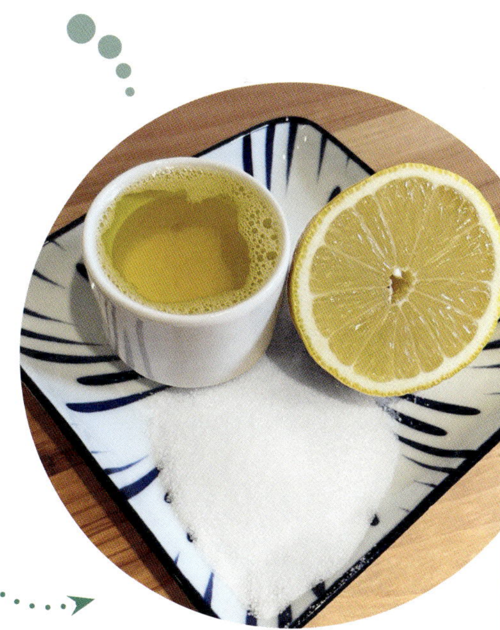

Wildrosencreme mit Sanddorn

MHD 6 Monate
Für empfindliche, trockene Haut

Zutaten

30 ml Jojobaöl
15 g Sheabutter
5 g Bienenwachs (alternativ 4 g Beerenwachs oder 3 g Carnaubawachs)
20 ml Hamameliswasser oder Rosenhydrolat
10 ml Sanddornfruchtfleischöl
1 Tr. ätherisches Rosenöl
10 Tr. Vitamin E

Zubereitung

Öle, Sheabutter und Wachs im Wasserbad erwärmen. Das Hamameliswasser in einem weiteren Wasserbad erhitzen. Sobald sich alle Zutaten verflüssigt haben und das Hamameliswasser die gleiche Temperatur erreicht hat, können beide Gemische zusammengefügt werden. Am Ende das ätherische Öl und das Vitamin E hinzufügen. Alles gut miteinander verrühren und noch warm in einen Tiegel abfüllen und erst verschließen, wenn die Creme erkaltet ist.

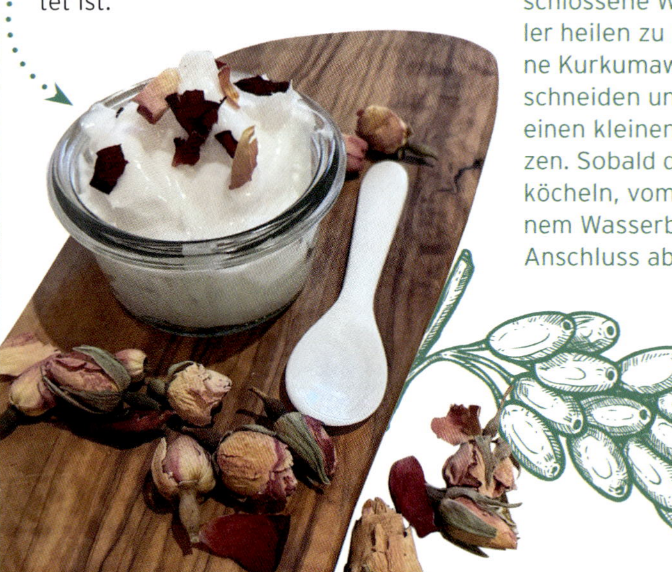

Kurkumamaske

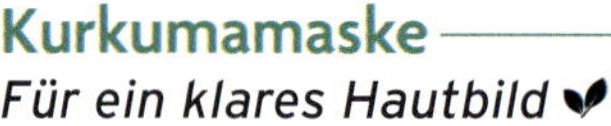

Für ein klares Hautbild

Zutaten

1 EL gemahlene Kurkuma
30 g Heilerde
750 ml Wasser

Zubereitung

Die gelbe Kurkuma im Wasser zum Kochen bringen. Gut rühren, damit sich keine Klümpchen bilden. Das Ganze 10 Minuten köcheln lassen. 15 ml von dem Kurkumatee mit der Heilerde anrühren, es sollte eine cremige Paste entstehen. Die Maske im Gesicht auftragen und antrocknen lassen. Mit warmem Wasser wieder abspülen. Das restliche Kurkumawasser können Sie mit Honig süßen und, über den Tag verteilt, trinken, er hilft dabei, verletztes Gewebe zu regenerieren, und wirkt zudem schmerzstillend.

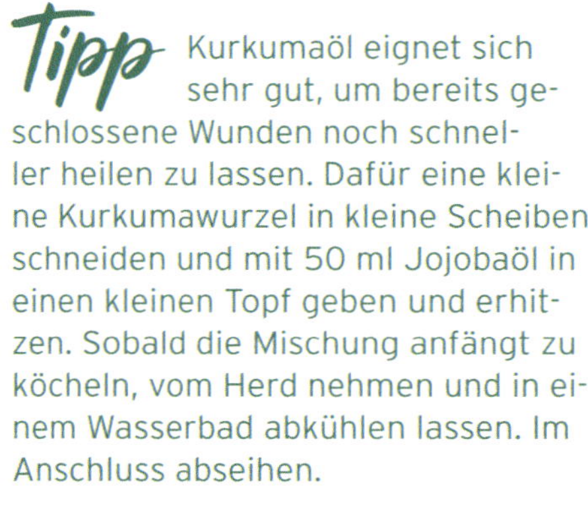

Tipp Kurkumaöl eignet sich sehr gut, um bereits geschlossene Wunden noch schneller heilen zu lassen. Dafür eine kleine Kurkumawurzel in kleine Scheiben schneiden und mit 50 ml Jojobaöl in einen kleinen Topf geben und erhitzen. Sobald die Mischung anfängt zu köcheln, vom Herd nehmen und in einem Wasserbad abkühlen lassen. Im Anschluss abseihen.

Hafer-Peelingmaske

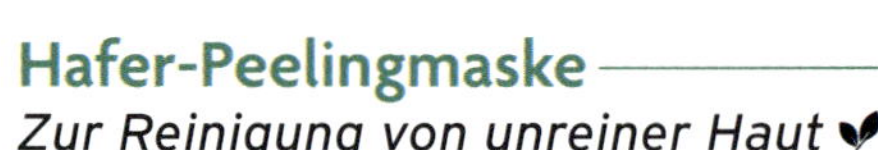

Zur Reinigung von unreiner Haut

Zutaten

je 1 Teil Haferflocken, Mandeln, Heilerde und Wasser

Zubereitung

Alle Zutaten mit dem Mörser zu einem feinen Pulver verarbeiten. Mit warmem Wasser zu einer flüssigen Paste vermengen.
Die Paste auf das Gesicht auftragen und so lange drauflassen, bis die Masse leicht angetrocknet ist. Beim Abwaschen mit warmem Wasser entsteht ein leichter Peelingeffekt. Nach der Verwendung der Gesichtsmaske sollte eine pflegende Creme aufgetragen werden. Die Maske beseitigt Unreinheiten der Haut und fördert zugleich die Durchblutung.

Ingwerpeelingmaske

Das Peeling wirkt antibakteriell, fördert die Durchblutung und beschleunigt die Heilung der Haut

Zutaten

10 cm Ingwerwurzel
2 EL Backpulver
2 EL Kaolin

Zubereitung

Die Ingwerwurzel schälen und klein raspeln. Alle Zutaten miteinander vermischen. Durch das Raspeln entfalten sich alle Enzyme im Ingwer, er erwärmt die Haut und lässt sie nach dem Peeling spürbar kribbeln. Das Peeling sollte immer frisch hergestellt werden und direkt im Anschluss verwendet werden.

Achtung!
Nicht für empfindliche Haut geeignet.

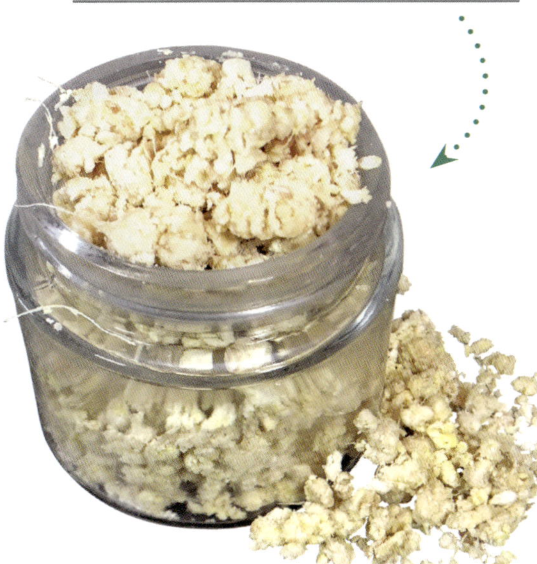

Gesichtsseife

ÜF 8 %, MHD 1 Jahr
Sanfte Reinigung des Gesichts

Zutaten

30 g Arganöl
200 g Babassuöl
50 g Mandelöl
100 g Kakaobutter
250 g Olivenöl
100 g Reiskeimöl
20 g ätherisches Lavendelöl
1 EL Aktivkohle (gemörsert)

Lauge

66,05 g NaOH
168 g Wasser

Zubereitung

Die Lauge unter Einhaltung der Sicherheitsvorgaben ansetzen und auskühlen lassen. Die festen Öle einschmelzen und die restlichen Öle dazumischen. Die abgekühlte Lauge durch ein Sieb in die flüssige Öl-Mischung gießen. Die Masse so lange rühren, bis sich der gewünschte Seifenleim bildet. Hier wird jetzt die geriebene Aktivkohle hinzugefügt. Das Ganze leicht pürieren, damit sich alles gleichmäßig verteilt. Nach Belieben kann jetzt das ätherische Öl hinzugefügt werden. Daraufhin alles in die vorbereitete Form füllen. Die Seife zum Auskühlen an einen kühlen, trockenen Ort stellen und gut abdecken.
Reifung: 40 Tage

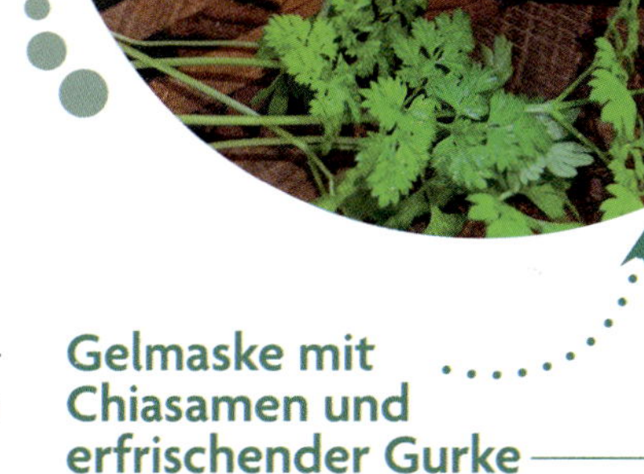

Gelmaske mit Chiasamen und erfrischender Gurke

Feuchtigkeitsspendend, klärend, kühlend und hautstraffend

Zutaten

50 g Bio-Gurke
1 EL Chiasamen
8 Stiele Petersilie
1 TL Honig

Zubereitung

Alle Zutaten mit dem Mixer pürieren und 10 Minuten im Kühlschrank ziehen lassen. Die Gelmaske 5-10 Minuten einwirken lassen. Mit lauwarmem Wasser abspülen.

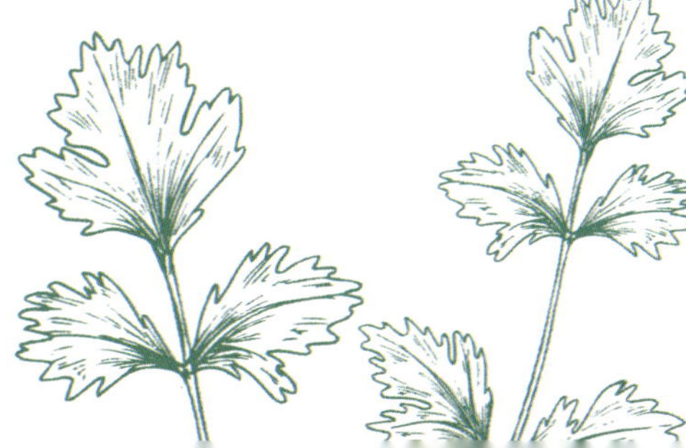

Gesichtswasser

MHD 3 Monate

Normale Haut, vitalisierend und pflegend

Zutaten

90 ml Wasser
1 Msp. Allantoin
1 EL D-Panthenol
1 EL Aloe-Vera 10-fach
5 ml kosmetisches Haarwasser D, 95 %

Trockene Haut, pflegend und feuchtigkeitsbindend

Zutaten

90 ml Wasser
1 Msp. Allantoin
1 TL Keratin HT
1 EL Aloe vera, 10-fach
1 TL kosmetisches Haarwasser D, 95 %

Sensible Haut, pflegend und beruhigend

Zutaten

90 ml Wasser
1 Msp. Allantoin
1 EL D-Panthenol
35 Tr. Meristemextrakt (färbt das Gesichtswasser braun)

Fette, unreine Haut, erfrischend und adstringierend

Zutaten

75 ml Wasser
1 Msp. Allantoin
1 EL D-Panthenol
1 EL Hamamelisextrakt
1 TL kosmetisches Haarwasser D, 95 %

Zubereitung

Das Wasser im Becherglas erhitzen und darin das Allantoin auflösen und abkühlen lassen. Alle restlichen Zutaten hinzugeben und gut verrühren und abfüllen.

Eichenrinden-Borretsch-Creme

MHD 6 Monate

Wirkt lindernd bei Juckreiz

Zutaten

1 TL Eichenrinde
50 ml Jojobaöl
4 g Bienenwachs (alternativ 3 g Beerenwachs oder 2 g Carnaubawachs)
5 Tr. ätherisches Borretschöl
100 ml Wasser

Zubereitung

1 TL Eichenrinde im Wasser 10 Minuten köcheln lassen. Abkühlen lassen, danach das Öl mit dem Wachs erhitzen, bis sich das Wachs verflüssigt. Danach den Wasseranteil auf die gleiche Temperatur bringen wie das Fettgemisch und beides dann miteinander vermischen. Zuletzt das Borretschöl hinzufügen. Das Ganze steril abfüllen und sehr dünn auf die betroffenen Stellen auftragen.

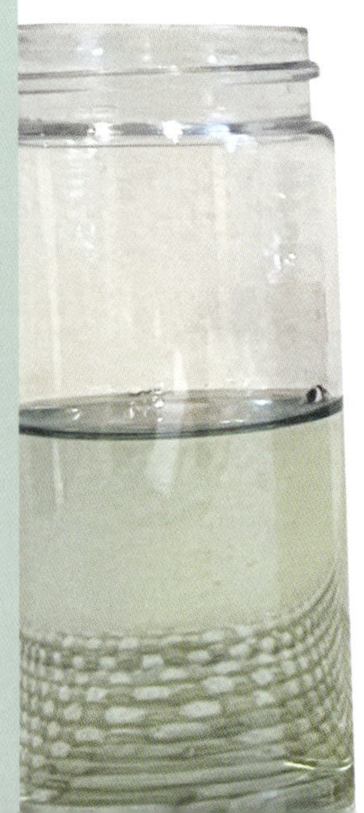
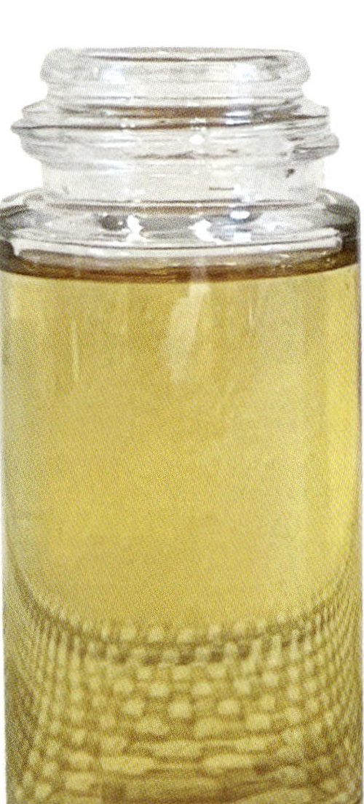
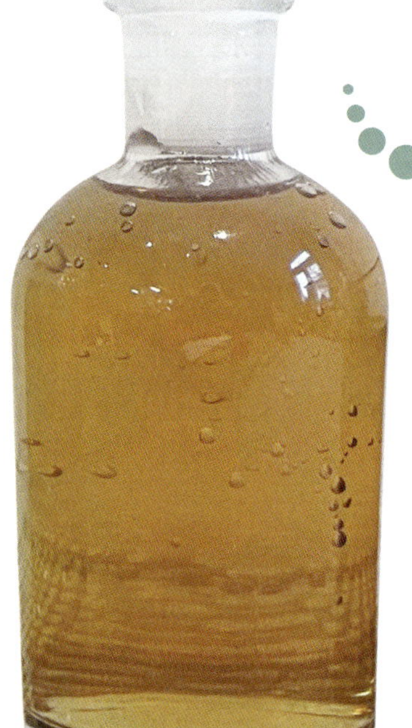
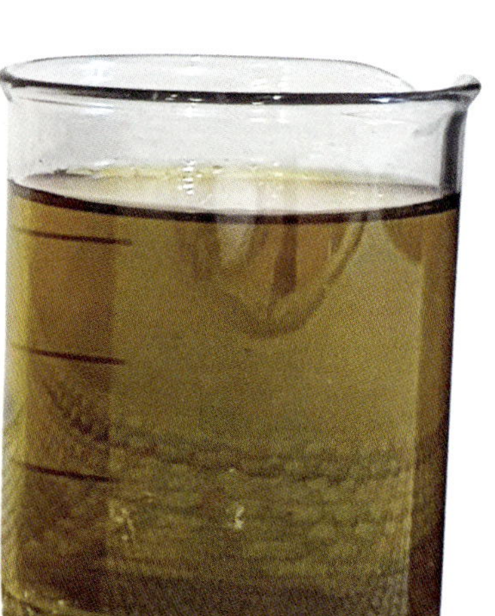

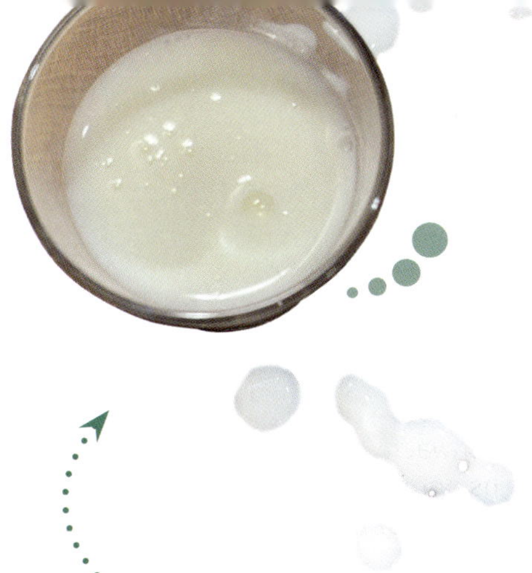

Reinigungsliquid, besonders cremig

MHD 3 Monate

Für normale und sensible Haut

Zutaten

100 ml Wasser
1 TL Rewoderm (Tensidverdicker)
½ TL Sanfteen
40 ml Glycintensid
40 ml Betain
optional: 1 TL Lecithin bei trockener Haut, wirkt rückfettend
15 Tr. ätherisches Öl nach Wahl
10 ml Zitronensaft oder
2 TL Zitronensäure

Für fettige Haut

Zusätzliche Zutaten

1 TL Allantoin mit dem Wasser auflösen
16 Tr. Bisabolol
1 EL D-Panthenol oder Aloe vera
5 Tr. Salbeiöl

Zubereitung

Das Rewoderm im Wasser in einem Wasserbad auflösen. Danach die restlichen Zutaten hinzufügen und so lange rühren, bis sich alle Zutaten aufgelöst haben. Am Ende werden die ätherischen Öle hinzugefügt.

Orchideentinktur

MHD 1 Jahr
Für ein straffes, klares Hautbild

Zutaten

15 g getrocknetes Orchideenkraut
50 ml Alkohol

Zubereitung

Das Orchideenkraut mit dem Alkohol in eine Flasche füllen. Alle Pflanzenteile müssen mit dem Alkohol bedeckt sein. 14 Tage ziehen lassen, abseihen und in eine dunkle Flasche umfüllen. Die Tinktur kann morgens und abends an den betroffenen Stellen verwendet werden und verbessert das Hautbild.

Info

Hierfür eignen sich die beiden Orchideenarten Vanille und *Dendrobium catenatum*.

Haferbad

Bei Juckreiz und entzündlichen Hauterkrankungen

Zutaten

100 g Haferstroh
2 l Wasser

Zubereitung

Das Haferstroh im Wasser aufkochen, 20 Minuten ziehen lassen und dann abseihen.
Den Sud in das warme Badewasser geben und circa 10–15 Minuten darin baden. Das Haferbad wirkt juckreizlindernd und hilft bei gereizter, schuppiger, geröteter Haut, wie zum Beispiel bei Neurodermitis. Das bereits abgekochte Haferstroh eignet sich auch für Umschläge. Ist das Haferbad für Kleinkinder, sollte die Menge des Haferstrohs halbiert werden und die Badedauer 5–10 Minuten betragen.

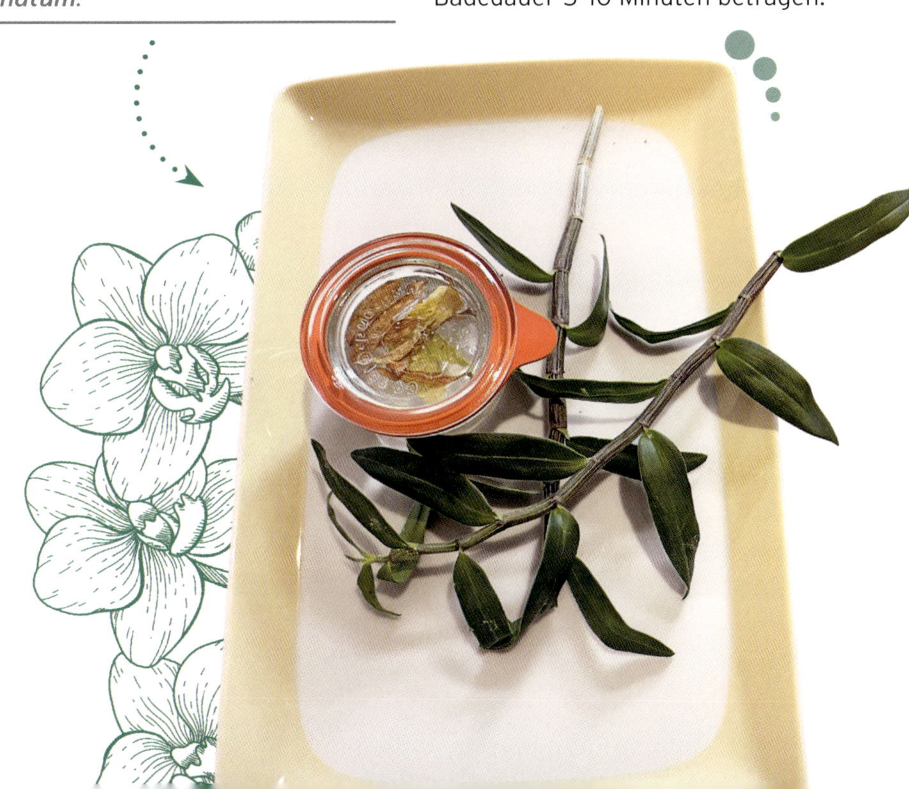

Salzzitronen

MHD 1 Jahr
Für eine gesunde Haut

Zutaten

4–6 Zitronen (unbehandelt)
6 EL Salz
4 Lorbeerblätter

Zubereitung

Die Zitronen heiß waschen und sauber machen. Diese werden geviertelt und je nach Größe in ein Weckglas gegeben. Den Boden mit Zitronenspalten bedecken, darüber Salz geben und dann wieder eine Schicht Zitronen, dann wieder Salz, zwischendurch die Lorbeerblätter hinzufügen. Eine Zitrone auspressen und den Saft in das Weckglas dazugießen. Den Rest mit kochendem Wasser auffüllen. Mindestens 4 Wochen ziehen lassen, danach abseihen.
Der Saft kann als zusätzliche Würze zum Salatdressing, zu Fisch oder Gemüse gegeben werden oder pur in einem Schnapsglas getrunken werde. Durch den hohen Anteil an Vitamin C, Calcium, Magnesium und Kalium schützt die Zitrone die Haut vor freien Radikalen und macht sie besonders zart.

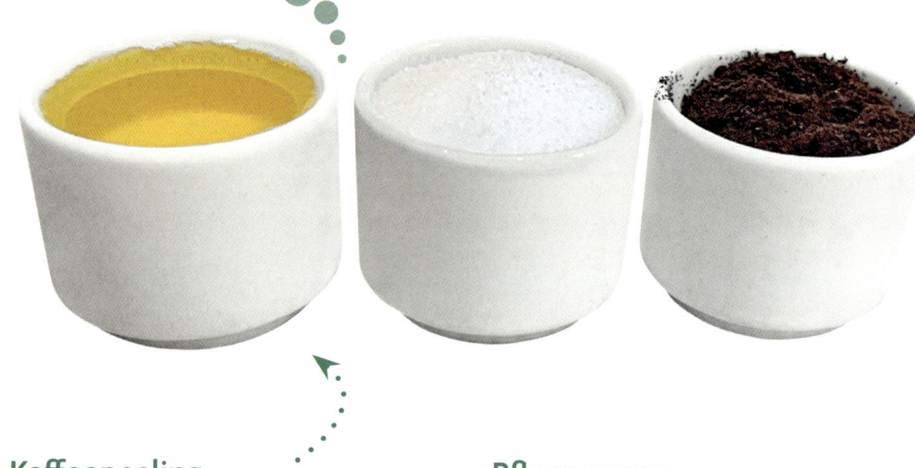

Kaffeepeeling

Erfrischt die Haut und wirkt durchblutungsfördernd

Zutaten

2 EL Kaffeepulver
2 EL Jojobaöl oder Mandelöl
2 EL feines Salz

Zubereitung

Alle Zutaten gut miteinander verrühren. Das Gesicht mit dem Peeling leicht abrubbeln, alles gut abspülen und danach mit einer Creme entsprechend pflegen. Diesem Peeling kann auch noch 1 TL Salz hinzugefügt werden, dadurch wird es etwas gröber. Es kann auch an anderen Körperregionen verwendet werden.

Pflegecreme

MHD 3 Monate

Zutaten

30 g Sheabutter
10 g Kokosöl
10 ml Jojobaöl
1 TL Wildrosenöl oder Lavendelöl
Eiswürfel

Zubereitung

Sheabutter und Kokosöl im Wasserbad schmelzen. Wenn beide Fette geschmolzen sind, die Schale aus dem Wasserbad nehmen und die restlichen Öle hinzufügen.
Das Ganze in eine große Schale mit Eiswasser stellen und so lange mit einem Schneebesen verrühren, bis eine cremige Konsistenz entsteht.
Die Pflegecreme in einen sterilen Tiegel oder ein steriles Weckglas füllen.
Die Creme ist sehr reichhaltig, daher langen kleine Mengen zum Auftragen.

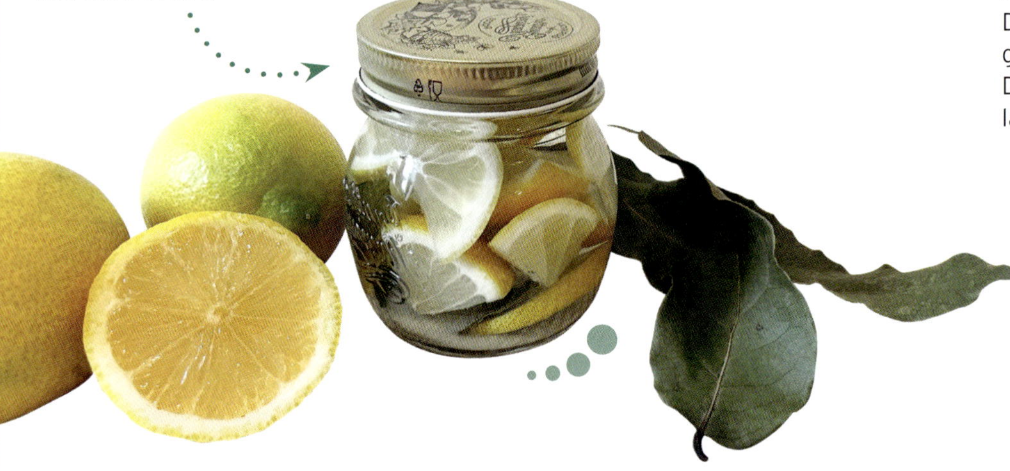

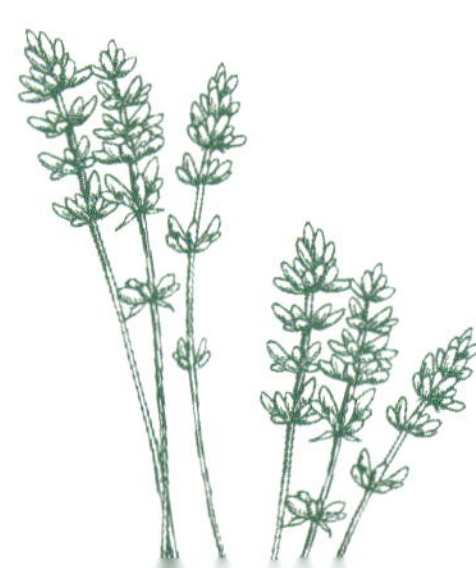

Pflegecreme für geplatzte Äderchen (Couperose)

Zutaten

25 ml Hamameliswasser
15 ml Arganöl
5 g Tegomuls
3 g Jojobawachs
15 Tr. Efeuextrakt
3 Tr. ätherisches Schafgarbenöl blau
3 Tr. ätherisches Wacholderöl

Zubereitung

Arganöl, Jojobawachs und Tegomuls im Wasserbad erwärmen, bis sich alles verflüssigt hat. Das Hamameliswasser ebenfalls in einem Becherglas erwärmen, auf dieselbe Temperatur bringen und diese dann zusammenmischen. Danach können alle weiteren Zutaten der Emulsion hinzugefügt werden.

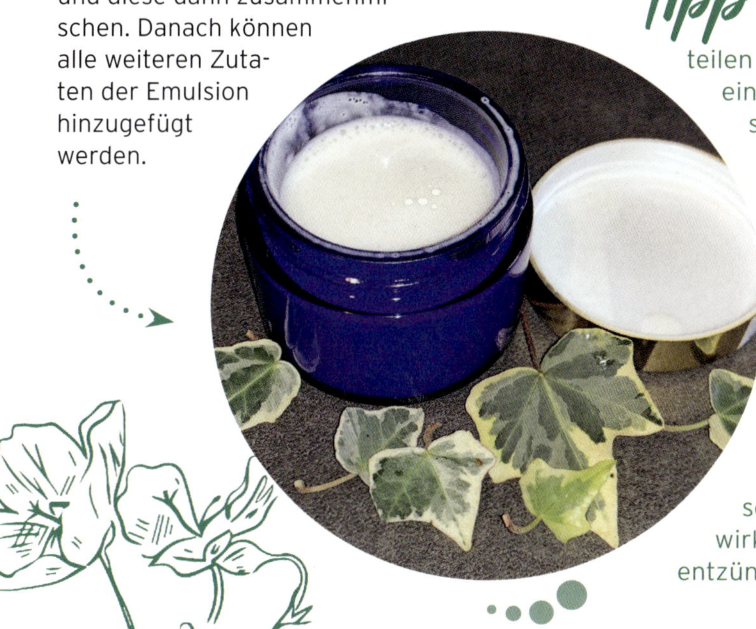

Malvenöl

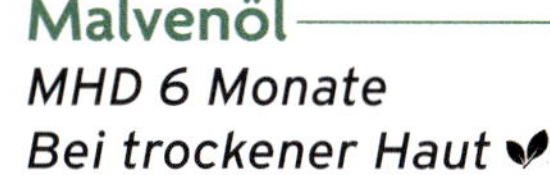

MHD 6 Monate
Bei trockener Haut

Zutaten

6 Malvenblüten und -blätter
250 ml Mandelöl

Zubereitung

Alle Pflanzenteile müssen mit dem Öl bedeckt sein. 4 Wochen ziehen lassen, abseihen und in eine dunkle Flasche umfüllen. Das Öl kann morgens und abends an den betroffenen Stellen verwendet werden und es verbessert das Hautbild.

Tipp Aus den abgeseihten Pflanzenteilen kann man auch einen Malvenbreiumschlag machen und diesen bei Wunden, Hautentzündungen oder Narben auflegen. Den Umschlag kann man 1–2 Stunden oder über Nacht auf der betroffenen Stelle einwirken lassen. Der Malvenbrei wirkt wundheilend und entzündungshemmend.

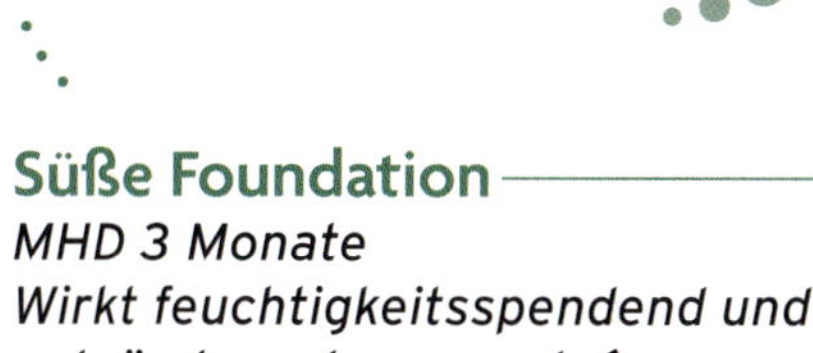

Süße Foundation

MHD 3 Monate
Wirkt feuchtigkeitsspendend und entzündungshemmend

Zutaten

35 g Kakaobutter
20 ml Mandelöl (bei normaler Haut)
20 ml Nachtkerzenöl (bei trockener Haut)
20 ml Wildrosenöl (bei reifer Haut)
7 g Bienenwachs (alternativ 5 g Beerenwachs oder 4 g Carnaubawachs)
11 g Zinkoxid
4 Tr. Vitamin E
1 TL Kakaopulver
1 Msp. Zimtpulver

Zubereitung

Die festen Stoffe im Wasserbad schmelzen, danach das Öl hinzufügen. Zinkoxid und Kakaopulver mit dem Zimt durch ein feines Sieb sieben und miteinander vermischen. Die Pudermischung mit einem Spatel (kein Silber) langsam unterrühren. So lange das Kakaopulver hinzufügen, bis der gewünschte Farbton erreicht ist. Warm in einen blickdichten Tiegel abfüllen. Nach Bedarf anwenden.

Anti-Cellulite-Öl-Tropfen

MHD 6 Monate

Die Anti-Cellulite-Öl-Tropfen verbessern die Durchblutung und haben entwässernde Eigenschaften. Dies führt zu einer Stärkung des Bindegewebes, wodurch die Elastizität erhöht wird.

Zutaten

200 ml Mandelöl
8 EL Apfelessig
½ Zitrone (Bio)
5 Tr. ätherisches Zedernöl

Zubereitung

Die Zitrone auspressen und mit den restlichen Zutaten vermischen. Das Ganze gut schütteln. Das Öl morgens und abends auf die betroffenen Stellen tropfen und fest einmassieren. Die Zitrone hat eine adstringierende Wirkung und das Zedernöl wirkt Wasseransammlungen unter der Haut entgegen.

Zitronenmaske

Durch das Eiweiß wird die Haut gestrafft. Die Zitrone entfettet sie und sorgt für einen natürlichen Glanz und reinere Haut.

Zutaten

1 Zitrone (unbehandelt)
1 Eiweiß
1 EL Zitronenmelissentinktur

Zubereitung

Die Zitronenschale abraspeln und den Zitronensaft auspressen. Das Eiweiß steif schlagen und etwas von der Zitronenschale und dem Saft hinzufügen. Langsam die Tinktur unterheben. Dadurch wird der Schaum bräunlich.

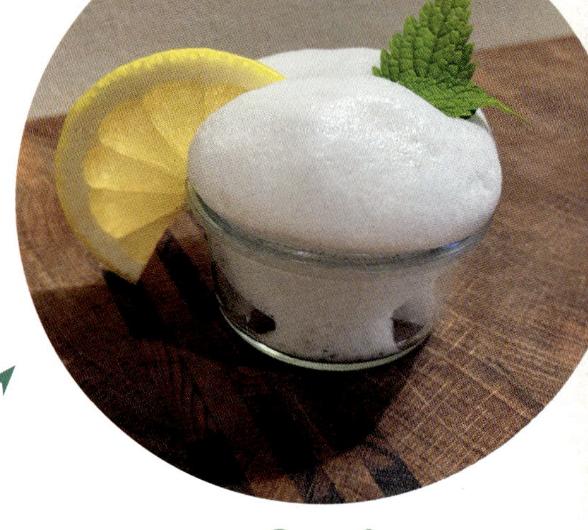

Rohrkolbensalbe

MHD 1 Jahr

Bei Abszessen und Hautentzündungen

Zutaten

2 TL Rohrkolbenpollen (die männlichen Pollen verwenden, oberer Kolbenbereich)
100 g Honig

Zubereitung

Den Pollen mit dem Honig gut vermischen. Dunkel lagern. Die Salbe auf die betroffenen Stellen auftragen, sie wirkt adstringierend, hemmt Entzündungen und unterstützt die Wundheilung.

Flexibilität und Bewegung durch einen gesunden Rücken

Unser Rücken befindet sich zwischen dem Nacken und oberhalb der Gesäßregion. Er setzt sich aus der Wirbelsäule und den extrinischen und intrinischen Rückenmuskeln zusammen. Extrinische Rückenmuskeln sind Muskeln, die außerhalb des Rückens liegen und den Rücken somit indirekt unterstützen. Dabei handelt es sich um Muskeln, die mit anderen Körperteilen, wie den Armen, den Schulten oder dem Nacken, verbunden sind. Bei den Intrinischen Rückenmuskeln handelt es sich um Muskeln, die sich direkt im Rückenbereich befinden und für die Unterstützung und Stabilisierung der Wirbelsäule verantwortlich sind. Der Rücken ist so konzipiert, dass er viele schützende Funktionen einnimmt: Er beherbergt das Rückenmark und hilft dabei, den Körper und den Kopf aufrecht zu halten, die Atmung wird unterstützt und das Tragen des eigenen Körpergewichts. Zudem unterstützt er die Bewegungen der oberen und unteren Extremitäten.

Die Wirbelsäule ist das knöcherne Gerüst des Rückens und ist wie eine Kette aufgebaut, welche aus 33 Wirbeln und den dazwischenliegenden Gelenken besteht. Das so genannte Achsenskelett bildet sich mit dem Schädel und dem Brustkorb. Die Wirbelsäule wird zusätzlich unterstützt durch zahlreiche Bänder, Sehnen und Muskeln, die ihr Halt geben und Flexibilität und Bewegungsfreiheit verleihen. In der Mitte der Wirbelsäule befindet sich der Spinalkanal (*Foramen vertebrale*), hierdurch läuft das Rückenmark. Bei den 33 Wirbeln handelt es sich um 7 Halswirbel, welche im Nackenbereich sitzen, 12 Brustwirbel im Thoraxbereich, 5 Lendenwirbel im unteren Rücken und 5 Sakralwirbel, dazu kommen 3–5 Steißbeinwirbel. Manchmal sind Kreuzbein und Steißbein miteinander verwachsen, deswegen gibt es hier diese Abweichung. Jeder Wirbel ist aus mehreren Teilen zusammengesetzt: dem Wirbelkörper (*Corpus vertebrae*), einem Wirbelbogen (*Arcus vertebrae*) und drei Fortsätzen (*Processus vertebrae*). Bei dieser Konstruktion trägt der Wirbelkörper die Hauptlast. Der Bogen ist durch seine Fortsätze (*Pediculus arcus vertebrae*) mit dem Wirbelkörper verbunden, zusammen bilden die beiden Einheiten das *Foramen vertebrale*. Grundsätzlich haben alle Wirbel den gleichen Aufbau, jedoch besitzen sie kleine, feine Unterschiede bezüglich ihrer Gruppe und dem Aussehen ihrer Fortsätze je nach funktionellem Einsatzgebiet.

Die Wirbel sind untereinander durch die Gelenke miteinander verbunden. Dazu zählen die Bandscheiben, welche im Inneren aus einem gallertartigen Kern der Bandscheibe, dem *Nucleulus pulposus*, und äußerlich aus einer festen faserigen Struktur, welche als äußere Hülle dient, dem *Anulus fibrosus*, und den Wirbelbogengelenken (*Articulationes zygapophysiales*) bestehen. Sie helfen, Stöße zu absorbieren.

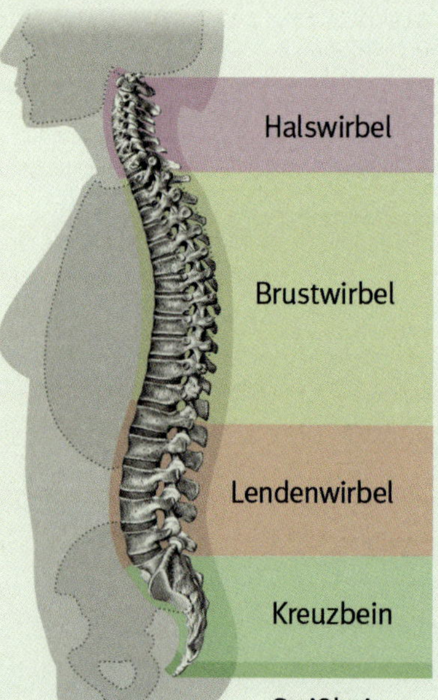

Wirbelkörper des Menschen

Die Verbindung zwischen der Wirbelsäule und der Schädelbasis wird durch zwei Kopfgelenke hergestellt. Dabei handelt es sich um das Atlantookzipitalgelenk (*Articulatio atlantooccipitalis*) und das Atlantoaxialelenk (*Articulatio atlantoaxialis*). Zuletzt gibt es noch die Rippengelenke (*Articulationes costovertebrales*), die die Rippen durch eine Verbindung zwischen jeder einzelnen Rippe und deren benachbarten Brustwirbeln am Brustkorb verankern. Diese spezielle Art von Gelenken ist auf allen Thoraxebenen vorhanden. Auch hier gibt es individuelle Unterschiede.

Jedoch wirken auf alle Gelenke die Rückenmuskeln, welche zu den Bewegungen der Wirbelsäule führen. Dazu gehören Beugungen, Streckungen, Rotationen und seitliche Bewegungen. Durch die Bänder sind all diese Bewegungen stabilisiert und geschützt. Es gibt ein vorderes und ein hinteres Längsband, welches sich über die gesamte Länge der Wirbelsäule durchzieht. Weitere spezialisierte Bänder unterstützen die Zwischenwirbelgelenke und die Kopfgelenke. Die Rückenmuskulatur wird in oberflächliche (*extrinische*) und tiefe (*intrinische*) Muskulatur eingeteilt. Die extrinische Muskulatur kommt bei Bewegungen der Schulter zum Einsatz und unterstützt zusätzlich die Atmung. Die tiefen Rückenmuskeln haben ausschließlich Einfluss auf die Gelenke der Wirbelsäule.

Oft werden unsere Bandscheiben in Mitleidenschaft gezogen, wofür es etliche Auslöser gibt, wie zu langes Sitzen, Übergewicht, falsches Belasten, aber auch Flüssigkeits- und Vitaminmangel können zu einem Schaden führen. Bei einem Schaden quillt der gallertartige Kern der Bandscheibe sozusagen durch das Bindegewebe hervor. Dabei kann es dazu kommen, dass ein benachbarter Nerv (Spinalnerv) abgedrückt oder eingeklemmt wird, was zu einem starken Schmerz an der betroffenen Stelle führt. Dieser Vorgang wird dann als Bandscheibenvorfall bezeichnet.
Weitere alltägliche Ursachen für Rückenschmerzen können Falschbelastungen darstellen, wie das einseitige Tragen von Handtaschen, was zu akuten Verspannungen führen kann, oder das tägliche Tragen von Absatzschuhen. Je höher die Ferse beim Laufen ist, desto stärker wird das Becken nach vorne gekippt, was wiederum zu einem Hohlkreuz führt und somit den Nacken und den oberen Rücken stark in Mitleidenschaft ziehen kann.
Das Pendant zum Rücken ist unser Brustkorb (*Thorax*). Dieser wird nach hinten hin von der Wirbelsäule, wie oben beschrieben, begrenzt und nach vorne vom Brustbein (*Sternum*) und seitlich von 12 Rippen. Nach unten hin ist er vom Zwerchfell abgegrenzt. Im Inneren sind die Pleurahöhlen.
Es gibt verschiedene Brustkorbformen, stark gewölbt bis hin zu flach, schmal und länglich. Besonders im Alter wird der Brustkorb flacher, da die Atmung mehr in eine Bauchatmung übergeht. Der Thorax ist im oberen Teil des Rumpfes angesiedelt, beinhaltet die Organe der Brusthöhle und dient auch als deren Schutz. Dazu gehören das Herz, die Lunge, die Luftröhre, die Speiseröhre sowie viele große Gefäße. Der Brustkorb ist ein in sich elastisches Konstrukt, das durch Muskeln, welche zwischen den einzelnen Rippen liegen, die Atmung ermöglichen. Die Muskeln im Innenraum senken die Rippen und verkleinern den Brustraum dementsprechend, dies ermöglicht das Ausatmen. Auf der Außenseite des Brustkorbs heben die entsprechenden Muskeln den Brustkorb an, was wiederum das Einatmen ermöglicht.

Beim Zwerchfell handelt es sich um eine sehr dünne Muskelplatte, welche die Brusthöhle von der Bauchhöhle abgrenzt. Das Zwerchfell unterstützt den Atemvorgang zusätzlich. Es zieht sich beim Einatmen zusammen, was bewirkt, dass sich die Bauchorgane nach außen wölben, und beim Ausatmen wird der Vorgang umgekehrt.

Der Brustkorb kann die verschiedensten Traumata aufweisen, wie Rippenbrüche, die wiederum die Lunge verletzen können und zu einem Pneumothorax (Lungenkollaps) führen können, oder diverse Fehlbildungen, wie die Hühnerbrust (*Pectus carinatum*) oder die Trichterbrust (*Pectus excavatum*), welche zu Atemproblemen führen können oder sogar zu einer Verlagerung des Herzens. Im Alter kommt es öfters durch die Wirbelsäule zu Verkrümmungen, was dann auch zu einer erschwerten Atmung führen kann.

Rückenschmerzensalbe

MHD 6 Monate
Besonders gut geeignet bei Nackenverspannungen

Zutaten

30 g Lanolin
10 g Kakaobutter
20 g Olivenöl
15 g Johanniskrautöl
10 Tr. ätherisches Lavendelöl
5 Tr. ätherisches Lorbeeröl
5 Tr. ätherisches Thymianöl
5 Tr. ätherisches Pfefferminzöl

Zubereitung

Alle Zutaten im Wasserbad erwärmen und schmelzen, beim Abkühlen die ätherischen Öle hinzufügen. Die Salbe warm abfüllen und erst verschließen, wenn diese erkaltet ist.
Die Salbe nach Bedarf mehrmals täglich auf die Verspannungen auftragen und einreiben.

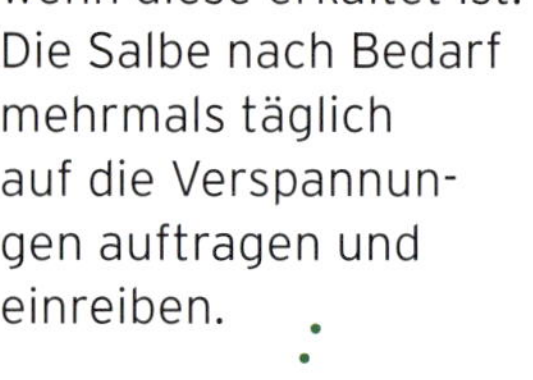

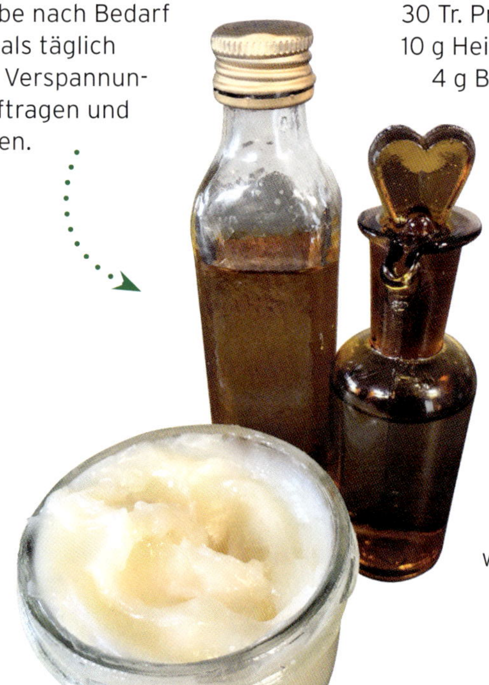

Brustpflege mit Heilerde

MHD 6 Monate
Hilft bei leichtem Husten

Zutaten

50 ml Olivenöl
30 Tr. Propolistinktur
10 g Heilerde
4 g Bienenwachs (alternativ 3 g Beerenwachs oder 2 g Carnaubawachs)

Zubereitung

Alle Zutaten im Wasserbad erwärmen, so lange köcheln lassen, bis das Gemisch zum Balsam wird. Diesen noch heiß abfüllen und den Tiegel erst verschließen, wenn dieser erkaltet ist. Der Balsam kann mehrmals täglich erbsengroß auf den betroffenen Stellen eingerieben werden.

Senfauflage bei starken Verspannungen

Die Wärme, die von dem Wickel ausgeht, löst die Verspannung, lindert den Schmerz und fördert die Durchblutung

Zutaten

25 g Senfkörner
25 g Mehl
3–5 EL warmes Wasser

Zubereitung

Die Senfkörner mahlen und mit dem Mehl vermischen. Mit 3–5 EL warmem Wasser zu einem Brei verarbeiten. Den Brei in ein Baumwoll- oder Leinentuch geben. Etwas abkühlen lassen und das warme Tuch auf die betroffene Stelle legen. Durch den Senf kommt es zu einem Prickeln auf der Haut, es sollte jedoch nicht brennen. Ist die Auflage zu mild, kann nach Belieben mehr Senfmehl verwendet werden. Jedoch sollte sie nicht zu stark sein, da es ansonsten zu Verbrennungen kommen kann.

Thymian-Anis-Sirup gegen Bronchitis

MHD 1 Jahr
Gegen Husten und Bronchitis

Zutaten
5 g getrocknetes Thymiankraut
5 g Anissamen
250 g Honig
150 ml Wasser

Zubereitung
Die Pflanzenteile mörsern und mit dem Wasser bei geringer Hitze für 15 Minuten köcheln lassen. Langsam den Honig hinzufügen und weitere 10 Minuten bei niedriger Temperatur (37–40 °C) köcheln lassen. In ein verschließbares Gefäß umfüllen und 2–3 Tage ziehen lassen, danach erneut erwärmen und dann abseihen. Den Sirup kühl und dunkel, am besten im Kühlschrank, lagern.

Hexenschuss-Ade-Salbe

MHD 6 Monate
Die Salbe ist schmerzlindernd und muskelentkrampfend

Zutaten
50 ml Johanniskrautöl
30 Tr. Propolistinktur
4 g Bienenwachs (alternativ 3 g Beerenwachs oder 2 g Carnaubawachs)

Zubereitung
Alle Zutaten im Wasserbad erwärmen, so lange köcheln lassen, bis das Gemisch zu Salbe wird. Diese noch heiß abfüllen und den Tiegel erst verschließen, wenn diese erkaltet ist.
Die Salbe kann mehrmals täglich erbsengroß an den betroffenen Stellen eingerieben werden.

Kräutertee

Hilft gegen Rückenschmerzen

Zutaten
15 g Weidenrinde
10 g Brennnesselblätter
10 g Löwenzahnwurzel
5 g Eschenblätter
10 g Wacholderbeeren
250 ml Wasser

Zubereitung
Alle Kräuter gut miteinander vermischen. 1 EL auf 250 ml kochendes Wasser verwenden und 5–8 Minuten ziehen lassen. Den Tee über 3 Tage 3-mal täglich frisch zubereitet trinken.

Kartoffel bei Verspannungen

Spendet Wärme, lindert somit den Schmerz und soll die Verspannungen lösen

Zutaten
4 Kartoffeln (weichgekocht)

Zubereitung
Die heißen Kartoffeln zerdrücken und in ein Baumwoll- oder Leinentuch geben. Etwas abkühlen lassen und das warme Tuch auf die betroffene Stelle legen. Bevor die Kartoffel komplett erkaltet ist, das Tuch entfernen.
Durch die Enzyme in der Kartoffel wird der Muskel natürlich entspannt, die Durchblutung wird gefördert und hilft zusätzlich dabei, die Verspannung zu lösen.

Cayenne-Wärme-Pflaster

Wärmt angenehm und wirkt dadurch schmerzlindernd.

Zutaten
15 g Cayennepfeffer
20 ml Olivenöl

Zubereitung
Den Cayennepfeffer leicht zerstoßen und mit dem Öl vermischen. Das Gemisch auf ein Leinentuch geben und auf die betroffene Stelle legen. Das Cayennepulver wärmt angenehm und wirkt schmerzlindernd. Das Ganze 30–60 Minuten einwirken lassen. Es kann zu einer Rötung der betroffenen Hautstelle kommen.

Achtung!
Nach dieser Anwendung sehr gut die Hände waschen.

Zitronenbadebombe (8 Stück)

Lockern die Muskeln, helfen bei Verspannungen, sind revitalisierend, ein Frische-Kick

Zutaten

160 g Natron
2 EL Zitronensäure
4 Tr. ätherisches Grapefruitöl
4 Tr. ätherisches Zitronenöl
4 Tr. ätherisches Limettenöl
4 TL Mandelöl oder Jojobaöl
2 TL gehackte Blütenbätter nach Wahl (Ringelblumenblüten, Lavendel, Sonnenblumenblüten usw.)

Zubereitung

Das Natron mit der Zitronensäure vermengen und die Öle auf die Mischung träufeln. Alles gut miteinander vermischen. Jetzt können die Blütenblätter hinzugegeben werden. Die Mischung kann pulvrig ins Badewasser gegeben werden oder in Formen gepresst werden.

Tipp Für eine leichte Färbung der Kugeln kann je 1 EL Kurkuma, Tonerde, Spirulina oder vieles mehr hinzugefügt werden.

Johanniskrautöl gegen Rückenschmerzen

MHD 6 Monate
Bei Verspannungen, Prellungen und Rückenschmerzen

Zutaten

15 g getrocknetes Johanniskraut mit Blüten
50 ml Olivenöl

Zubereitung

Die Pflanzenteile mit dem Öl übergießen und 3 Wochen verschlossen an einen warmen Ort stellen und ziehen lassen, danach abseihen. Das Öl sollte jetzt eine rötliche Farbe bekommen haben, ansonsten noch eine Woche ziehen lassen. Die betroffenen Stellen mit dem Öl einreiben oder einen Wickel machen. Das so genannte Rotöl wärmt die betroffenen Körperregionen, wirkt heilend und entzündungshemmend. Die Pflanzenteile können von Mai bis August gesammelt werden.

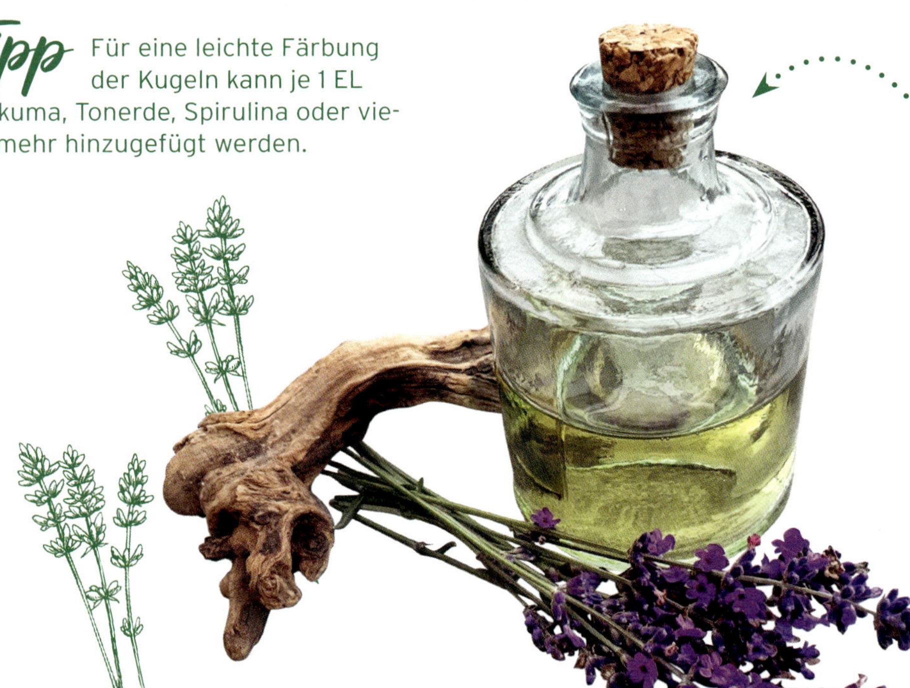

Spitzwegerichtee

Hilft bei festsitzendem Husten, entkrampfend, fiebersenkend, entzündungshemmend, auswurffördernd

Zutaten

3 EL Spitzwegerich
3 EL Thymian
2 EL Lindenblüten
2 EL Kamillenblüten
250 ml Wasser

Zubereitung

Alle Kräuter gut miteinander vermischen. 2 EL auf 250 ml kochendes Wasser verwenden und 5–10 Minuten ziehen lassen. Den Tee über 3 Tage 3-mal täglich frisch zubereitet trinken.

Lavendel-Massageöl

MHD 6 Monate
Bei Verspannungen und Rückenschmerzen

Zutaten

15 g getrocknete Lavendelblüten
50 ml Mandelöl oder Reiskeimöl
5 Tr. ätherisches Kamillenöl
2 Tr. ätherisches Rosenöl

Zubereitung

Die Pflanzenteile mit dem Öl übergießen und 3 Wochen verschlossen an einen warmen Ort stellen und ziehen lassen, danach abseihen. In eine verschließbare Flasche umfüllen. Nach dem Duschen leicht in die Haut einmassieren, das Öl wirkt beruhigend und hilft, Verspannungen zu lösen.

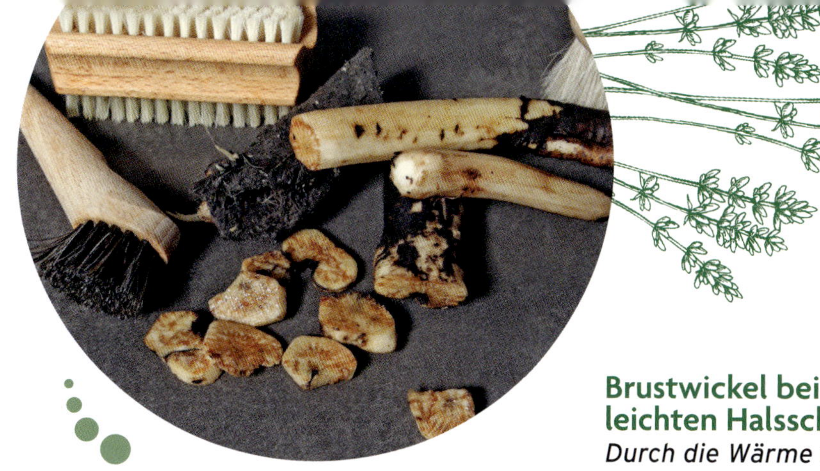

Beinwellwickel bei Prellungen

Hilft bei Verstauchungen, Prellungen, Quetschungen, Entzündungen und Zerrungen

Zutaten

frische Beinwellwurzeln

Zubereitung

Die Wurzeln reinigen und klein schneiden. Im Mörser zu Brei schlagen und auf die betroffene Stelle auflegen, im Anschluss in ein Baumwolltuch einschlagen. Nur auf intakte Haut legen. Ansonsten kann es zu Leberschädigungen kommen. Den Umschlag 15–20 Minuten einwirken lassen.

Brustsalbe gegen Erkältung

MHD 6 Monate
Lindert Erkältungssymptome, erleichtert das Durchatmen und wirkt beruhigend.

Zutaten

250 ml Olivenöl
100–150 g Lärchenpech
15 g Bienenwachs (alternativ 12 g Beerenwachs oder 8 g Carnaubawachs)

Zubereitung

Das Olivenöl im Wasserbad erwärmen und darin das Lerchenpech köcheln lassen, bis dieses sich aufgelöst hast. Daraufhin abseihen und anschließend das Wachs hinzufügen und so lange köcheln lassen, bis das Gemisch zu Salbe wird. Diese noch heiß abfüllen und den Tiegel erst verschließen, wenn diese erkaltet ist.

Bronchitis-Balsam

MHD 1 Jahr
Verschafft Linderung bei Husten

Zutaten

20 g Kokosöl
5 ml Calendulaöl
5 ml Johanniskrautöl
15 g Sheabutter
12 Tr. ätherisches Latschenkieferöl
10 Tr. ätherisches Lavendelöl
8 Tr. ätherisches Ysopöl
7 Tr. ätherisches Minzöl
6 Tr. ätherisches Myrrheöl
5 Tr. ätherisches Benzoe-Siam-Öl

Zubereitung

Das Kokosöl mit den Ölen und der Sheabutter im Wasserbad schmelzen. Nach leichtem Abkühlen können die ätherischen Öle unter ständigem Rühren hinzugefügt werden.
Abfüllen, aber den Tiegel erst schließen, wenn der Balsam erkaltet ist.

Brustwickel bei Husten und leichten Halsschmerzen

Durch die Wärme wird die Durchblutung angeregt, besonders im Bereich des Brustkorbes, zusätzlich lösen die Dämpfe der ätherischen Öle den Schleim, der in den Bronchien festsitzt. Die Wickel helfen auch bei krampfartigem Husten.

Zutaten

20 ml Johanniskrautöl
3 Tr. ätherisches Latschenkieferöl
5 Tr. ätherisches Lavendelöl
2 Tr. ätherisches Kiefernnadelöl
2 Tr. ätherisches Kampferöl

Zubereitung

Das Johanniskrautöl erwärmen und die ätherischen Öle hinzufügen. Das Ganze auf ein Baumwolltuch gießen. Dieses dann auf die Brust legen und ein Handtuch darüber wickeln. 20–30 Minuten einwirken lassen.

Achtung!
Nicht für Kinder und Schwangere geeignet.

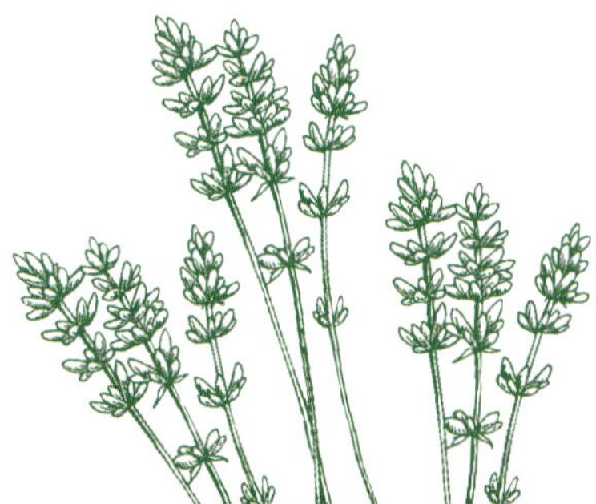

Das Herz – ein besonderer Muskel

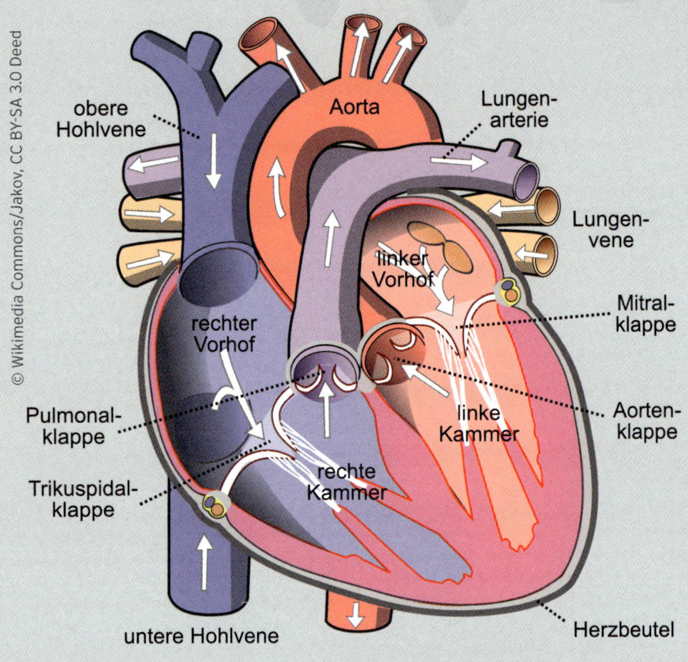

Aufbau des menschlichen Herzens

Das Herz ist ein großer hohler Muskel und hat die Aufgabe, Blut durch das Gefäßsystem zu pumpen. Das Herzkreislaufsystem besteht aus drei Teilen: dem Herz, den Arterien und den Venen.

Beide Herzhälften sind in einem Kreislauf hintereinandergeschaltet, somit müssen ihre Minutenvolumina entsprechend aufeinander abgestimmt sein.

Das Herz besteht insgesamt aus vier Herzhöhlen. Diese sind in zwei Hälften aufgeteilt, die rechte und die linke Herzhälfte. Jede Herzhälfte besteht aus einem Vorhof (*Atrium*) und einer Kammer (*Ventrikel*). Diese Herzhöhlen sind durch Herzklappen voneinander getrennt, sie sind für die Pumpfunktion und die Regulierung des Blutflusses zuständig. Die rechte Herzhälfte ist für den kleinen Kreislauf, den Lungenkreislauf zuständig. Der rechte Vorhof sammelt sauerstoffarmes Blut und leitet dieses in den rechten Ventrikel. Das Blut gelangt so in die Lungenarterie und kann dann so in der Lunge Sauerstoff aufnehmen. Das sauerstoffreiche Blut wird zurück zur rechten Herzhälfte transportiert. Bei der linken Herzhälfte handelt es sich um den großen Kreislauf dieser wird auch Körperkreislauf genannt. Hier wird das sauerstoffreiche Blut, welches aus den Lungen kommt, im Vorhof gesammelt und in den linken Ventrikel weitergeleitet.

Das sauerstoffreiche Blut strömt von der linken Herzkammer in die aufsteigende Aorta. Dort haben die Kranzarterien Ihren Ausgang. Weiter geht es zum aufsteigenden Aortenbogen, dies ist der zweite Abschnitt der Hauptarterie. Hier wird das Gehirn durch eine Abzweigung zur Halsschlagader mit Sauerstoff versorgt. Die absteigende Aorta versorgt die anderen Körperregionen mit sauerstoffreichem Blut, hierzu zählen auch die Nieren, der Magen-Darm-Trakt, die Arme und Beine. Von der äußeren Beckenarterie trennt sich die Oberschenkelschlagader ab, welche das komplette Gesäß versorgt. Zusätzlich trennt sich die Oberschenkelarterie von der Beckenarterie ab, welche zu den Füßen verläuft.

Die Herzklappen zwischen den Vorhöfen und den Ventrikeln, sowie die Klappen zwischen den Ventrikeln und den großen Arterien, sind dazu da, den Blutfluss des Körpers in die richtige Richtung zu lenken, sodass das Blut nicht in die falsche Richtung zurückfließt.

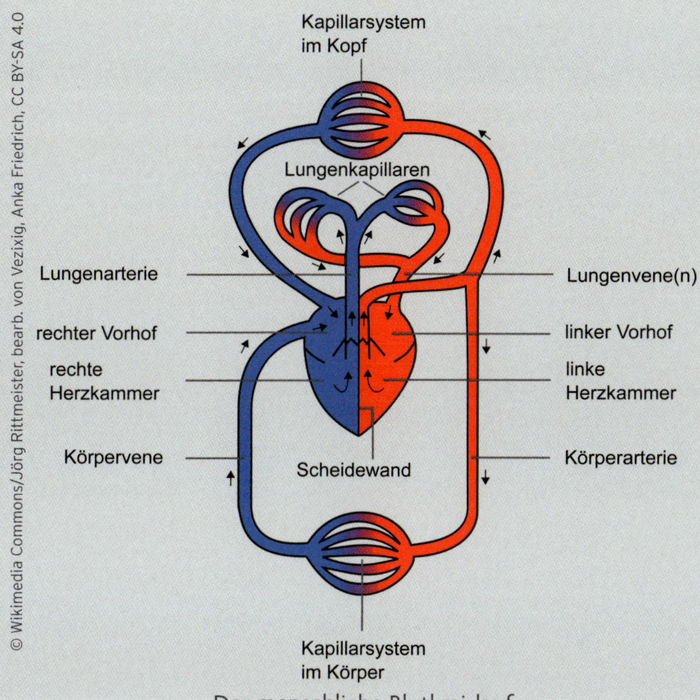

Der menschliche Blutkreislauf

Das Blut zirkuliert in 60 Sekunden einmal durch unseren Körper. Das mit Sauerstoff angereicherte Blut strömt durch die Arterien, welche sehr dickwandig sind, um so dem Druck, den das Herz erzeugt, standhalten zu können. Das sauerstoffarme Blut fließt durch die Venen zum Herzen zurück, sie sind dünnwandig und besitzen kleine Ventile, um ein Zurückfließen des Blutes zu verhindern.

Venen und Arterien sind durch hauchfeine Blutgefäße, den Kapillaren, miteinander verbunden. Sie durchziehen das gesamte Gewebe und leiten die Nährstoffe und den Sauerstoff weiter, tauschen diesen gegen das Kohlendioxid aus und entsorgen Abfallprodukte. Auf dem Rückweg vom Blut fließt das sauerstoffarme Blut über Venolen in die Oberschenkelvene und von da aus über die untere Hohlvene zurück zum Herzen. Hier trifft es an der rechten Herzseite ein und wird über die Pulmonalarterie zur Lunge weitergeleitet. Hier findet der Austausch von Kohlendioxid gegen frischen Sauerstoff statt. Durch die linke Lungenvene, welche zum Herzen führt, beginnt das Kreislaufsystem von Neuem.

Besonders bei Erkrankungen, die nur einen Teil des Herzapperates betreffen, ist der betroffene Bereich immer ausschlaggebend für die Gesamtfunktion des Herzens.

Herzklappen können auf zwei Arten krankhafte Fehlfunktionen aufweisen. Zum einen eine Insuffizienz, welche die Folge eines unvollständigen Verschlusses ist, oder einer Stenose. Bei einer Stenose handelt es sich um eine Verengung eines Körperteils oder einer Öffnung, in diesem Fall kann es zu einer eingeschränkten Herzfunktion mit Symptomen, wie Atemnot, Müdigkeit und Brustschmerzen, kommen. Bei einer Insuffizienz fließt das Blut entgegen der physiologischen Richtung, sozusagen zurück in die Kammer, vom Ventrikel zurück in den Vorhof. Somit kommt es zu einer erhöhten Volumenbelastung des Herzens, welche zur Folge hat, dass das Blut, welches bereits durch den Kreislauf gepumpt worden ist, erneut den Zyklus durchlaufen muss. Bei einer zu großen Belastung des Herzmuskels kann es zu einem Blutstau in den Extremitäten oder auch in der Lunge kommen. Durch diese Überbelastung der Herzklappen kann es zu einer Deformierung der Klappen kommen, woraus eine Stenose entstehen kann, die zur Folge hat, dass ein stark erhöhter Druck aufgewendet werden muss, um das Blut im Körper weiter zu pumpen. Dadurch verwendet der Hohlmuskel so viel Energie, dass dieser sich dadurch unnatürlich vergrößert. Dies ist bis zu einem gewissen Punkt kein Problem, jedoch benötigt das vergrößerte Organ auch mehr Sauer-

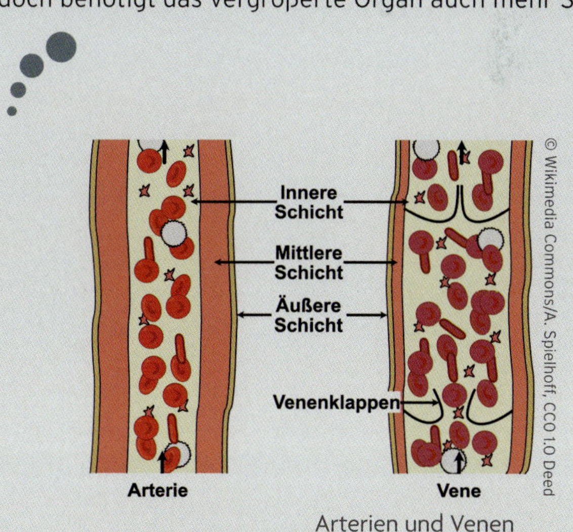

Arterien und Venen

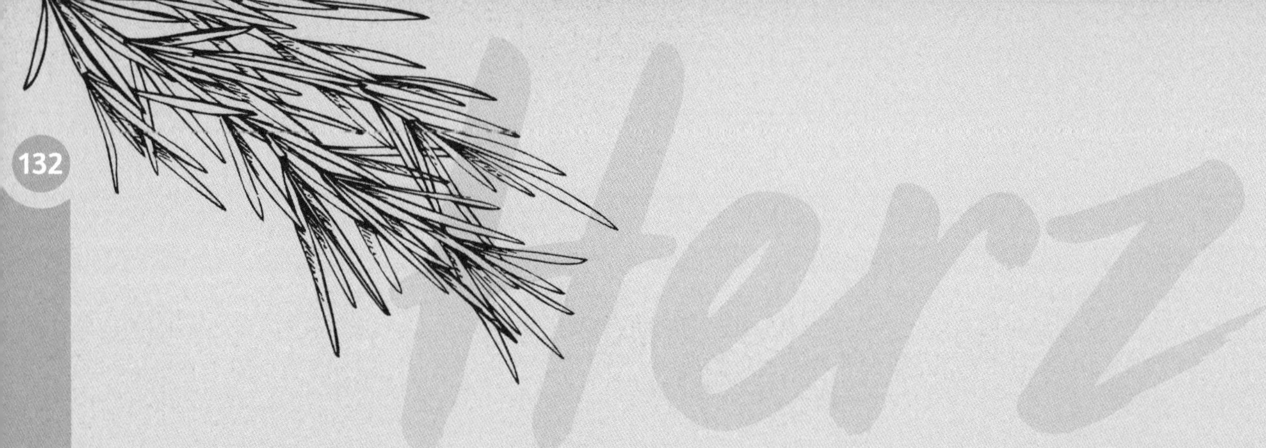

stoff. Kommt es diesbezüglich zu einer Unterversorgung, wird auch von einer Ischämie gesprochen. Am Anfang kann es dadurch zu einer verminderten Belastbarkeit kommen, einer Luftnot oder Brustschmerzen. Im schlimmsten Verlauf kann dies jedoch zu einem Infarkt oder einer Gewebsnekrose führen.

Das Herz versorgt alle Organe über das Blut mit Sauerstoff und Nährstoffen. Zusätzlich filtert es Abfallprodukte aus. Kohlendioxid wird zur Lunge geleitet und alle anderen Stoffe werden über Leber oder Niere vom Körper ausgeschieden. Im Ruhezustand schlägt das Herz circa 70-mal pro Minute, was auch als Herzfrequenz bezeichnet wird. Pro Herzschlag werden dabei in etwa 70 ml Blut ausgeworfen. Damit kann man das Herzzeitvolumen berechnen, welches somit 5 Liter pro Minute beträgt. Unser Kreislauf ist je nach Bedarf anpassungsfähig und variiert. Bei Ruhephasen sinkt die Herzfrequenz und bei sportlichen Aktivitäten steigt sie wieder an. Sie können Ihren Herzschlag manuell überprüfen, indem Sie mit einem Finger auf die Innenseite Ihres Handgelenks drücken oder an den Hals links von der Luftröhre. Dadurch erfühlen Sie den Puls an der Radialarterie oder der Halsschlagader.

Herz und Blutgefäße reagieren auf ihre Umwelt, bei Kälte verengen Sie sich, um einen Körperwärmeverlust zu verringern, und bei Wärme dehnen sie sich aus. Arterien und Venen kann man auch als elastische Muskelschläuche bezeichnen, durch die unser Blut gepumpt wird.

Auch das Herz benötigt so wie jeder andere Muskel auch eine Sauerstoffzufuhr, welche es durch die Herzkranzgefäße bezieht, die rund um das ganze Herz angeordnet ist. Sie besteht aus sehr feinen Arterien. Mit der Zeit können sich beispielsweise durch Cholesterin in diesen Arterien Ablagerungen an den Wänden bilden. Dadurch können die Adern langsam verstopfen, was wiederum zu einer verminderten Durchblutung führt, der Arteriosklerose. Dies kann an jeder Stelle im Körper passieren. Diese Ablagerungen werden auch Plaques genannt. Diese Plaques können von der Blutströmung mitgezogen werden und durch den gesamten Blutkreislauf wandern, bis diese sich an einer beliebigen Position ansammeln und ein Gerinnsel bilden. Dieses behindert die Blutzufuhr zum Gewebe und den entsprechenden Organen im Körper. Tritt dies im Kopf auf, handelt es sich dann um einen Schlaganfall. Beim Herzen kann es zu einer Angina Pectoris führen, einer engen Brust, sie äußert sich durch Schmerzen im Brustbereich und erschwertes Atmen. Sollte es zu einer völligen Blockade kommen, sterben durch die abgeschnittene Sauerstoffzufuhr Zellen ab, was zur Folge hat, dass ein Herzinfarkt (Myokardinfarkt) entstehen kann. Die Zellen im Herzmuskel benötigen eine durchgängige Versorgung mit Sauerstoff und Nährstoffen, die über das Blut transportiert werden. Sobald diese blockiert ist, beginnen die Herzmuskeln abzusterben. Starke Brustschmerzen, die auf den linken Arm, den Hals oder den Unterkiefer ausstrahlen, mit Symptomen, wie Atemnot, Unwohlsein oder Schweißausbrüche, sind typisch dafür. Schnellstmögliche medizinische Versorgung ist hier von größter Bedeutung.

Galgantpaste

MHD 6 Monate
Allgemeine Stärkung, hilft auch bei Verdauungsbeschwerden

Zutaten
10 g getrocknete Galgantwurzel
20 g getrockneter Oregano
30 g getrockneter Salbei
30 g getrocknete Selleriesamen
1 Msp. Weißer Pfeffer
30 g Honig

Zubereitung
Alle Zutaten pulverisieren und mit dem Honig vermengen. Alle Pflanzenteile müssen mit dem Honig bedeckt sein. Die Kräuter-Honig-Mischung kurz erwärmen, abkühlen lassen und in ein Schraubglas abfüllen. Täglich kann 1 TL, im Tee oder einem Glas Wein aufgelöst, zu sich genommen werden oder zu einem Fleischgericht gegessen werden.

Kurkuma-Seelenwärmer

Stärkt das Herz und das Immunsystem

Zutaten
1 TL gemahlene Kurkuma
1 TL gemahlener schwarzer Pfeffer
1 TL Schokoladenpulver
250 ml Wasser

Zubereitung
Die Zutaten mit heißem Wasser auffüllen und gut umrühren. Durch den Pfeffer bekommt die Schokolade eine besondere Schärfe.

Baldriantee

Für Ruhe und starke Nerven

Zutaten
2 EL Baldrianwurzel
500 ml Wasser

Zubereitung
Die Baldrianwurzeln mit dem kalten Wasser übergießen und mindestens 12 Stunden ziehen lassen. Daraufhin abseihen und erwärmen. Es können bis zu 3 Tassen am Tag getrunken werden. Der Tee kann nach Belieben mit Honig gesüßt werden.

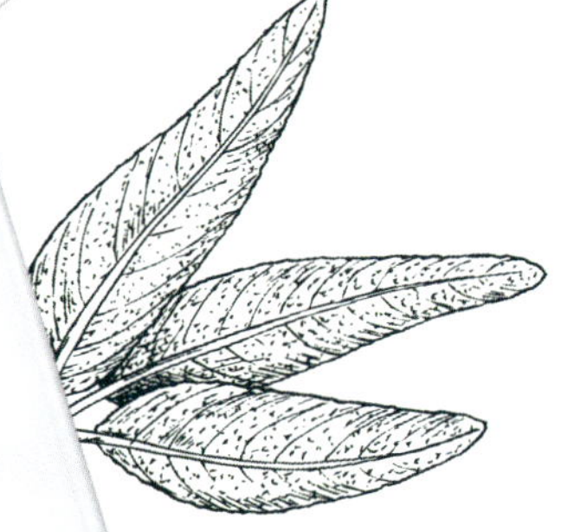

Melissen-Fußbadesäckchen

Zum Regenerieren

Zutaten
2 EL Melisse
1 EL Schafgarbe
1 EL Beinwell
1 EL Salbei
1 EL Heublumen
2 EL Meersalz

Zubereitung
Alle Zutaten in ein kleines Baumwolltuch geben. In ein heißes Wasserbad hängen und kurz ziehen lassen, bis das Wasser eine angenehme Temperatur erreicht hat. Die Füße 20 Minuten darin baden. Dieses Fußbad fördert die Durchblutung und wirkt regenerierend.

Rosmarin-Fußbad

Warme Füße und eine verbesserte Durchblutung

Zutaten
4 Zweige Rosmarin
10 Tr. ätherisches Rosmarinöl

Zubereitung
Den Rosmarin leicht mörsern oder klein hacken und gemeinsam mit dem ätherischen Öl in eine Fußwanne geben. Mit heißem Wasser auffüllen und die Füße hineinstellen, sobald das Fußbad eine angenehme Temperatur erreicht hat. 15–20 Minuten anwenden.

Achtung!
Nicht bei Thrombosen oder Venenleiden anwenden.

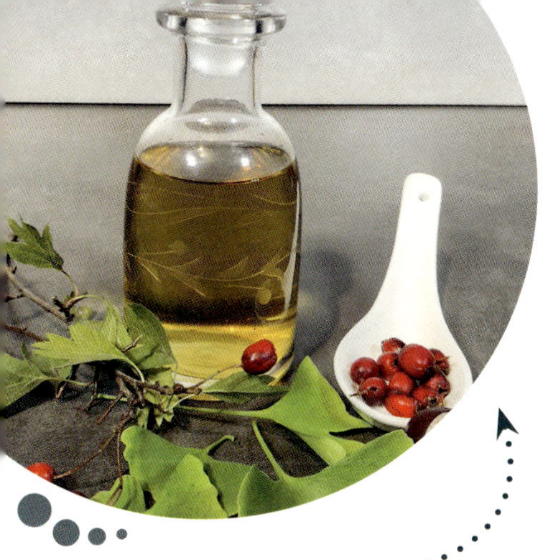

Weißdornherzelixier

MHD 1 Jahr
Zur Blutdruckregulierung und bei Schlafstörungen

Zutaten
50 g frische Rinde von einem dünnen Zweig mit circa 1 cm Durchmesser
200 ml Alkohol
50 ml Wasser

Zubereitung
Frische Rinde mit dem Wasser quellen lassen und 3 Tage ziehen lassen. Danach mit dem Alkohol übergießen und 4 Wochen verschlossen an einen warmen Ort stellen und ziehen lassen, danach abseihen. Mindestens 6 Monate stehen lassen, in eine Tropfflasche füllen und bei Bedarf 5–10 Tropfen zu sich nehmen. Die Rinde kann im Herbst gesammelt werden.

Hinweis
Schon im Mittelalter war Weißdorn für seine herzstärkende Wirkung bekannt. Die Pflanze wirkt blutdrucksenkend, schützt vor Ablagerungen in den Gefäßen und kommt sehr häufig bei Herz-Kreislauf-Problemen und Schlafstörungen zum Einsatz.

Herzwein nach Hildegard von Bingen

MHD 6 Monate
Stärkt das Herz, verbessert den Schlaf

Zutaten
10 Stängel Petersilie
2 EL Weinessig
1 l Weißwein
300 g Bienenhonig

Zubereitung
Die Petersilie klein hacken und mit dem Essig aufkochen. Danach den Honig hinzufügen, abermals aufkochen und im Anschluss 5 Minuten köcheln lassen. Alles abseihen und den Wein hinzufügen. Im Kühlschrank lagern. Zur Herzstärkung sollte 3-mal täglich ein Schnapsglas vor den Mahlzeiten eingenommen werden.

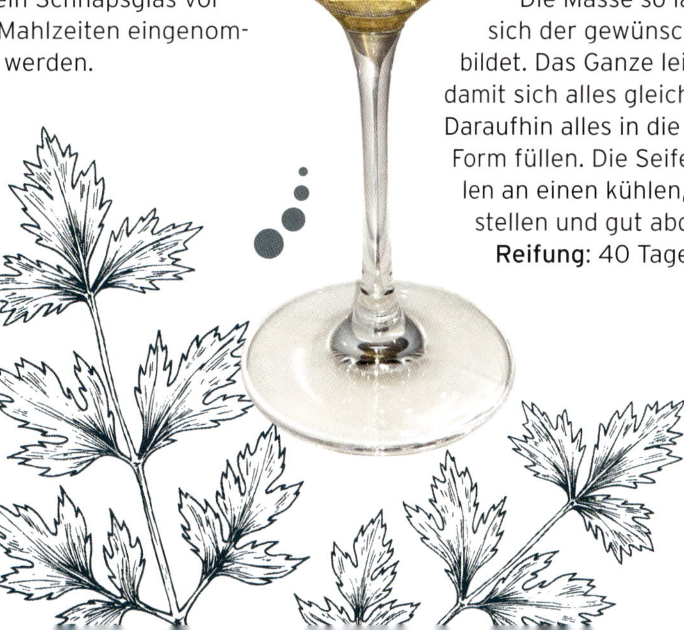

Espresso unter der Dusche – Seife

ÜF 7 %, MHD 1 Jahr
Sehr pflegend und kreislaufaktivierend, fördert die Durchblutung

Zutaten
150 g Kokosnussöl
100 g Mandelöl
50 g Rizinusöl
150 g Olivenöl
50 g Lanolin

Lauge
67,17 g NaOH
168 g Espresso (abgekühlt)

Zubereitung
Die Lauge unter Einhaltung der Sicherheitsvorgaben ansetzen und auskühlen lassen. Die festen Öle einschmelzen und die restlichen Öle dazumischen. Die abgekühlte Lauge durch ein Sieb in die flüssige Öl-Mischung gießen. Die Masse so lange rühren, bis sich der gewünschte Seifenleim bildet. Das Ganze leicht pürieren, damit sich alles gleichmäßig verteilt. Daraufhin alles in die vorbereitete Form füllen. Die Seife zum Auskühlen an einen kühlen, trockenen Ort stellen und gut abdecken.
Reifung: 40 Tage

Artischockentrank

Senkt den Cholesterinspiegel

Zutaten

Frische Artischockenblätter und -blüten

Zubereitung

Artischockenblätter und -blüten pürieren und auspressen. Den Saft in einer Flasche sammeln. Bis zu 3-mal täglich ein Schnapsglas vor den Mahlzeiten zu sich nehmen. Artischocke unterstützt die Leber und hilft zusätzlich bei der Fettverdauung.

Borretsch-Essig

MHD 1 Jahr

Beruhigt das Herz und senkt den Cholesterinspiegel

Zutaten

25 Borretschblätter
2 EL Borretschblüten
750 ml Essig

Zubereitung

Die Borretschblätter kleinhacken und die Blüten mit dem Essig aufgießen. Alle Pflanzenteile müssen mit dem Essig bedeckt sein. In eine verschließbare Flasche füllen und 2–4 Wochen an einem dunklen Ort ziehen lassen. Daraufhin abseihen. Täglich ein Schnapsglas zu sich nehmen oder zum Würzen von Speisen verwenden.

Herzgespanntinktur

MHD 1 Jahr

Bei einem nervösen Herz

Zutaten

20 g Herzgespann
100 ml Alkohol (20 Vol.-%)

Zubereitung

Die Pflanzenteile mit dem Alkohol bedecken und 14 Tage stehen lassen, danach abseihen. 1 Teelöffel pro Tag einnehmen.
Sammelzeit der Pflanze ist von Juni bis August.

Rosskastanientinktur

MHD 1 Jahr

Für eine bessere Durchblutung

Zutaten

Je 1 Teil frische Blüten, Rinde und Blätter der Rosskastanie
150 ml Alkohol (60 Vol.-%)

Zubereitung

Frische Blüten, Rinde und Blätter zu gleichen Teilen mit dem Alkohol übergießen und 10–14 Tage verschlossen an einen warmen Ort stellen und ziehen lassen, danach abseihen. In eine Tropfflasche füllen und bei Bedarf 10–15 Tropfen zu sich nehmen oder die betroffene Stelle damit einreiben.

Tee bei leichter Herzschwäche

Zur Verbesserung des Kreislaufes und zur Unterstützung der Blutdruckregulation

Zutaten

1 Teil Weißdorn
1 Teil Lavendel
1 Teil Melisse
1 Teil Ginkgo
1 Teil Herzgespann
250 ml Wasser

Zubereitung

Alle getrockneten Pflanzenteile zu gleichen Teilen mischen. 1 TL dieser Mischung mit dem kochenden Wasser übergießen und 10 Minuten ziehen lassen. Dieser Tee kann bis zu 3-mal täglich vor den Mahlzeiten getrunken werden.

Info

Nach vier Wochen muss eine Pause von zwei Wochen eingelegt werden.

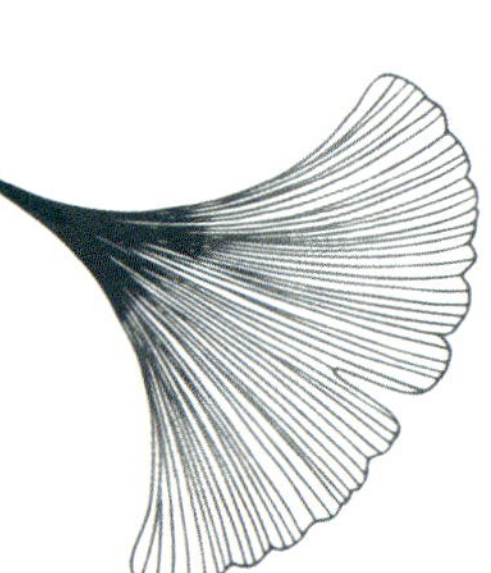

Mistel-Tinktur

MHD 6 Monate
Zur Senkung gegen Bluthochdruck

Achtung!
Vor der Anwendung bitte mit dem Arzt abklären!

Zutaten

3 TL getrocknetes Mistelkraut
2 EL getrocknete Hirtentäschel
2 TL getrocknete Weißdornblüten
1 TL getrockneter Hopfen
300 ml Apfelessig

Zubereitung

Den Apfelessig aufkochen, die Kräuter in ein hitzebeständiges Gefäß füllen und den heißen Apfelessig darübergießen. Das Ganze 4 Wochen an einem kühlen Ort aufbewahren, regelmäßig schwenken, danach abseihen.
3-mal täglich 10 Tropfen in 100 ml Wasser geben und zwischen den Mahlzeiten zu sich nehmen.

Achtung!
Nicht länger als 2 Monate anwenden, da es ansonsten zu Leberschäden kommen kann.

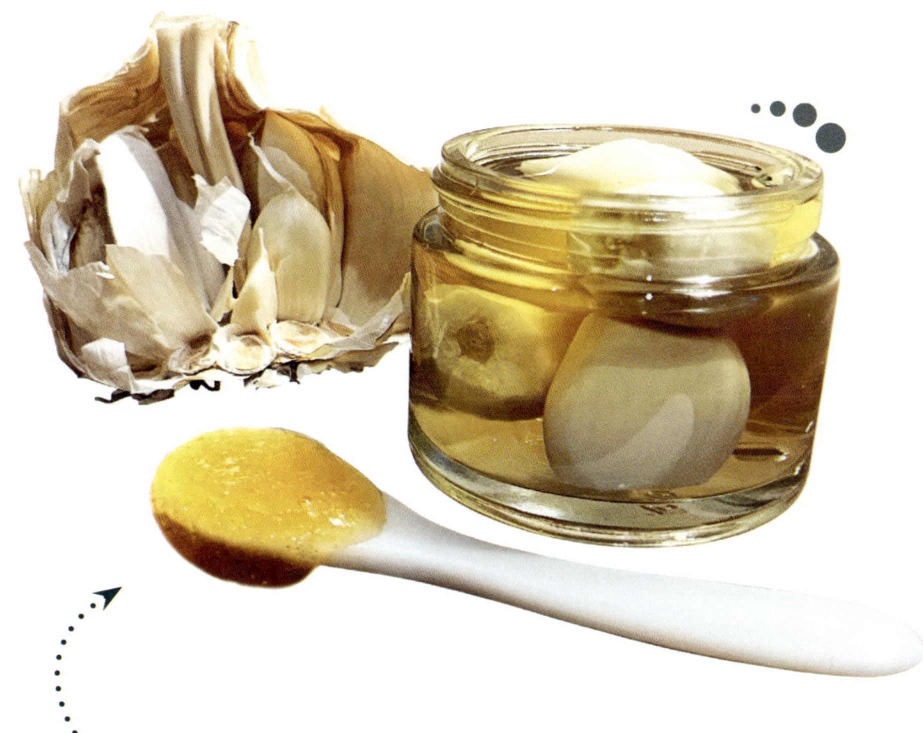

Knoblauch-Honig-Sirup

Für junge Gefäße

Zutaten

5 Knoblauchzehen
5 TL Honig

Zubereitung

Die Knoblauchzehen zerdrücken und mit dem Honig verrühren. Das Gemisch mit 1 Esslöffel Wasser erhitzen. Das Ganze abkühlen lassen und abfiltern. Den Sirup abfüllen. 2-3 EL am Tag immer so frisch wie möglich zu sich nehmen.

Bärlauchsaft

Zur Reinigung der Blutgefäße

Zutaten

60 g Bärlauch
500 ml Apfelsaft

Zubereitung

Die Blätter grob hacken und mit dem Apfelsaft vermischen. Täglich 3-mal ein Schnapsglas vor den Mahlzeiten zu sich nehmen. 6-8 Wochen am Stück anwenden.

Gesund, wenn der Darm in Einklang mit dem Körper ist (wichtige Darmbakterien)

Zum Magen-Darm-Trakt werden alle Organe und Teile des Körpers gezählt, welche an der Verdauung der Nahrung und der Aufnahme ihrer verwertbaren Einzelheiten beteiligt sind.

Der Magen-Darm-Trakt (MDT) beginnt somit mit der Mundhöhle, gefolgt vom Ösophagus (Speiseröhre), dem Magen, Dünndarm, Dickdarm, Rectum und endet mit dem Anus. Der MDT ist eine Aneinanderreihung von Hohlorganen mit einer Gesamtlänge von ungefähr 7 Metern Länge und einer Oberfläche von rund 200 Quadratmetern. Unsere Nahrung benötigt ungefähr 20–120 Stunden, um diese Strecke zurückzulegen, der Durchschnitt beträgt 43 Stunden. Das unglaubliche Volumen des Darms machen zum größten Teil die Darmzotten aus, welche den Darm von innen auskleiden. Sie sind mit dem so genannten Bürstensaum (*Mikrovilli*) besetzt und bieten rund 100 Billionen Bakterien einen natürlichen Lebensraum.

Zu unserem Magen-Darm-Trakt gehören auch Organe, wie die Speicheldrüse, die Bauchspeicheldrüse (*Pankreas*) und die Leber. Neben den Enzymen, welche die Nahrung aufspalten, bildet der Verdauungstrakt auch Hormone, welche er ans Blut weitergibt. Dieses hormonelle System ist für etliche Verdauungsvorgänge verantwortlich und steuert diese. Somit bildet unser Verdauungssystem die größte Hormondrüse des Menschen.

Eine weitere sehr wichtige Aufgabe unseres Magen-Darm-Traktes ist, die Wasseraufnahme aus unserer Nahrung zu fördern. Rund 20–30 % unseres Wassers gelangen so täg-

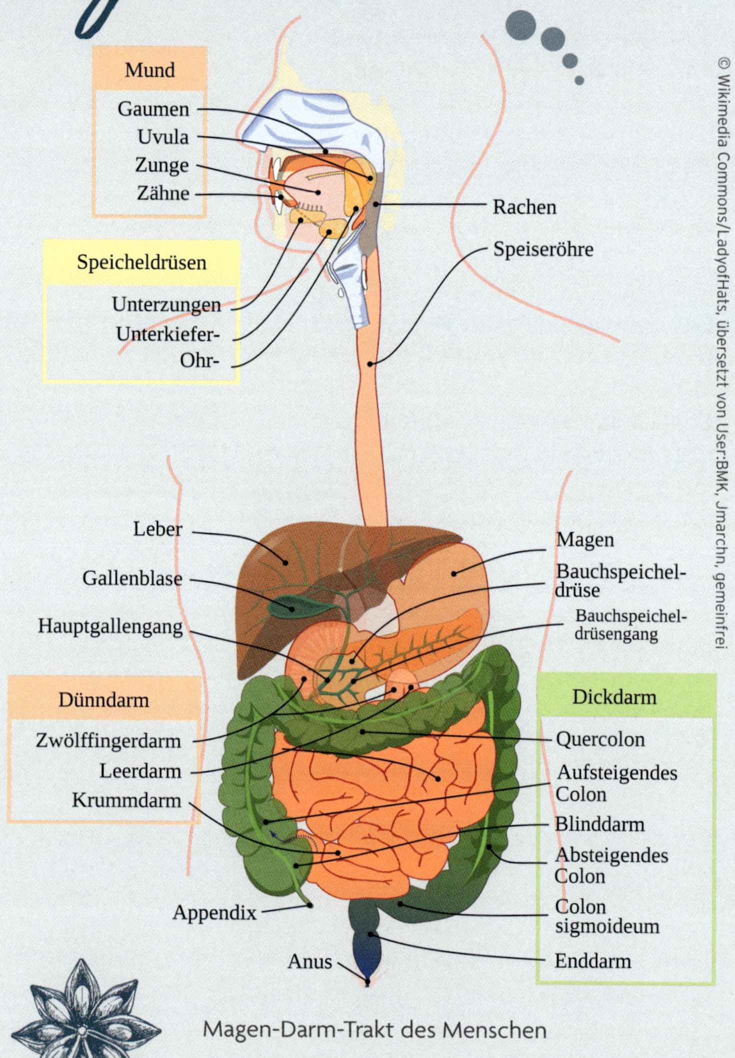

Magen-Darm-Trakt des Menschen

lich aus der Nahrung in unseren Körper. Die restlichen 70-80 % müssen über Getränke ausgeglichen werden.

In der Mundhöhle wird unsere Nahrung durch Kauen zerkleinert, dadurch lässt sich diese besser verdauen. Bereits dort helfen spezielle Eiweiß-Enzyme des Speichels bei der Spaltung von Kohlenhydraten. Durch die Speiseröhre, welche eine glatte, gleitende Oberfläche besitzt, gelangt der Nahrungsbrei direkt in den Magen. Das Muskelgewebe im oberen Teil der Speiseröhre wird gezielt von unserem Gehirn gesteuert, der restliche Teil des Verdauungstraktes wird durch das vegetative Nervensystem kontrolliert und ist somit nicht willentlich beeinflussbar.

Eine der häufigsten Krankheiten der Speiseröhre ist die gastroösophageale Refluxkrankheit. Hierbei handelt es sich um einen gestörten Verschluss der Speiseröhre zum Magen hin, sodass die Magensäure unkontrolliert in die Speiseröhre zurückfließen kann, was als ein unangenehmes Brennen wahrgenommen wird. Dies wird als Sodbrennen bezeichnet und kann unbehandelt Entzündungen der Speiseröhrenwand hervorrufen und sogar Geschwüre bilden.

Sodbrennen ist ein brennendes, schmerzendes Gefühl, welches im oberen Teil des Bauches oder der Brust auftritt. Hierbei wird der Rückfluss von Magensäure in die Speiseröhre verursacht. Dies kann auch mal nach dem Essen, nach der Einnahme von Medikamenten oder Getränken, die man nicht sonderlich gut verträgt, auftreten.

Eine Entzündung der Speiseröhre (*Ösophagitis*) kann auch durch diesen Rückfluss der Magensäure verursacht oder durch Bakterien, Viren oder Pilze hervorgerufen werden und kommt jedoch eher bei Menschen mit einem sehr schwachen Immunsystem vor.

Der Magen liegt zwischen Zwerchfell und Bauchraum. Dort wird die Nahrung verwahrt und mit Magensaft weiter zerkleinert und durchmischt. Hierfür werden täglich ungefähr 2 Liter Magensaft gebildet. Jeder Magensaft ist individuell und von Mensch zu Mensch verschieden. Da jeder Körper unterschiedliche Bedürfnisse hat, schwankt auch der pH-Wert entsprechend von 7 bis hin zu 1, von neutral bis zu sehr sauer. In der Magenschleimhaut sitzen die Parietalzellen, die Salzsäure bilden, welche zur Proteinaufspaltung benötigt wird. Zudem tötet die Säure zusätzlich unerwünschte Keime, die mit der Nahrung dem Körper zugeführt werden. Der Magen selbst schützt sich vor der Salzsäure mit einer Art Schleim, der von Nebenzellen und Pepsinogenen hergestellt wird, der Magenschleimhaut.

Viele Menschen leiden unter Magenbeschwerden, welche von funktioneller Natur sein können, dabei handelt es sich um Störungen im Verdauungstrakt, für die keine anatomische Ursache nachweisbar ist. Diese Beschwerden können unter anderem durch Stress oder durch eine unausgewogene Ernährung ausgelöst sein. Allerdings können die Beschwerden auch körperliche Ursachen haben bis hin zu Malignomen, wobei es sich um bösartige Tumore oder Krebsgeschwüre handelt.

Es gibt eine Vielzahl von Darmbeschwerden und Erkrankungen. Eine der häufigsten Darmerkrankungen ist das Reizmagen-Syndrom (RDS). Es ist sehr langatmig in der Aufklärung und geht oft mit starken Schmerzen im Bauch, Blähungen und Veränderungen im Stuhlgang der Patienten, wie Durchfall und Verstopfungen, einher. Oft kommen hier Säureblocker zum Einsatz.

Eine weitere sehr häufige Erkrankung des Magens ist die Gastritis – eine Magenentzündung. Dabei besteht ein Ungleichgewicht zwischen der Säureproduktion und dem Säureschutz im Magen und die Magensäure greift die Schleimhaut an. Hierfür gibt es etliche Ursachen und es ist schwierig, die genaue Ursache dafür zu finden. Eine Entzündung kann durch Stress, die falsche Ernährung oder Medikamente hervorgerufen werden. Bei chronischer Gastritis kommt oft auch das Bakterium *Helicobacter pylori* mit ins Spiel. Wird dies nicht rechtzeitig entdeckt, kann das Bakterium offene Wunden hervorrufen und zu Geschwüren (*Ulzera*) bis hin zum Magendurchbruch und in seltenen Fällen auch zu Magenkrebs führen.

Ein Magengeschwür oder Magenulkus ist eine Wunde oder eine Läsion, welche in der Magenauskleidung oder im Duodenum vorkommt. Magengeschwüre können zu Symptomen, wie Bauchschmerzen, Aufstoßen, Übelkeit und Erbrechen, führen.

Darm

Weiter geht es mit dem Nahrungsbrei in den Darm, welcher aus Dünndarm und Dickdarm besteht, deren Grundaufbau gleich ist. Es handelt sich hierbei um einen Schlauch, der mit Darmmukosa ausgekleidet und von einer Muskelschicht umgeben ist. Die Darmmukosa ist die innere Schleimhautauskleidung des Darmtrakts, die für die Aufnahme von Nährstoffen aus der Nahrung zuständig ist. Abwehrzellen unseres Blutsystems, wie weiße Blutkörperchen und Lymphozyten, welche in der Darmschleimhaut vorkommen, schützen den Körper vor Krankheitserregern.

Im Dünndarm wird die Nahrung in ihre Grundbestandteile Kohlenhydrate, Aminosäuren und Fettsäuren zerlegt. Durch die Aufnahme der Dünndarmschleimhaut gelangen die aufgespalteten Nahrungsbestandteile ins Blut und somit zu allen Körperzellen. Nahrungsteile, welche vom Körper nicht verwertet werden können, wandern weiter in den Dickdarm und werden am Ende über den Enddarm durch den Anus ausgeschieden.

Manchmal können dabei auch Blähungen entstehen, hierbei handelt es sich um eine Ansammlung von Gas im Verdauungstrakt. Dieses Gas kann zu einem unangenehmen Völlegefühl, Bauchschmerzen und Blähungen führen. In der Regel sind Blähungen harmlos.

Eine häufige Erkrankung des Anus sind Hämorrhoiden, hierbei handelt es sich um Vergrößerungen eines Gefäßpolsters, der den Analkanal umgibt und gemeinsam mit der Anusmuskulatur verschließt. Ursachen können eine ungünstige Sitzhaltung, eine zu ballaststoffarme Ernährung oder erbliche Faktoren sein. Oft bemerkt man Hämorrhoiden durch Blut im Stuhl, Juckreiz oder einen gewissen Druckschmerz an der betroffenen Stelle. An sich ist diese Erkrankung harmlos, jedoch sehr unangenehm und kann in einem sehr stark fortgeschrittenen Stadium dazu führen, dass man seinen Stuhlgang nicht mehr zurückhalten kann.

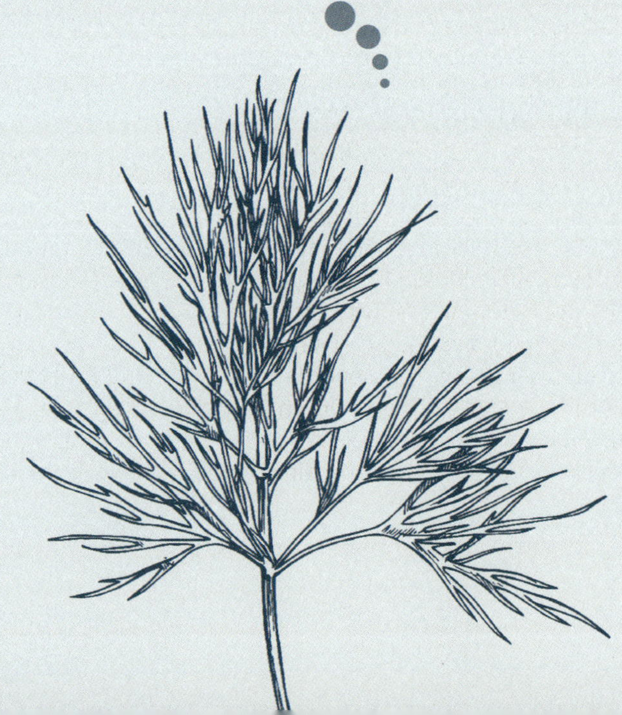

Kamillentee mit Ringelblumenblüten

Antibakteriell, beruhigend, entzündungshemmend, abschwellend

Zutaten

5 EL getrocknete Kamillenblüten
5 EL getrocknete Ringelblumenblüten
250 ml Wasser

Zubereitung

Beide Blüten miteinander vermischen. Davon 1 EL mit kochendem Wasser aufgießen. Den Tee 20 Minuten ziehen lassen, abseihen und noch warm trinken. Dieser Tee kann nach Belieben oft getrunken werden.

Flohsamenschalen

Helfen bei Durchfall

Zutaten

1 TL Flohsamenschalen
1 TL Heilerde
250 ml stilles Wasser

Zubereitung

Die Zutaten in ein Glas stilles Wasser geben und gut verrühren. Bei Bedarf bis zu 4 Gläser an einem Tag trinken. Die Flohsamenschalen nehmen die vermehrte Flüssigkeit im Darm auf, filtern zudem die Giftstoffe aus dem Darm und schützen zusätzlich die Darmschleimhaut. Die Heilerde bindet die Giftstoffe, die für den Durchfall verantwortlich sind, an sich und hemmt zusätzlich unerwünschten Keimwuchs.

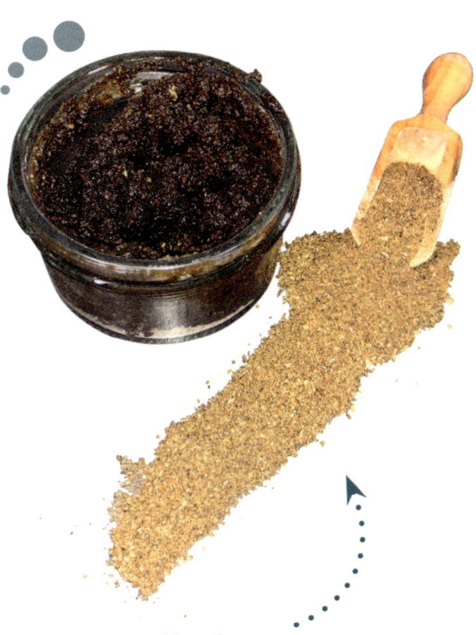

Bitterstoffpulver

MHD 6 Monate
Unterstützt die Verdauung und das Immunsystem und verhindert Heißhungerattacken

Zutaten

2 EL Wermut
2 EL Schafgarbe
2 EL Löwenzahn
2 EL Brennnessel
2 EL Giersch
2 EL Wacholder
2 EL Bibernelle
2 EL Fenchel
2 EL Anis
2 EL Kümmel
Alle Zutaten sollten getrocknet sein.

Zubereitung

Alle Zutaten im Mixer zerkleinern, bis alle Gewürze pulverisiert sind. 1 Msp. bei Bedarf im Mund zergehen lassen.

Mädesüß bei Magenbeschwerden

Hilft bei Sodbrennen, Magenproblemen und Verdauungsstörungen

Zutaten

5 Mädesüßblüten
½ Zitrone
500 ml Wasser

Zubereitung

Die Blüten mit der ausgepressten Zitrone in eine Karaffe geben und mit Wasser übergießen. 2 Stunden ziehen lassen, danach über den Tag verteilt trinken.

Goldene Milch (für 2 Personen)

Stärkt das Immunsystem

Zutaten

2 TL Kurkumapaste (2 TL gemahlene Kurkuma)
400 ml Milch
¼ TL Pfeffer
2 TL Kokosöl
2 TL Honig

Zubereitung

Die Milch erwärmen und die restlichen Zutaten darin gut verrühren. Das Ganze 5 Minuten auf geringer Hitze köcheln lassen. Am Ende mit Honig süßen.

Tipp Die Kurkumapaste einfach selbst machen! Dafür 20 g frischen Kurkuma schälen und pürieren und mit 100 ml Wasser einkochen, MHD 2 Wochen. Man kann diese auch super für Insektenstiche und kleine Schürfwunden nehmen.

Kardamomkapseltee

Hilft bei Verdauungsproblemen, aber auch bei Heiserkeit und Halsschmerzen

Zutaten

1 Kapsel Kardamom
1 EL Anissamen nach Belieben
250 ml Wasser

Zubereitung

Die Kapsel mit den Samen zerstoßen und mit kochendem Wasser übergießen. 10 Minuten ziehen lassen und dann abseihen. Die Samen enthalten viele ätherische Öle, welche entzündungshemmend wirken.

Kurkuma-Stoffwechsel-Drink (für 2 Personen)

Regt die Verdauung an

Zutaten

2 TL Kurkumapaste
1 Zitrone
1 Msp. Cayennepfeffer
1 Msp. Zimt
50 ml Apfelessig

Zubereitung

Die Zitrone auspressen und den Saft mit allen weiteren Zutaten vermischen. Mit einem Stabmixer alles schön schaumig mixen. Am besten morgens auf nüchternen Magen trinken.

Ringelblumentinktur

MHD 1 Jahr

Hilft bei einem schwachen Magen und Problemen mit der Galle

Zutaten

5 frische Ringelblumenblüten
150 ml Alkohol (60 Vol.-%)

Zubereitung

Die Ringelblumen mit dem Alkohol übergießen und 10–14 Tage verschlossen an einen warmen Ort stellen und ziehen lassen, danach abseihen. In eine Tropfflasche füllen und bei Bedarf 10–15 Tropfen zu sich nehmen.

Blutweiderichtinktur

MHD 1 Jahr

Reinigt Magen und Darm und verleiht neue Lebensenergie

Zutaten

50 g getrocknetes Blutweiderichkraut
250 ml Kornschnaps
250 ml Wasser

Zubereitung

Das Kraut klein schneiden und mit dem Kornschnaps übergießen. Die Flasche gut verschließen und an einen warmen Ort stellen. Alle Pflanzenteile müssen mit Alkohol bedeckt sein. Die Flasche regelmäßig schwenken. Nach 2 Wochen abseihen und die abgeseihten Pflanzenteile mit abgekochtem, abgekühltem Wasser erneut aufgießen und erneut abseihen. Diese Flüssigkeit der ersten hinzufügen und gut vermischen. Davon 2-mal täglich 1 EL morgens und abends trinken.
Das Kraut wird im Juni, Juli gesammelt.

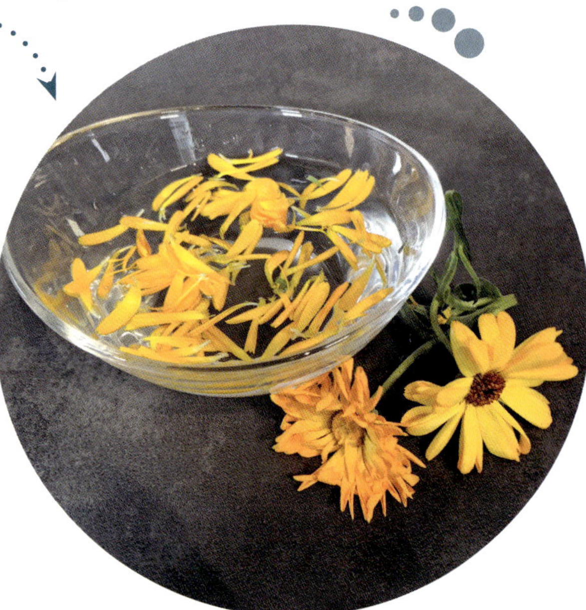

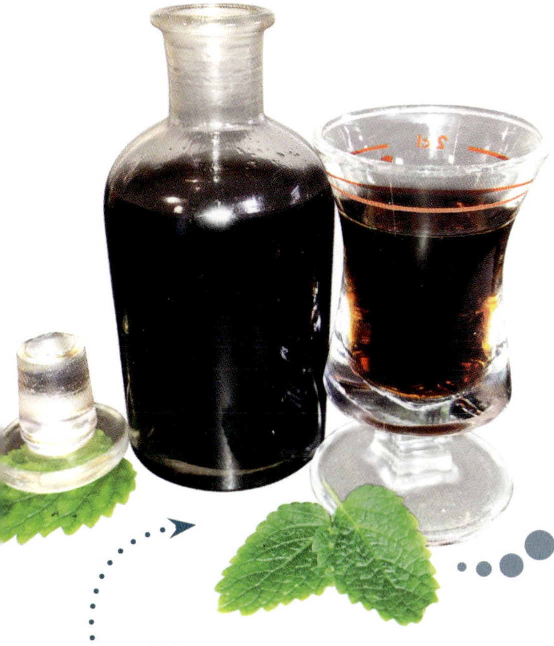

Anislikör

MHD 1 Jahr
Hilft bei Verdauungsproblemen

Zutaten

20 g Anissamen
15 g Fenchelsamen
10 g Koriander
1 Zimtstange
15 g Sternanis
1 Zitrone (Bio)
150 g Rohrzucker oder Kandiszucker
5 Blätter frische Minze (optional)
700 ml Alkohol (60 Vol.-%)

Zubereitung

Die Gewürze fein mörsern und in ein großes verschließbares Gefäß geben. Die Zitrone in Scheiben schneiden und mit dem Zucker hinzugeben. Das Ganze mit dem Alkohol übergießen und 6–8 Wochen verschlossen an einen dunklen Ort stellen und ziehen lassen, danach abseihen. 1 Schnapsglas davon nach den Mahlzeiten zu sich nehmen.

Bachbungen-Kick

Hilft gegen Appetitlosigkeit, Müdigkeit und Vitaminmangel

Zutaten

circa 30 frische Blätter der Bachbunge
150 ml Wasser

Zubereitung

Die Blätter mit einer Küchenmaschine mit dem Wasser pürieren. 3-mal täglich 1 Schnapsglas des Saftes zu sich nehmen. Er eignet sich besonders gut als Frühjahrskur für die Frühjahrsmüdigkeit und verleiht dem Körper wieder Schwung und Energie. Zudem enthält die Bachbunge sehr viele wertvolle Vitamine. Das Getränk lässt sich auch sehr gut mit Orangensaft kombinieren.

Leinsamenwasser

Schutz der Magenschleimhaut

Zutaten

2 TL geschrotete Leinsamen
250 ml Wasser

Zubereitung

Die Leinsamen mit heißem Wasser übergießen und eine halbe Stunde ziehen lassen. Danach abseihen und die Flüssigkeit in kleinen Schlucken über den Tag verteilt trinken.

Hamamelis-Hämorrhoidencreme

MHD 3 Monate
Die Creme hilft dabei, die Schmerzen bei Hämorrhoiden zu lindern.

Zutaten

30 ml Hamamelis-Ölauszug
15 g Lanolin
4 g Bienenwachs (alternativ 3 g Beerenwachs oder 2 g Carnaubawachs)
30 ml Hamamelis-Tinktur
2 Tr. Vitamin K

Zubereitung

Alle Zutaten im Wasserbad erwärmen und als letzte Komponente das Vitamin K hinzufügen. Die Zutaten so lange rühren, bis sie eine schöne cremige Konsistenz bekommen. Noch warm in einen Tiegel abfüllen und erst beim Erkalten verschließen. Die Salbe kann mehrmals täglich auf die betroffene Stelle aufgetragen werden.

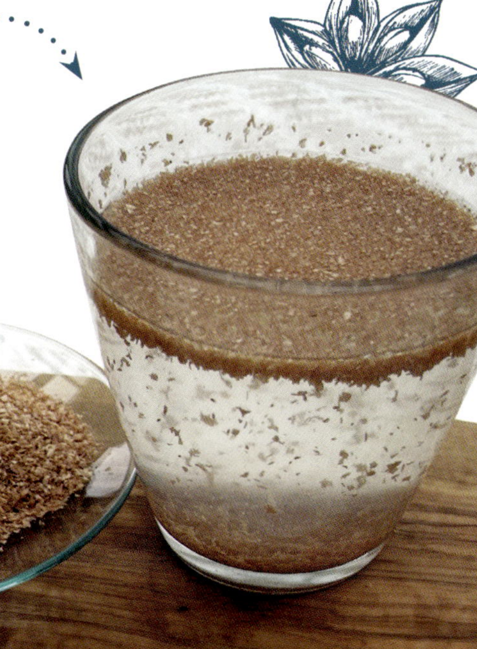

Topinambur-Sirup

Für eine gesündere Darmflora

Zutaten

500 g Topinamburknollen

Zubereitung

Die Knollen sauber machen und mit der Schale entsaften. Danach durch ein feines Sieb pressen. Den entstandenen Saft einkochen, bis dieser leicht dickflüssig wird. In eine verschließbare Flasche abfüllen. Den Sirup 1 : 10 verdünnt mit Apfelsaft oder Orangensaft einmal täglich, am besten morgens zu sich nehmen.

Tipp Wenn Sie keinen Sirup mögen, können Sie die Knollen auch einfach in dünne Scheiben schneiden und im Backofen bei 50 °C oder mit einem Kräutertrockner trocken lassen und als Chips genießen oder im Mixer pulverisieren und über das Essen streuen.

Topinamburtinktur

MHD 1 Jahr
Hilft bei Übergewicht

Zutaten

circa 10 cm frische Knolle Topinambur
100 ml Alkohol (60 Vol.-%)

Zubereitung

Die Knolle mit der Schale fein raspeln. Frische Pflanzenteile mit dem Alkohol übergießen und 10–14 Tage verschlossen an einen warmen Ort stellen und ziehen lassen, danach abseihen. In eine Tropfflasche füllen und bei Bedarf 10–15 Tropfen zu sich nehmen (evtl. auch in etwas gespresstem Orangensaft).
Die Knolle kann von Herbst bis Winter gesammelt werden.

Houttuynia-Tinktur

MHD 1 Jahr
Stärkung des Immunsystems und des Organismus

Zutaten

50 g frische Blätter des Houttuyniakrautes oder 10 g getrocknetes Kraut
250 ml Alkohol (45 Vol.-%)

Zubereitung

Die Blätter mit den Stängeln klein zupfen, in ein dunkles Glas zum Verschließen geben und mit dem Alkohol befüllen. Die Tinktur für 3 Wochen an einem dunklen Ort mit Raumtemperatur aufbewahren und täglich einmal schütteln. Dann abseihen und in eine (dunkle) Tropfflasche abfüllen.
Die Tinktur 2-mal täglich anwenden. Sie sollte eine halbe Stunde vor der Mahlzeit eingenommen werden. Begonnen wird mit einem Tropfen auf 120 ml Wasser. Die Menge wird täglich um einen Tropfen gesteigert, bis Sie bei 30 Tropfen angekommen ist. Besonders die Blätter der Houttuyniapflanze wirken blutreinigend, entzündungshemmend, antibakteriell, abschwellend und antiviral. Somit ist sie ein absoluter Booster für das Immunsystem.

Granatapfel-Petersilien-Limonade

MHD 1 Monat
Hilft bei Menstruations- und Wechseljahrsbeschwerden

Zutaten
3 Granatäpfel
10 Stängel Petersilie
130 g brauner Zucker

Zubereitung
Die Granatäpfel wie eine Orange mit der Saftpresse auspressen. Den gewonnenen Saft mit dem Rohzucker aufkochen und im Anschluss 10 Minuten köcheln lassen. Von den Stängeln werden nur die Petersilienblätter benötigt, diese werden zu dem Granatapfelsud hinzugefügt und das Ganze soll über Nacht im Kühlschrank ziehen. Am nächsten Tag abseihen und in eine verschließbare Flasche umfüllen. Nach Belieben den Sirup mit Wasser auffüllen und dann genießen.

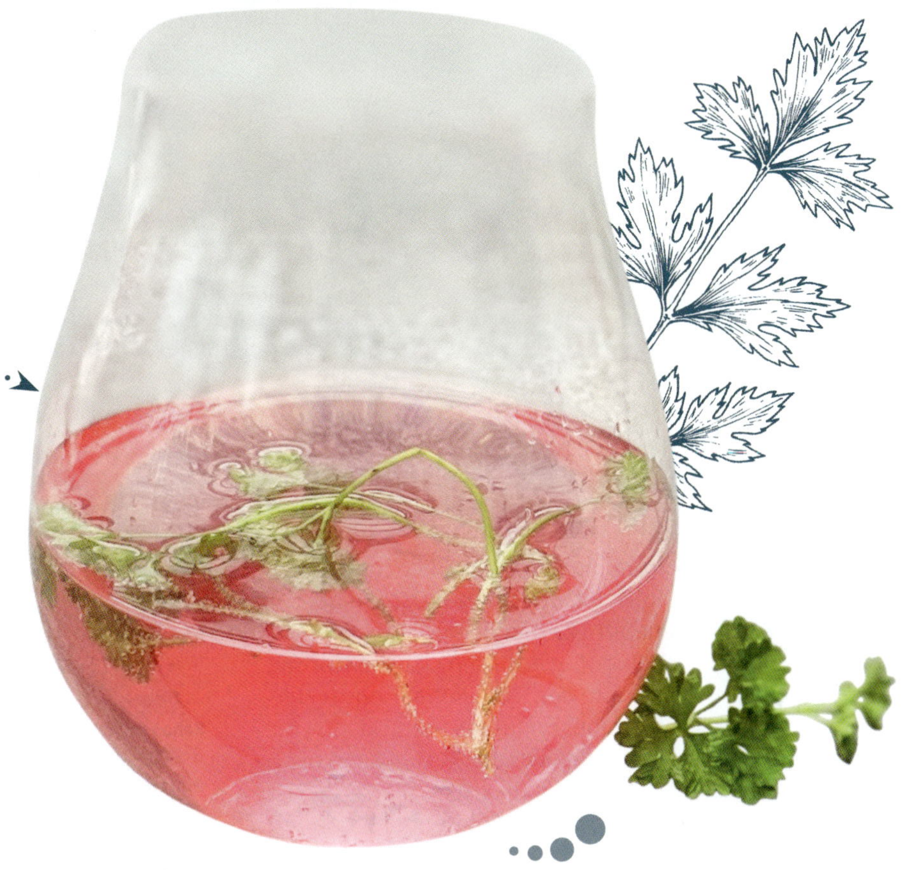

Achtung!
Nicht für Schwangere geeignet, da Petersilie uterine Kontraktionen auslösen kann!

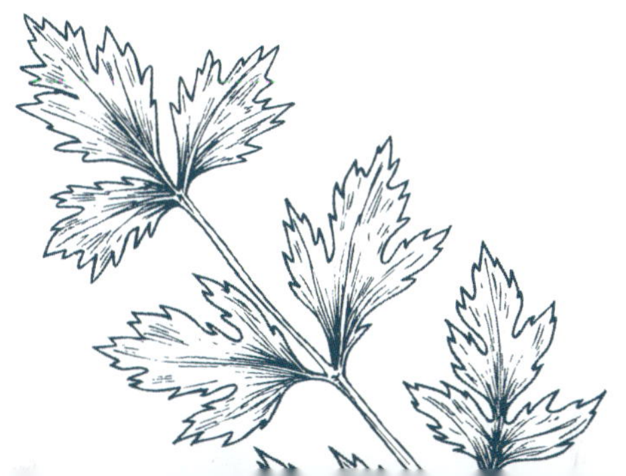

Kümmeltinktur

MHD 1 Jahr
Gegen Völlegefühl, Blähungen und auch bei Bauchkrämpfen im Darmbereich

Zutaten
3 TL Kümmel
150 ml Alkohol (60 Vol.-%)

Zubereitung
Den Kümmel mit dem Alkohol übergießen und 10–14 Tage verschlossen an einen warmen Ort stellen und ziehen lassen, danach abseihen. In eine Tropfflasche füllen. Bei Völlegefühl oder einem Blähbauch können bei Bedarf 15–30 Tropfen eingenommen werden.

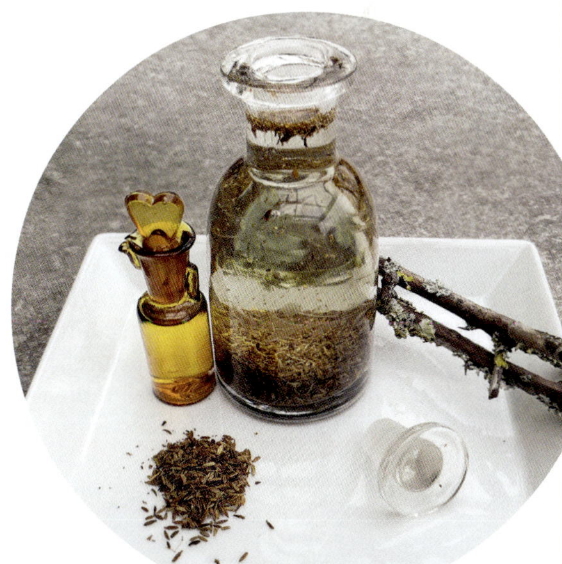

Uterus, Schwangerschaft und Geburt

Die Gebärmutter (*Uterus*) ist ein hohles muskuläres Organ, welches sich in der Beckenhöhle befindet und als so genannter Fruchthalter in der Schwangerschaft dient, in der sich der Fötus befindet und so ernährt wird. Der Uterushals ist drehrund und richtet sich nach hinten und gegen das Scheidengewölbe. Der äußere Muttermund (*Ostium uteri externum*) ist mit Scheidenepithelzellen überzogen und mündet in diese. Die Uterushöhle (*Cavitas uteri*) ist spaltförmig verengt und von Endometrium der Schleimhaut ausgekleidet. Während des Menstruationszyklusses verdickt sich die Utersuschleimhaut. In Abhängigkeit vom Zyklus kann die Schleimhaut zwischen 2 und 8 mm dick sein. Sie verdickt sich, um sich auf eine bevorstehende Schwangerschaft vorzubereiten. Falls keine Schwangerschaft eintrifft, wird die Schleimhaut vom Körper wieder abgestoßen und es kommt zur Menstruation. Die Gebärmutter dehnt sich während der Schwangerschaft aus, um dem wachsenden Fötus Platz zu bieten. Bei der Geburt kontrahieren sich die Muskeln der Gebärmutter, um so das Baby durch den Geburtskanal, die Scheide (*Vagina*), zu befördern.

Die weibliche Brust (*Mamma*) und die Brustdrüse (*Glandula mammaria*) sind Bildungen der Haut und stehen bei der Frau in Zusammenhang mit den Geschlechtsorganen. Sie entwickeln sich während der Pubertät und bauen unter hormonellem Einfluss Drüsen, Fett und Bindegewebe auf. Die Brustdrüse besteht aus ungefähr 10–20 Einzeldrüsen, welche mit einem Milchgang über einen kleinen Milchsack verbunden ist, welcher an der Brustwarze (*Mamille*) zusammengeführt wird. In der Schwangerschaft wachsen der Drüsenkörper und das Gangsystem durch die Hormone Östradiol und Progesteron. Prolaktin wird umgehend nach der Schwangerschaft ausgeschüttet und ist für die Milchbildung verantwortlich, was durch das Hormon Oxytozin, welches durch die Neurohypophse produziert wird, gefördert wird.

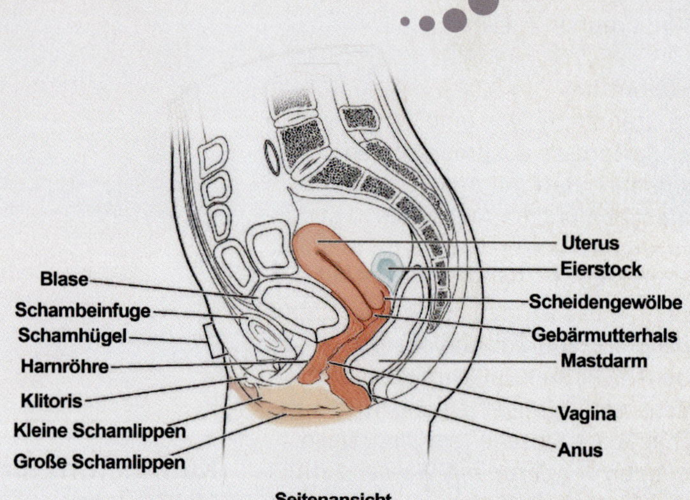

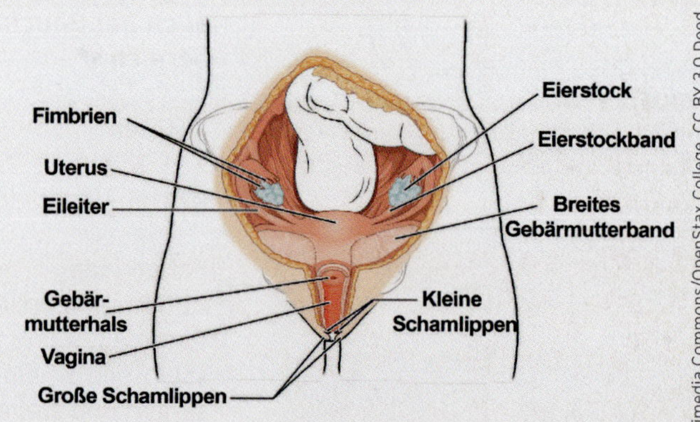

Weibliche Fortpflanzungsorgane

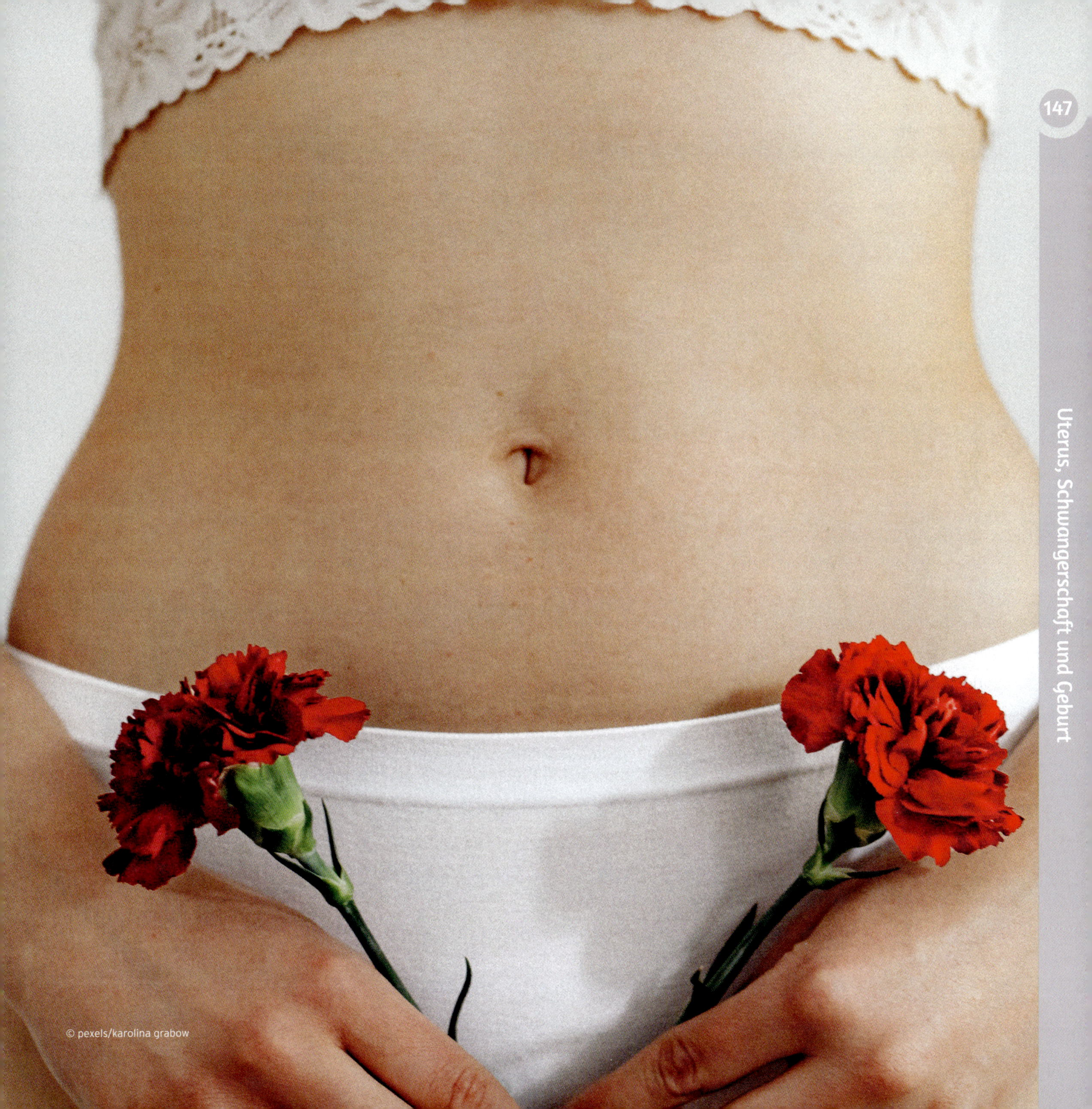

© pexels/karolina grabow

Bauchcreme

MHD 6 Monate
Besonders gut geeignet für Schwangere, um Dehnungsstreifen vorzubeugen

Zutaten

40 ml Sandelholzhydrolat
20 ml Avocadoöl
10 ml Natives Olivenöl
5 g Squalan
5 g Emulsan
3 g Jojobawachs
30 Tr. Vitamin E
30 Tr. Aloe vera 10-fach
25 Tr. Wildrosenöl
20 Tr. Vitamin A
10 Tr. Paraben K

Zubereitung

Das Avocadoöl, Olivenöl, Squalan, Emulsan und das Jojobawachs in einem Becherglas erwärmen und einschmelzen. Das Sandelholzhydrolat auf die gleiche Temperatur erwärmen und zur Fettphase hinzugeben. Das Ganze darf nicht kochen. Das Gemisch jetzt langsam auskühlen lassen und dabei unter ständigem Rühren nach und nach die Aloe-vera-Tropfen und das Wildrosenöl hinzufügen. Die Wirkstoffe Vitamin E und Vitamin A einarbeiten und die Konservierung (Paraben K) als Letztes hinzufügen. Die Creme noch warm in einen Tiegel abfüllen und erst verschließen, wenn diese erkaltet ist. Die Creme kann täglich verwendet werden.

Schwangerschafts-streifen-Creme

MHD 6 Monate
Die Creme hilft gegen Dehnungsstreifen und spendet der Haut Feuchtigkeit

Zutaten

15 ml Hagebuttenöl
20 ml Weizenkeimöl
1 Msp. Guarkernmehl
8 g Squalan oder Lamecreme
50 ml Aloe-vera-Wasser
70 g Neroliwasser
2 g D-Panthenol
20 Tr. Vitamin E
20 Tr. Aloe vera 10-fach
6 Tr. ätherisches Rosenöl
6 Tr. ätherisches Neroliöl
12 Tr. ätherisches Rosenholzöl
30 Tr. Vitamin A
20 Tr. Paraben K

Zubereitung

Alle Zutaten bis zur Lamecreme in einem Becherglas erwärmen und einschmelzen. Das Aloe-vera-Wasser mit dem Neroliwasser auf die gleiche Temperatur erwärmen und zur Fettphase hinzugeben. Nach und nach alle anderen Wirkstoffe einarbeiten und die Konservierung (Paraben K) als Letztes hinzufügen. Die Creme noch warm in einen Tiegel abfüllen und erst verschließen, wenn diese erkaltet ist. Die Creme kann täglich verwendet werden.

Regelschmerzenöl

MHD 6 Monate
Dieses Öl hilft, den Regelschmerzen vorzubeugen. Die ätherischen Öle wirken beruhigend, krampflösend und können so den Regelschmerzen entgegenwirken.

Zutaten

25 ml Jojobaöl
1 Msp. Ceralan
5 Tr. ätherisches Lavendelöl
2 Tr. ätherisches Rosenöl
5 Tr. ätherisches Salbeiöl
2 Tr. ätherisches Rosmarinöl

Zubereitung

Das Jojobaöl mit dem Ceralan erwärmen, bis sich das Ceralan vollständig aufgelöst hat. Danach die ätherischen Öle hinzufügen. Kann bei Bedarf 2-3-mal täglich auf den Unterbauch aufgetragen werden.

Achtung!
Nicht zum Verzehr geeignet.

Vaginalspülung

Lindert Schmerzen, reinigend und entzündungshemmend

Zutaten

2-3 EL getrocknete Malvaceaeblüten
1 EL getrocknete Salbeiblätter
1 l Wasser

Zubereitung

Für Waschungen und Spülungen die Zutaten mit dem Wasser kurz aufkochen, 10 Minuten ziehen lassen, dann abseihen. Waschungen und Spülungen lauwarm durchführen.

Tee gegen Regelbeschwerden – Rezept der Trotula von Salerno

Lindert Schmerzen, wirkt lösend, reinigend und zudem entkrampfend

Zutaten
2 TL Ackerminze
2 TL Beifuß
1 TL Fenchelsamen
500 ml Wasser

Zubereitung
Alle drei Zutaten gut miteinander vermischen und mit kochendem Wasser aufgießen und 10 Minuten ziehen lassen. Danach abseihen. 3–5 Tassen können täglich davon getrunken werden. Alle drei Kräuter besitzen die Eigenschaft, entkrampfend zu wirken, was bei der Menstruation große Linderung verschafft.

Achtung!
Der Tee sollte unter keinen Umständen getrunken werden, wenn man schwanger ist, da dieser dann abführend und abortiv wirken kann.

Info
Trota di Ruggiero lehrte als einzige Frau unter Männern im 11. Jahrhundert an der Schule von Salerno an einer medizinischen Fakultät. Sie befasste sich ausführlich mit den Leiden der Frauen und schrieb darüber. Ihr Hauptwerk „Passionibus mulierum curandorum" (Über die Leiden der Frau während und nach der Entbindung) erschien im Jahre 1544.

Pfeffer-Essig

MHD 6 Monate
Hilft bei Regelschmerzen und Prämenstruellem Syndrom

Zutaten
30 g getrocknete Mönchspfefferbeeren
3 EL getrocknete Schafgarbe
3 EL getrockneter Frauenmantel
250 ml Apfelessig

Zubereitung
Alle Zutaten mit dem Essig aufgießen. Alle Pflanzenteile müssen mit dem Essig bedeckt sein. In eine verschließbare Flasche füllen und 2 Wochen an einem dunklen Ort ziehen lassen. Daraufhin abseihen. Täglich 1 EL zu sich nehmen, kann auch in einem Glas warmen Wasser aufgelöst getrunken werden.

Storchenschnabeltinktur

MHD 1 Jahr
Hilft bei der Genesung nach der Schwangerschaft, wirkt wundheilungsfördernd, reduziert Blutungen und wirkt entzündungshemmend

Zutaten
10 g getrocknete Storchenschnabelwurzeln
10 g getrocknete Storchenschnabelblätter
100 ml Alkohol (60 Vol.-%)

Zubereitung
Die Pflanzenteile mit dem Alkohol übergießen und 7 Tage verschlossen an einen warmen Ort stellen und ziehen lassen, danach abseihen. In eine Tropfflasche füllen und bei Bedarf 5 Tropfen einmal täglich zu sich nehmen. Die Pflanzenteile können von Mai bis August gesammelt werden.

Likör der Aphrodite

MHD 1 Jahr
Natürliches Aphrodisiakum, hilft bei sexueller Unlust

Zutaten
10 g getrockneter Thymian
10 g getrockneter Koriander
5 g getrocknete Brennnesselblätter
5–10 g gemahlener Zimt
15 g gemahlene Zitronenschale
5 g Piment
1 Vanilleschote
1 l Alkohol (60 Vol.-%)
1 kg Rohrzucker (kommt erst später dazu)
500 ml Wasser

Zubereitung
Füllen Sie alle Zutaten in ein Großes Schraubglas und füllen Sie den Alkohol dazu. Alle Zutaten müssen mit dem Alkohol bedeckt sein. Das Glas sollte gut verschlossen sein und mindestens zwei Wochen ziehen und regelmäßig durch Schütteln vermischt werden. Nach 14 Tagen seihen Sie alles ab. Kochen Sie den Rohrzucker mit dem Wasser auf, bis eine sirupartige Konsistenz entsteht. Jetzt kann der Kräuteralkohol dem Sirup hinzugefügt werden. Das Ganze jetzt nochmal leicht köcheln lassen, dass sich alles gut miteinander vermischt, und abfüllen.

Leber & Niere

Kraftwerke Leber und Niere

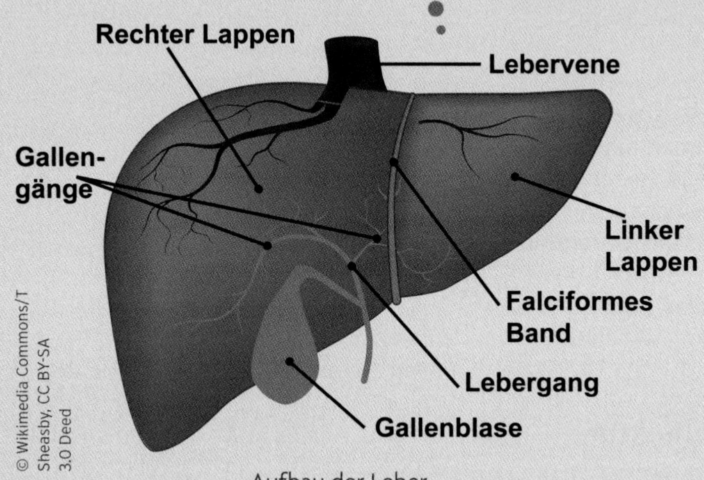

Aufbau der Leber

Die Leber befindet sich im Oberbauch, gemeinsam mit der Bauchspeicheldrüse und der Galle.

Die gesunde menschliche Leber (*Hepar*) wiegt im Durchschnitt 1,5 Kilo und hat eine rotbraune Farbe. Sie weist eine weiche Konsistenz mit glatter, leicht spiegelnder Oberfläche auf. Die Hälfte des gesamten Gewichts der Leber macht der hohe Anteil an Blut aus, aus dem dieses Organ besteht. Sie ist ein mehrlappiges Organ und die schwerste Drüse im menschlichen Körper. Dieses zentrale Stoffwechselorgan ist lebensnotwendig. Zusätzlich übernimmt sie Aufgaben für die Immunfunktion sowie für die Stoffspeicherung. Die Leber kann Glukose speichern und bei Bedarf in den Blutkreislauf abgeben und somit den Blutzuckerspiegel regulieren. Sie speichert Glykogen, welches sie in Glukose umwandeln kann, Vitamine und Eisen.

Die Leber ist aber auch an der Verdauung beteiligt und produziert völlig eigenständig die Gallenflüssigkeit. Diese wird dann in der Galle gespeichert und dann im Dünndarm nach Bedarf freigesetzt, um die Verdauung von Fetten zu unterstützen. Die Leber hat eine sehr starke Durchblutung und enthält ungefähr 25 % des gesamten Blutvolumens, das vom Herzen gepumpt wird. Die Leber ist auch an der Entgiftung von Stoffwechselprodukten und Fremdstoffen beteiligt, sie filtert schädliche Substanzen aus dem Blut und wandelt diese in weniger toxische Formen um.

Sie ist in vier Leberlappen unterteilt: zwei große Lappen, *Lobus dexter* ist der rechte und *Lobus sinister* der linke Leberlappen. Der rechte Leberlappen ist der größte von allen. Auf der Leberunterseite befinden sich zwei weitere kleine Lappen, einmal der quadratische Lappen *Lobus quadratus* und der geschwänzte Lappen *Lobus caudatus*. Zwischen diesen beiden Lappen befindet sich die Leberpforte *Porta hepatis*. Die Leberpforte ist eine Öffnung in der Leber, durch die Blutgefäße, Gallengänge und Nerven in die Leber ein- und austreten. Durch die Pfortader (*Vena portae*), bei der es sich um ein großes Blutgefäß handelt, gelangt venöses Blut, welches mit Nährstoffen angereichert ist, die von Magen und Dünndarm aufgenommen worden sind, in die Leber und versorgt diese damit. Abbauprodukte aus der Milz, Hormone der Bauchspeicheldrüse und das Gallensekret fließen ebenfalls über die Leberpforte ab in die Leber, welche dann dort verarbeitet werden. Sie produziert lebenswichtige Eiweißstoffe, wie Gerinnungsfaktoren, und speichert zudem Glukose und Vitamine. Durch den Ab- und Umbau dieser Eiweiße für die körpereigene Verwendung entsteht Ammoniak, welcher giftig ist. Er wird durch die Leber neutralisiert, indem er in einem chemischen Prozess in Harnstoff umgewandelt wird, welcher dann über die Niere ausgeschieden wird.

Die Leber ist ein parenchymales Organ, was bedeutet, dass ein Organ hauptsächlich aus funktionalem Gewebe besteht, in diesem Fall überwiegend aus Hepatozyten, bei denen es sich um hochspezialisierte Leberzellen handelt, welche einen Großteil des Lebergewebes ausmachen. Sie besitzt ein sehr hohes Regenerationspotenzial, welches verlorenes Gewebe funktionell ersetzen kann. Dieser Mechanismus wird als Leberregeneration bezeichnet.

Durch die unzähligen Funktionen der Leber werden Einschränkungen der Leber oftmals nicht mit dieser in Verbindung gebracht. Anzeichen einer Lebererkrankung können unter anderem Müdigkeit, Schwäche, Gewichtsverlust, Appetitlosigkeit bis hin zu Übelkeit und Fieber sein. Es kann auch zu so genannten Leberhautzeichen kommen, wie eine Leberzunge, dies bezieht sich auf eine auffällige Rötung und Schwellung der Zunge, die auf eine Lebererkrankung hinweisen kann. Oder zu einem Lebersternchen (Spider Naevi), wobei es sich um kleine sternförmige Blutgefäße handelt, die sich auf der Haut ausbreiten, hauptsächlich im Gesicht, dem Hals und dem Oberkörper. Bei Palmarerythem handelt es sich um Rötungen der Handflächen.

Zwischen dem linken und dem rechten Leberlappen liegt dorsal die Gallenblase, sozusagen dahinter. Pro Tag gelangt fast ein ganzer Liter Gallenflüssigkeit in den Gallengang. Niere und Nebenniere berühren durch ihre Lage die Leber nur gering. Die Diagnostik von Lebererkrankungen erfolgt in erster Linie über eine Blutuntersuchung.

Bei einer Leberentzündung handelt es sich um Hepatitis, welche durch fünf verschiedene Viren (Virushepatitis A bis E) hervorgerufen werden kann. Die Symptome bei den unterschiedlichen Varianten sind grundsätzlich ähnlich. Es können dies allgemeine Erschöpfung und Schwäche sein, Appetitlosigkeit, Fieber, Magen-Darm-Beschwerden mit Übelkeit und Erbrechen, Bauchschmerzen, Gelbsucht (*Ikterus*), dunkler Urin sowie heller Stuhlgang. In den meisten Fällen verläuft eine Infektion asymptomatisch. Als Folge kann es im schlimmsten Fall zur Leberzirrhose kommen. Es gibt keine kausale Therapie und es wird nur symptomatisch mit viel Bettruhe und keinem Alkohol- oder Tabakkonsum behandelt. Auch sollten jegliche Medikamente abgesetzt werden.

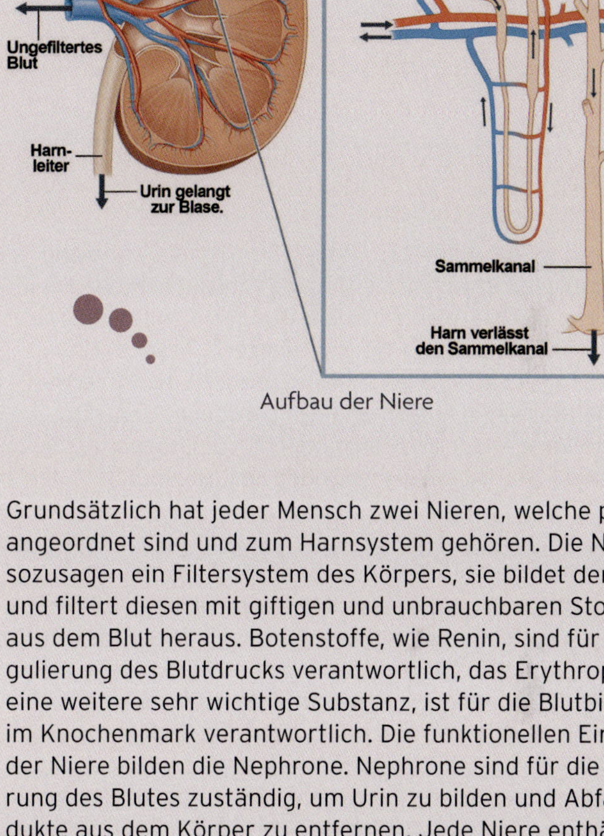

Aufbau der Niere

Grundsätzlich hat jeder Mensch zwei Nieren, welche paarig angeordnet sind und zum Harnsystem gehören. Die Niere ist sozusagen ein Filtersystem des Körpers, sie bildet den Harn und filtert diesen mit giftigen und unbrauchbaren Stoffen aus dem Blut heraus. Botenstoffe, wie Renin, sind für die Regulierung des Blutdrucks verantwortlich, das Erythropoetin, eine weitere sehr wichtige Substanz, ist für die Blutbildung im Knochenmark verantwortlich. Die funktionellen Einheiten der Niere bilden die Nephrone. Nephrone sind für die Filterung des Blutes zuständig, um Urin zu bilden und Abfallprodukte aus dem Körper zu entfernen. Jede Niere enthält Tausende von Nephronen.

Durch die Nieren fließt das gesamte Blut, ungefähr dreihundert Mal am Tag, somit filtern sie ungefähr 1.500 Liter. Die schädlichen Abfallstoffe und giftigen Substanzen müssen aus dem Organismus ausgeschieden werden. Diese werden aus dem Primärharn herausgefiltert und produzieren dabei den Endharn, welcher rund 1,5–2 Liter umfasst. Diese Menge an Endharn wird über mehrere Toilettengänge während eines Tages ausgeschieden. Die Leistung der Niere wird mittels der glomulären Filtrationsrate (GFR) gemessen.

Leber & Niere

Jede Niere wiegt ungefähr 120 bis 200 Gramm, wobei die rechte meistens etwas kleiner ist. Die Nierenpforte ist am inneren Rand der Niere angesiedelt. Durch sie laufen die Nierenvene *Vena renalis* und die Nierenarterie *Arteria renalis*. Durch die Nierenarterie gelangt das Blut mit den Abfallstoffen in die Niere zum Filtern und das gereinigte Blut wird durch die Vene wieder abtransportiert. Vom Körper noch verwertbare Stoffe, wie Wasser oder Zucker, werden in den Blutkreislauf zurückgeführt.

Die Nieren sind hinter dem Bauchfell (*Peritoneum*) angesiedelt. Bei dem Bauchfell handelt es sich um eine Bindegewebshülle, die die inneren Organe des Bauchraums umgibt und schützt. Es ist in zwei Hauptschichten geteilt. Dem *parietalen Peritoneum*, welches die innere Oberfläche der Bauchhöhle auskleidet, und dem *viszeralen Peritoneum*. Durch die Leber liegt die rechte Niere meistens zwei bis drei Zentimeter tiefer als die linke Niere. Die Harnleiter (nicht die Harnröhre) verlaufen auch ins Retroperitoneum, hierbei handelt es sich um einen Bereich im Bauchraum, der hinter dem Bauchfell liegt, und münden dann in beide Seiten in die Harnblase. Der Urintransport durch die Harnleiter erfolgt aktiv in Wellenbewegungen.

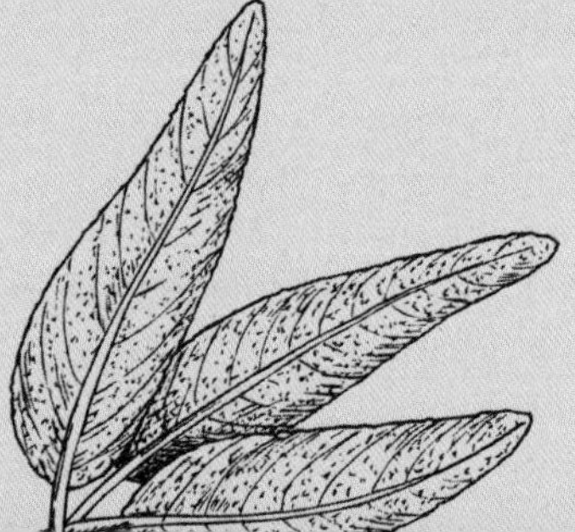

Der Urin wird im Nierenbecken angesammelt und über die Harnleiter und die Harnblase (*Vesica*) aus dem Organismus befördert. Die Harnblase wird von einer Schleimhaut, dem Urothel, ausgekleidet. Die Harnblase speichert den gesammelten Urin und entleert ihn kontrolliert. Das Volumen betrifft meist 400 bis 450 ml. Durch einen kontinuierlichen Druckanstieg beim Befüllen der Blase kommt es zum Harndrang, der über entsprechende Nerven dem Gehirn übermittelt, dass die Blase entleert werden muss.

Eine der häufigsten Blasenkrankheiten ist die Harnblasenentzündung (*Zystitis*). Hierbei sind Bakterien unerwünscht in die Harnblase eingedrungen und haben eine Entzündung hervorgerufen. Die Beschwerden können von schmerzhaftem Wasserlassen (*Dysurie/Algurie*) bis hin zu einem Brennen oder sehr häufigem Wasserlassen (*Pollakisurie*), nächtlichem Urinieren (*Nykturie*) oder Blut im Urin (*Hämaturie*) reichen.

Starke-Leber-Elixier

MHD 1 Jahr
Zum Schutz und zur Regeneration der Leber

Zutaten
100 g Mariendistelsamen
250 ml Alkohol

Zubereitung
Die Samen leicht mörsern und dann mit Alkohol übergießen. Die Samen müssen vollständig bedeckt sein.
3-4 Wochen ziehen lassen, danach abseihen und in einer dunklen Flasche lagern. 3-mal täglich 30 Tropfen mit etwas Wasser zu sich nehmen.

Info
Die Mariendistel enthält den Wirkstoff Sylmarin, ein Flavanoidgemisch, das in einer sehr hohen Konzentration in den Früchten der Pflanze vorhanden ist.

Goldrutentinktur

MHD 1 Jahr
Unterstützung der Nierenfunktion

Zutaten
6 g getrocknetes Goldrutenkraut
100 ml Weißweinessig

Zubereitung
Eine Woche die Pflanzenteile im Essig ziehen lassen. Danach abseihen. 1 EL kann täglich eingenommen werden. Nach vier Wochen für zwei Wochen eine Pause einlegen.
Die Pflanze kann von August bis Oktober gesammelt werden.

Sitzbad

Hilft bei Harnwegsentzündungen und Weißfluss

Zutaten
2 EL weiße Taubnesselblüten
1 l Wasser

Zubereitung
Die Blüten mit circa 70 °C heißem Wasser aufgießen und 5-10 Minuten ziehen lassen, bis das Wasser eine angenehme Temperatur erreicht hat, in die Sie sich hineinsetzen können. Einige Minuten wirken lassen. Bevor das Wasser erkaltet, das Sitzbad verlassen.

Tipp Bei Problemen mit den Atemwegen kann die Lösung auch als Dampfbad verwendet werden und 10 Minuten lang inhaliert werden.

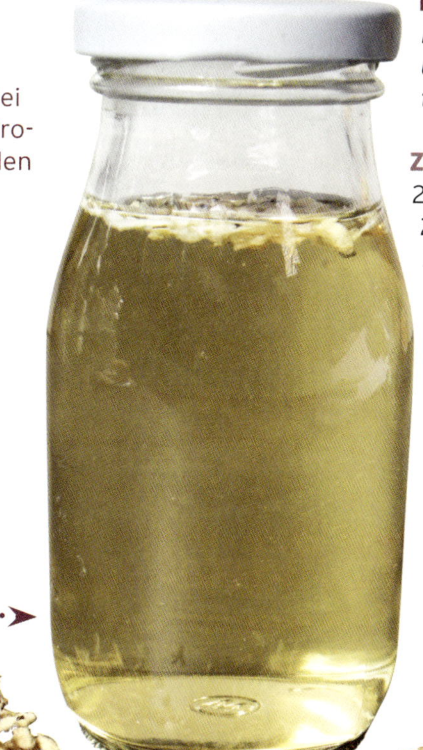

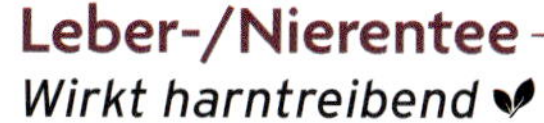

Leber-/Nierentee

Wirkt harntreibend

Zutaten
2-3 TL frisches Labkraut oder 1 TL getrocknetes Kraut
250 ml Wasser

Zubereitung
Das Kraut klein hacken und mit kochendem Wasser übergießen. Die Pflanzenteile 15 Minuten ziehen lassen, abseihen und genießen. 2-3 Tassen täglich trinken

Harntreibender Tee

Der Tee wirkt entwässernd und hilft auch bei gleichzeitig bei Entzündungen

Zutaten
2 TL Liebstöckelsamen oder
2 TL getrocknete -blätter
250 ml Wasser

Zubereitung
Den Liebstöckel mit kochendem Wasser übergießen. Die Pflanzenteile 10 Minuten ziehen lassen, abseihen und genießen.

Enziantinktur

MHD 1 Jahr
Hilft bei Beschwerden der Galle

Zutaten
100 g getrocknete Enzianblüten und -blätter
250 ml Alkohol

Zubereitung
Die Pflanzenteile leicht mörsern und dann mit Alkohol übergießen. Sie müssen vollständig bedeckt sein. 3–4 Wochen ziehen lassen, danach abseihen. In einer dunklen Flasche lagern. 10 Tropfen einmal täglich mit etwas Wasser zu sich nehmen.

Nieren-Fit-Tee

Entsäuernd, krampflösend, leicht harntreibend

Zutaten
2–3 TL frische Gierschblätter
250 ml Wasser

Zubereitung
Das Kraut klein hacken und mit kochendem Wasser übergießen. Die Pflanzenteile 10–15 Minuten ziehen lassen, abseihen und genießen.
2–3 Tassen täglich trinken, jedoch nicht länger als 6 Wochen. Danach 4 Wochen pausieren. Daraufhin nochmal 6 Wochen anwenden.

Nierentee mit Ruprechtskraut

Besonders bei Nieren- und Blasenentzündung

Zutaten
2 TL getrocknetes, blühendes Kraut oder 1 TL getrocknete, zerkleinerte Wurzel vom Ruprechtskraut
250 ml Wasser

Zubereitung
Das Kraut mit kochendem Wasser übergießen. Die Blütenteile 5 Minuten ziehen lassen, die Wurzelteile 10–15 Minuten ziehen lassen. Abseihen und genießen.
2–3 Tassen täglich trinken, jedoch nicht länger als 3 Wochen, da der Tee eine magenreizende Wirkung haben kann.

Myrrhen-Tinktur

Bei Leberproblemen

Zutaten
5 g Myrrhe
125 ml Alkohol

Zubereitung
Die Myrrhe 7–10 Tage im Alkohol ansetzen, bis diese sich vollständig aufgelöst hat.
Täglich können 5 Tropfen, verdünnt auf 100 ml Wasser, zu sich genommen werden.

Holunderbeerenessig

MHD 6 Monate
Gut für die Nieren und die Blase

Zutaten
1 Handvoll Holunderbeeren
250 ml Weinessig

Zubereitung
Alle Pflanzenteile und den Essig in eine Flasche geben. Alle Beeren müssen mit dem Essig bedeckt sein. Den Essig 14 Tage ziehen lassen, dann abseihen und in eine Flasche umfüllen. Nach Bedarf täglich 1 Schnapsglas trinken.

Leberwickel mit der Kraft des Kaffees

Zur Entgiftung

Zutaten
1 Tasse schwarzer Kaffee (frisch)

Zubereitung
Den Kaffee in eine kleine Schüssel geben und ein kleines Frottiertuch damit tränken. Es sollte gut feucht sein, jedoch nicht zu viel Flüssigkeit austreten. Das feuchte Tuch auf den rechten Oberbauch legen, dabei flach liegen. Mit einer Decke warm einpacken. Daraufhin 45–60 Minuten ruhen.

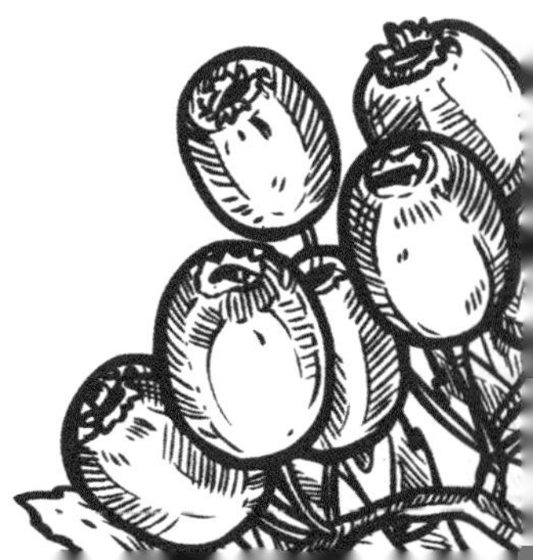

Mariendisteltinktur

MHD 1 Jahr
Zur Nachbehandlung einer Lebererkrankung oder von Hepatitis

Zutaten
6 EL Mariendistelsamen
250 ml Alkohol

Zubereitung
Die Samen mörsern und im Alkohol ansetzen. An einem warmen Ort 10-14 Tage ziehen lassen und dann abseihen. 15-20 Tropfen können 2-mal täglich eingenommen werden. Sammelzeit der Samen ist von Juni bis September.

Bärentraubentee

Für eine starke Blase

Zutaten
3 TL Bärentraubenblätter
3 TL Goldrute
3 TL Ackerschachtelhalm
250 ml Wasser

Zubereitung
Die Kräuter miteinander vermischen. 2 EL von der Teemischung mit kochendem Wasser übergießen und die Pflanzenteile 10 Minuten ziehen lassen. Abseihen und genießen. Der Tee schmeckt gewöhnungsbedürftig. Als Kur kann der Tee eine Woche lang jeden Tag mit einer Tasse zu sich genommen werden.

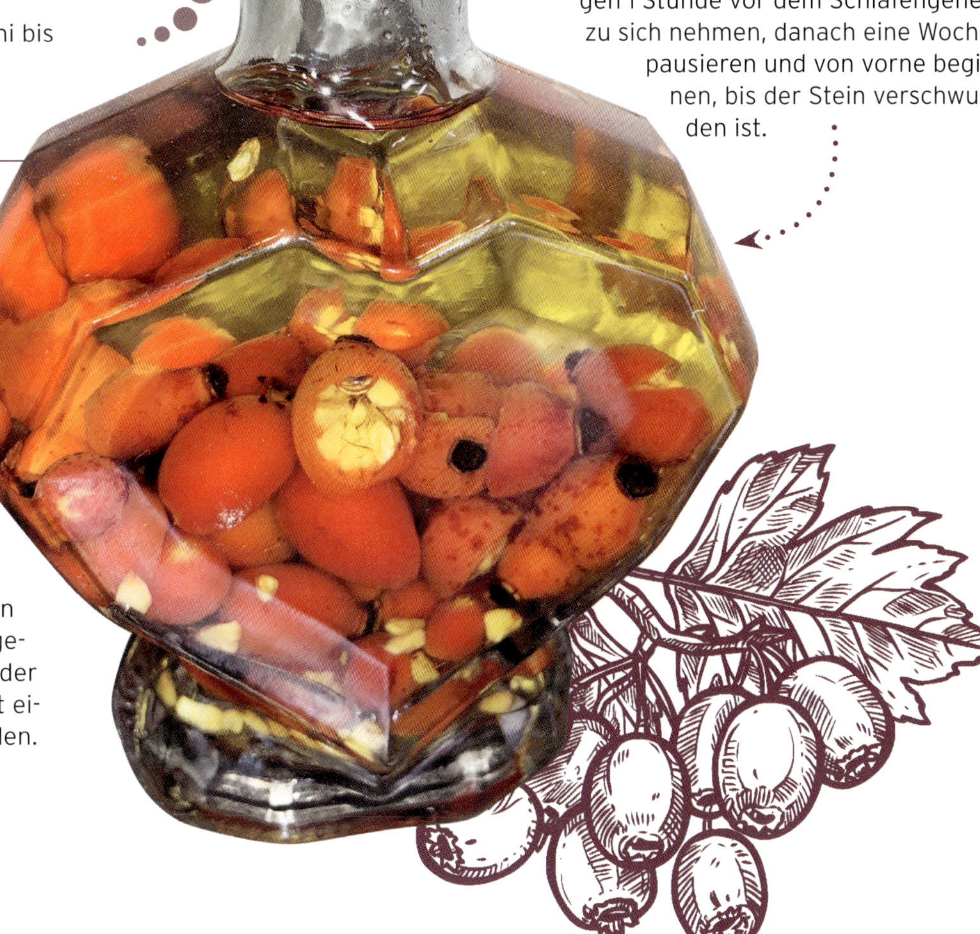

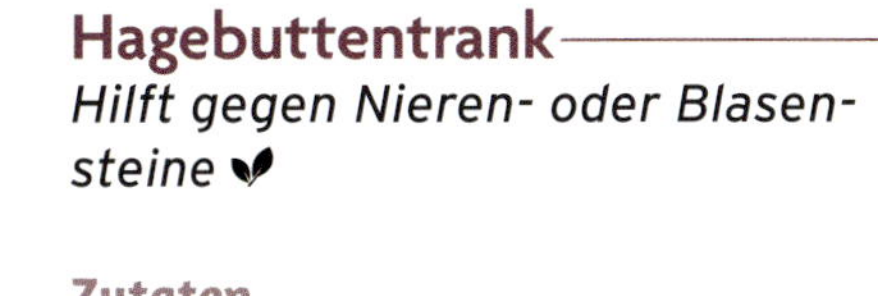

Hagebuttentrank

Hilft gegen Nieren- oder Blasensteine

Zutaten
10 Hagebutten (davon nur die Kerne)
100 ml Wasser oder Weißwein

Zubereitung
Die Hagebuttenkerne mit dem Mörser pulverisieren. 8 Stunden in Wasser oder Weißwein einweichen, danach gut auspressen. Die Flüssigkeit auffangen und an zwei aufeinanderfolgenden Tagen 1 Stunde vor dem Schlafengehen zu sich nehmen, danach eine Woche pausieren und von vorne beginnen, bis der Stein verschwunden ist.

Hände und Nägel

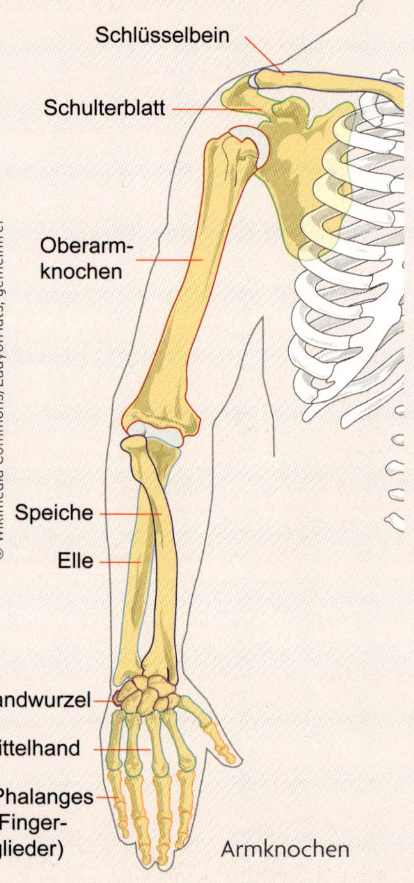

Armknochen

Die Hand ist in drei Bereiche aufgeteilt: die Handwurzel (*Carpus*), die Mittelhand (*Metacarpus*) und die Fingerglieder mit den fünf Fingern (*Digiti manus*).

Unsere Hand bildet mit dem Unterarm eine Einheit und sie sind über das Handgelenk miteinander verbunden.

Die Muskeln spielen eine sehr große Rolle bei den Handbewegungen, die vom Unterarm aus gesteuert werden. Lediglich die Sehnen befinden sich unmittelbar in der Hand. Einige von ihnen sind von Sehnenscheiden umgeben, die die Sehnen vor Reibung und Abnutzung schützen.

Das Handgelenk beinhaltet mehrere Teilgelenke, welche als funktionelle Einheit wirken. Es besteht aus dem proximalen Handgelenk, das zwischen der Speiche und dem proximalen Handwurzelknochen sitzt, sowie dem distalen Handgelenk, das zwischen proximaler und distaler Handwurzelknochenreihe angesiedelt ist.

Die Hand hat drei große Nerven: den Speichernerv (*Nervus radialis*), den Mittelnerv (*Nervus medianis*) und den Ellennerv (*Nervus ulnaris*).

Die Handwurzel besteht aus acht Handwurzelknochen (*Ossa carpi, Karpalia*) und sie sind durch Bänder miteinander verbunden. Die Handwurzelknochen sind in zwei Reihen angeordnet, einmal in der proximalen Reihe, was bedeutet, dass diese Knochen der Hand am nächsten zum Handgelenk hin liegen, wozu das Kahnbein (*Os scaphoideum*), das Mondbein (*Os lunatum*), das Dreieckbein (*Os triquetrum*) und das Erbsenbein (*Os pisiforme*) gehören. Zur distalen Reihe, welche weiter entfernt von der Hand und näher an den Fingerknochen liegt, gehören das Trapezbein (*Os trapezium*), das Trapezoidbein (*Os trapezoideum*), das Kopfbein (*Os capitatum*) und das Hakenbein (*Os hamatum*). Über Gelenke sind die Mittelhandknochen mit den Handwurzelknochen der distalen Reihe verbunden. Hierbei handelt es sich um Röhrenknochen, die sich in Basis, Schaft und Kopf untergliedern lassen. Daraufhin folgen unsere Finger: Daumen (*Pollex*),

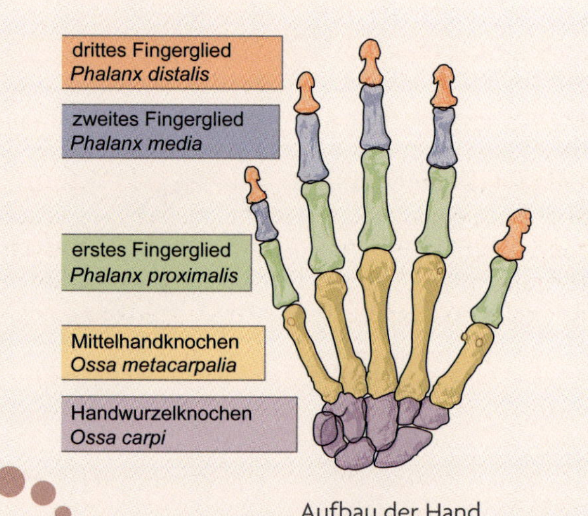

Aufbau der Hand

Zeigefinger (*Index*), Mittelfinger (*Digitus medius*), Ringfinger (*Digitus anularis*) und Kleinfinger (*Digitus minimus*).

Bis auf den zweigliedrigen Daumen sind alle Finger dreigliedrig. Sie bestehen aus dem Fingergrundglied (*Phalanx proximalis*), dem Fingermittelglied (*Phalanx media*) und dem so genannten Fingerendglied (*Phalanx distalis*). Unsere Fingerknochen sind wie unsere Mittelhandkochen aufgebaut, es handelt sich hierbei um Röhrenknochen. Unser Daumen zeichnet sich durch seine Opponierbarkeit aus, er ist durch das Daumensattelgelenk mit dem Handwurzelknochen verbunden. Dies ermöglicht Greif- und Griffbewegungen, die für die Handfunktion entscheidend sind. Durch diese besondere Fingerstellung kann der Daumen die restlichen Finger durch die Oppositionsstellung berühren.

Zu häufigen Verletzungen der Hand zählen unter anderem das Karpaltunnelsyndrom. Hierbei ist der Mittelhandnerv im beugeseitigen Handgelenkskanal eingeklemmt. Brüche im Bereich des Kahnbeines, was oft beim Abfangen eines Sturzes passiert, oder diverse Radiusfrakturen und Brüche in der Nähe von der Speiche kommen auch häufig vor. In der Hand kann es auch zu Arthrose oder Rheuma kommen.

Der Nagel wächst wie ein Haar aus einer Epidermiseinstülpung heraus zur Fingerkuppe hin. Die Keimzellen liegen am Anfang dieser Einstülpung, die so genannte Matrix. Sie liegt größtenteils geschützt unter dem Nagelfalz. Ein kleiner Teil davon ist als Nagelmond sichtbar. Vom Nagelfalz aus sitzt ein kleines feines Häutchen auf dem Nagel, dies ist unsere Nagelhaut. Die Nagelplatte ist mit dem gut durchbluteten Nagelbett fest verbunden. Der Nagel besteht wie unser Haar aus Keratin, welches stark verhornt ist. Durchschnittlich wächst ein Nagel ungefähr einen Millimeter in 7–10 Tagen. Somit benötigt ein komplett neuer Nagel 3–6 Monate. Mit zunehmendem Alter verlangsamt sich dieses Wachstum, da die Versorgung mit Nährstoffen meist geringer ist. Bei Beschädigungen des Nagels im Areal der Matrix wird dieser Richtung Wuchsrichtung nach vorne geschoben. Liegt ein Defekt im Nagelbett vor, bleibt er bestehen. Die Fußnägel wachsen in der Regel langsamer als Fingernägel.

Zu den häufigsten Veränderungen der Nägel zählen Deformierungen, Verletzungen, Infektionen oder eingewachsene Nägel, hauptsächlich der Zehen. Bei den Infektionen handelt es sich in erster Linie um Pilzinfektionen (Onychomykose), bakterielle und virale Infekte sind jedoch auch möglich. Diese äußern sich auf verschiedene Weisen, wie bräunliche, gelbliche oder weißliche Verfärbung der Nägel, eine Verdickung der Nagelplatte oder eine unregelmäßige Oberfläche, Brüchigkeit, Verformungen, Ablösung der Nagelplatte vom Nagelbett, Juckreiz und leichte Schmerzen in den Fingern. Desto älter wir werden, desto anfälliger werden auch unsere Nägel, weil sie zunehmend trockener und brüchiger werden. Sie werden flacher und können ihr gesamtes Erscheinungsbild verändern, Rillen können entstehen und die Farbe der Nägel kann sich im Laufe der Zeit verändern. Besonders unsere Zehennägel benötigen im Alter und bei Menschen, die an Diabetes oder einer peripheren Gefäßerkrankung erkrankt sind, besonders viel Aufmerksamkeit. Dies führt des Öfteren zu weniger Empfinden in den Füßen, wodurch ein erhöhtes Verletzungsrisiko besteht.

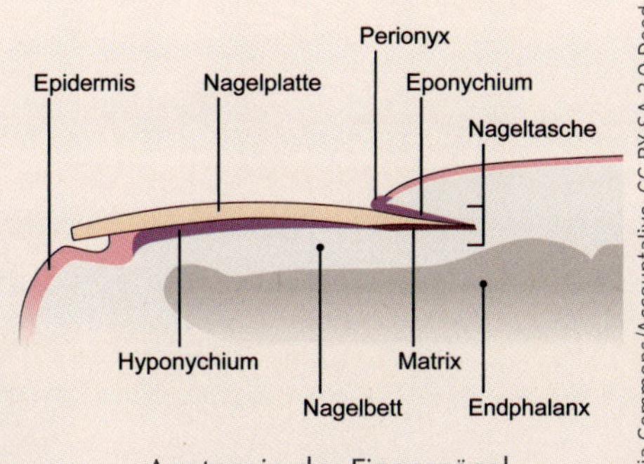

Anatomie der Fingernägel

Maniküre, Nagelpflege, Nagelhaut

Die Hände mit einer milden Seife waschen.
Die gewaschenen Hände in einer Schale mit warmem Wasser und 5 Tr. ätherischem Kamillenöl circa 5 Minuten einwirken lassen.

Die Hände trocknen. Rotulmen-Nagelhaut-Erweicher, S. 158, auftragen. Die Nägel werden glatt und glänzend.
Den Aprikosenkern-Nagelhautentferner, S. 158, in das Nagelbett einreiben und die Nagelhaut mit einem Rosenholzstäbchen entfernen.

Hand- und Nagelpflege auftragen, wie zum Beispiel den Nagelbalsam auf Seite 162.

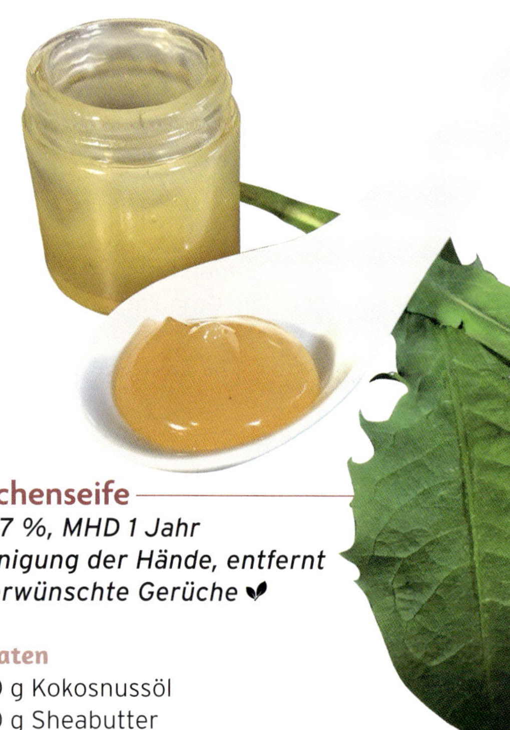

Küchenseife

ÜF 7 %, MHD 1 Jahr
Reinigung der Hände, entfernt unerwünschte Gerüche

Zutaten

200 g Kokosnussöl
200 g Sheabutter
50 g Rizinusöl
150 g Olivenöl
20 g ätherisches Orangenöl

Lauge

82,63 g NaOH
201 g Kaffee (abgekühlt)

Zubereitung

Die Lauge unter Einhaltung der Sicherheitsvorgaben ansetzen und auskühlen lassen. Die festen Öle einschmelzen und die restlichen Öle dazu mischen. Die abgekühlte Lauge durch ein Sieb in die flüssige Öl-Mischung gießen. Die Masse so lange rühren, bis sich der gewünschte Seifenleim bildet. Das Ganze leicht pürieren, damit sich alles gleichmäßig verteilt. Nach Belieben kann jetzt das ätherische Öl hinzugefügt werden. Daraufhin alles in die vorbereitete Form füllen. Die Seife zum Auskühlen an einen kühlen, trockenen Ort stellen und gut abdecken.
Reifung: 40 Tage

Gewürzmischung zum Entsäuern

MHD 6 Monate
Bindet die überschüssige Säure im Körper und löst basische Mineralien aus dem Körper, besonders bei Arthritis (entzündlicher Gelenkserkrankungen) geeignet

Zutaten

15 g Brennnessel
15 g Giersch
15 g Löwenzahn

Zubereitung

Alle Kräuter im Mixer pulverisieren. Das Pulver kann mit 1 EL am Tag in einem Glas Orangensaft oder Wasser oder über dem Essen eingenommen werden. Es kann auch in Honig gerührt werden.

Rotulmen-Nagelhauterweicher

MHD 1 Jahr

Zutaten

5 Rotulmenblätter
15 ml Jojobaöl
5 g Bienenwachs (alternativ 3 g Beerenwachs oder 2 g Carnaubawachs)

Zubereitung

Die Rotulmenblätter 2 Wochen in dem Jojobaöl ziehen lassen und dann abseihen. Das abgefilterte Öl erwärmen und das Wachs hinzufügen. Sobald dieses geschmolzen ist, den Balsam in einen kleinen Tiegel abfüllen und erkalten lassen.

Aprikosenkern-Nagelhautentferner

MHD 3 Monate

Zutaten

2 Aprikosenkerne
30 ml Reiskleie
5 ml Aprikosenkernöl

Zubereitung

Die Aprikosenkerne mahlen und mit der Reiskleie mischen. Das Aprikosenkernöl hinzufügen, bis eine dicke Paste entsteht.
Mit einer kleinen Menge die Hände einreiben, danach gut abspülen. Durch die Kleie wird die Haut weich und geschmeidig.

Info
Das Aprikosenkernöl spendet Nährstoffe und pflegt zugleich die Hände.

Zugsalbe mit der Kraft der Fichte und dem Rosmarin

MHD 6 Monate
Hilft bei Splittern oder Dornen

Zutaten

20 g gereinigtes Fichtenharz
20 g Rosmarinöl
20 g Butter oder Schweinefett
10 g Bienenwachs (alternativ 7 g Beerenwachs oder 5 g Carnaubawachs)
6 Tr. ätherisches Kiefernöl

Zubereitung

Die festen Bestandteile im Wasserbad schmelzen, das Öl im Wasserbad auf die gleiche Temperatur bringen und beides unter ständigem Rühren miteinander vermischen. Am Ende das ätherische Öl hinzufügen. Die Salbe noch warm in einen Tiegel abfüllen und erst nach dem Erkalten verschließen. Die betroffene Stelle dick eincremen und mit einem Pflaster umwickeln. Dieses sollte täglich erneuert werden. Die Salbe fördert die Durchblutung und wirkt antibakteriell, sodass der Fremdkörper schneller nach außen transportiert wird.

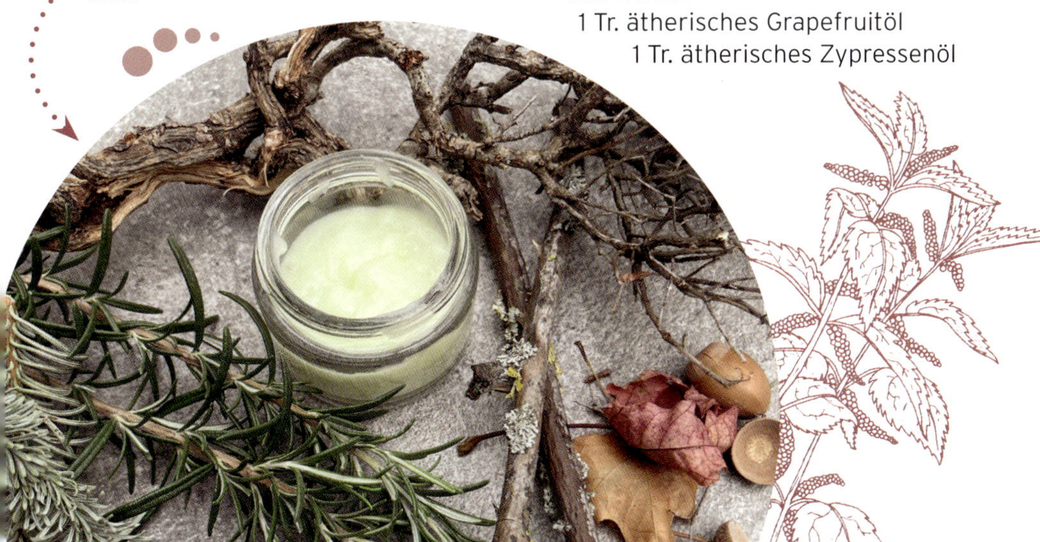

Knoblauch gegen Warzen

Hilft gegen Warzen. Knoblauch tötet Bakterien ab und wirkt antifungizid.

Zutaten

Frischer Knobaluch

Zubereitung

Frische Knoblauchscheiben auf die betroffene Stelle legen und am besten über Nacht mehrere Tage einwirken lassen. Am besten mit einem Pflaster fixieren.

Straffende Kräuterwickel für die Oberarme

Durchblutungsfördernd und straffend

Zubereitung

5 g Brennnesselblätter
5 g Hirtentäschelkraut
5 g Salbeiblätter
3 EL Spirulina oder Algenmehl
3 EL Mandelkleie (naturbelassen) oder Olivensteingranulat
2 Tr. ätherisches Limonen- oder Zitronenöl
1 Tr. ätherisches Grapefruitöl
1 Tr. ätherisches Zypressenöl

Zubereitung

Alle Kräuter mit kochendem Wasser aufgießen und eine Stunde geschlossen ziehen lassen. Das Ganze abseihen und 250 ml entnehmen. Den Sud mit dem Mehl, dem Granulat und dem Mazerat zu einem feinen Brei anrühren. Den warmen Brei auf die Oberarme reiben. Um den Effekt zu verdoppeln, können die eingeriebenen Stellen noch mit Frischhaltefolie umwickelt werden. Das Ganze nach 30 Minuten abspülen. Der Brei kann dabei leicht eingerieben werden und sorgt somit zusätzlich für einen leichten Peelingeffekt, was zudem die Durchblutung fördert und die Haut glättet, indem alte Haut abgetragen wird. Dadurch kann eine leichte Rötung entstehen, welche nach kurzer Zeit wieder verschwindet. Nach der Anwendung sollten die betroffenen Körperpartien mit einer reichhaltigen Körpercreme oder einem Öl gut gepflegt werden.

Info
Die Wickel können auch an anderen Körperteilen, wie Oberschenkel, Hüfte oder Po, angewendet werden.

Achtung!
Bei wunder Haut ist diese Anwendung nicht zu empfehlen.

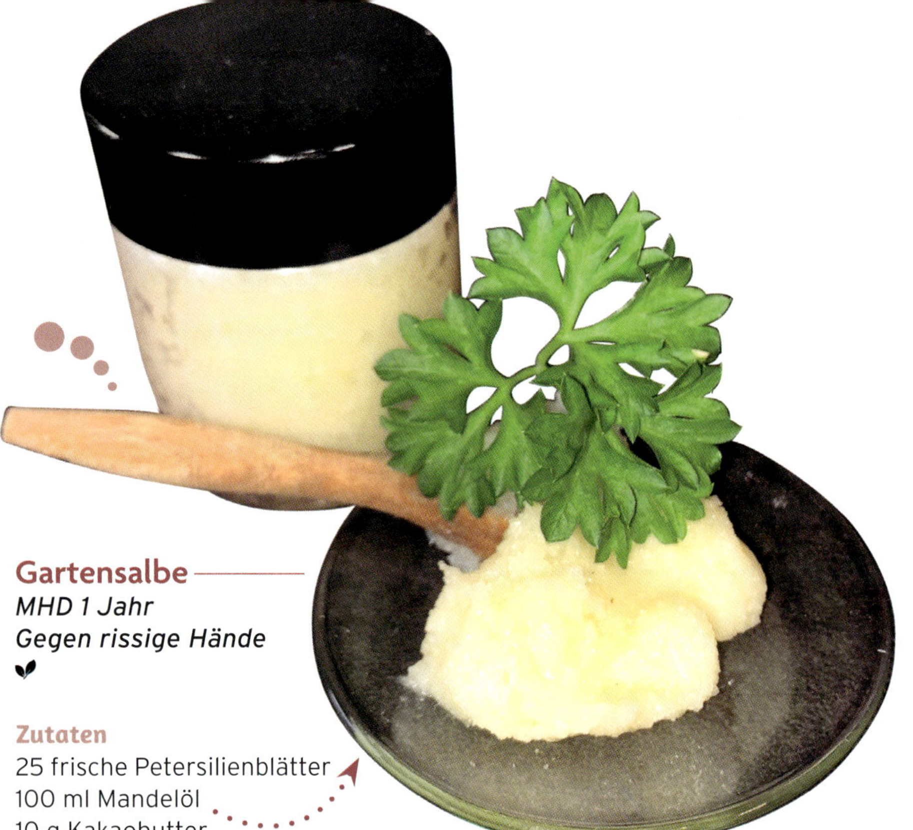

Gartensalbe

MHD 1 Jahr
Gegen rissige Hände

Zutaten

25 frische Petersilienblätter
100 ml Mandelöl
10 g Kakaobutter
10 g Bienenwachs (alternativ 7 g Beerenwachs oder 5 g Carnaubawachs)
3 Tr. ätherisches Rosmarinöl oder Kamillenöl

Zubereitung

Die Petersilie klein hacken und mit dem Mandelöl für 60 Minuten im Wasserbad köcheln lassen, nicht kochen und im Anschluss abseihen. Daraufhin das Petersilienöl mit den festen Bestandteilen im Wasserbad schmelzen. Am Ende das ätherische Öl hinzufügen. Die Salbe noch warm in einen Tiegel abfüllen und erst nach dem Erkalten verschließen.

Apfelessig gegen Nagelpilz

Wirkt antimykotisch und hilft gegen Nagelpilz

Zutaten

100 ml Apfelessig
1 l Wasser

Zubereitung

Das Wasser aufkochen und den Essig hinzufügen. Die Mischung warm zum Baden der Hände oder Füße verwenden.

Tipp Man kann anstatt Apfelessig auch Kokosöl verwenden. Zusätzlich kann auch noch Teebaumöl (20 Tropfen) hinzugefügt werden, was ebenfalls antimykotisch wirkt.

Wacholderbalsam

MHD 2 Jahre
Lindert Schmerzen und Schwellungen und stärkt das Gewebe

Zutaten

2 EL getrocknete Wacholderbeeren
100 ml Olivenöl
17 g Bienenwachs (alternativ 12 g Beerenwachs oder 8 g Carnaubawachs)
17 g Sheabutter
4 Tr. ätherisches Wacholderbeerenöl

Zubereitung

Die Wacholderbeeren mit einem Mörser aufbrechen. Das Olivenöl im Wasserbad erwärmen und die Wacholderbeeren 1 Stunde bei ca. 45 °C darin köcheln lassen. Das Mazerat filtern und erneut im Wasserbad mit dem Wachs und der Sheabutter erwärmen. Beim Erkalten das ätherische Öl hinzufügen. Dann kann der Balsam abgefüllt werden. Den Tiegel erst verschließen, wenn der Balsam erkaltet ist.
Der Balsam pflegt beanspruchte Hände und Füße, lindert Gelenksschmerzen, stärkt das Gewebe und wirkt abschwellend.

Achtung! Nicht geeignet in der Schwangerschaft, der Stillzeit oder für Kinder!

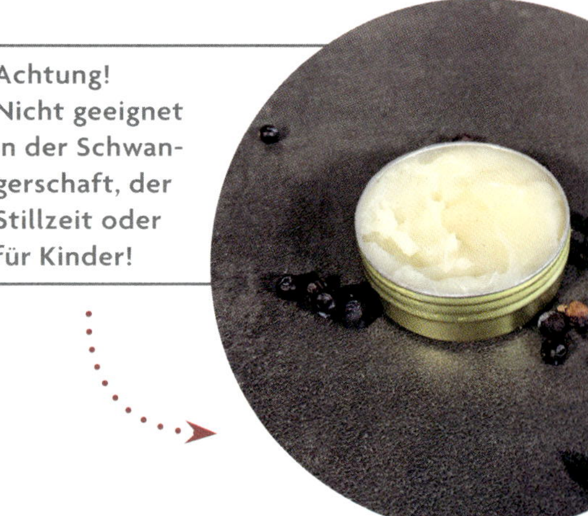

Hände und Nägel

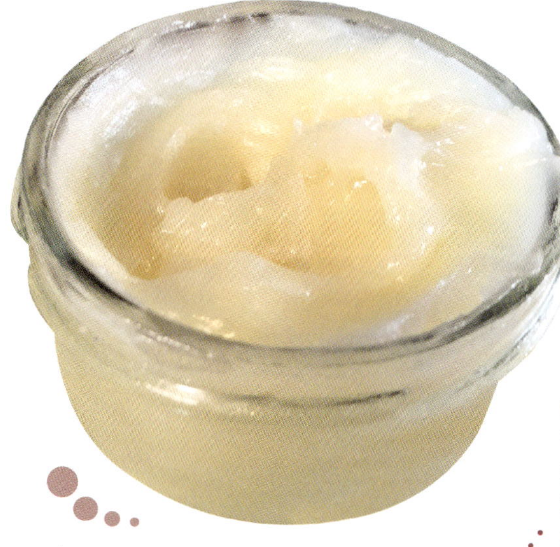

Handcreme

MHD 6 Monate

Zutaten

20 g Squalan
5 g Jojobawachs
8 g Lanolin
4 g Emulsan
30 ml Aloe-vera-Wasser
6 g Harnstoff
10 Tr. ätherisches Lavendelöl
20 Tr. ätherischer Calendulaextrakt
7 Tr. Paraben K

Zubereitung

Squalan, Jojobawachs, Lanolin und das Emulsan im Wasserbad erwärmen. Das Aloe-vera-Wasser und die ätherischen Öle extra erwärmen, bis beide Substanzen die gleiche Temperatur haben. Dann können sie unter ständigem Rühren langsam zusammengefügt werden. Als Letztes wird der Emulsion das Paraben K hinzugefügt. Bis die Creme erkaltet, durchgängig rühren, sodass beide Phasen miteinander verbunden bleiben.

Gundermann-Handcreme

MHD 3 Monate
Pflegende Handcreme

Zutaten

25 ml Gundermannmazerat (Olivenöl oder Avocadoöl)
5 g Bienenwachs (alternativ 3 g Beerenwachs oder 2 g Carnaubawachs)
1 g Sheabutter
25 ml Hammamelishydrolat
2 Tr. ätherisches Lavendelöl
2 Tr. Vitamin E
optional 4 Tr. Propolistinktur, verringert jedoch die Haltbarkeit

Zubereitung

Mazerat, Wachs und Sheabutter im Wasserbad erwärmen. Hammamelishydrolat und ätherisches Öl extra erwärmen, bis beide Substanzen die gleiche Temperatur haben. Dann können diese unter ständigem Rühren langsam zusammengefügt werden. Als Letztes werden die Tinktur und das Vitamin E hinzugefügt. Bis die Creme erkaltet ist, durchgängig rühren, sodass beide Phasen miteinander verbunden bleiben.
Die Creme ist eine nachhaltige Pflege bei sehr beanspruchter Haut und kann täglich verwendet werden. Zudem wirkt sie durch den Gundermann zusätzlich entzündungshemmend.

Lavendel-Rheumatinktur

MHD 1 Jahr
Zum Einreiben bei Rheumabeschwerden, Gicht oder zur Linderung bei Insektenstichen

Zutaten

10 g Lavendelblüten
500 ml Alkohol

Zubereitung

Die Blüten werden mit dem Alkohol in einem Gefäß mit Schraubdeckel vermischt und 7 Tage stehen gelassen. Jeden Tag das Glas einmal schwenken. Dann wird das Gemisch abgeseiht und in eine Flasche umgefüllt.
Die betroffenen Stellen mit der Tinktur einreiben. Die Lösung kann dafür auf ein Baumwolltuch oder ein Wattepad aufgetragen werden.

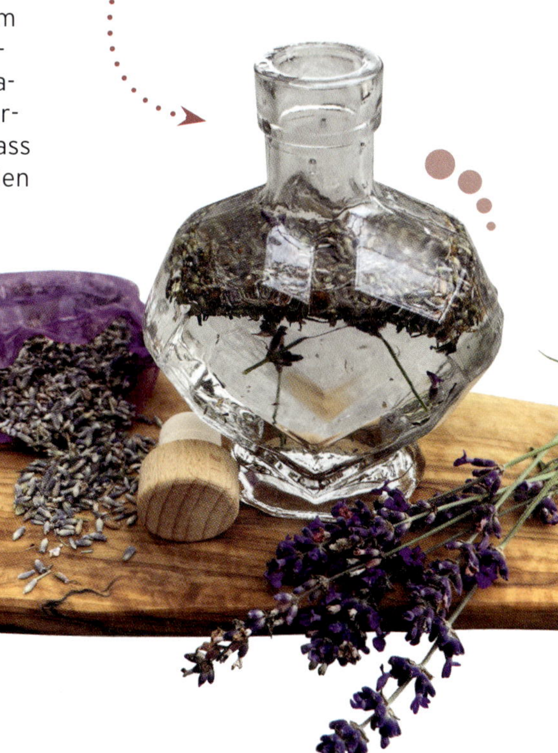

Nagelbalsam

MHD 1 Jahr

Pflegt und schützt die Nagelhaut

Zutaten

10 g Bienenwachs (alternativ 7 g Beerenwachs oder 5 g Carnaubawachs)
2 Tr. ätherisches Zitronenöl
30 ml Mandelöl

Zubereitung

Das Wachs schmelzen und das ätherische Öl hinzufügen. Das Mandelöl hinzufügen. Der Balsam sollte eine feste, aber geschmeidige Konsistenz haben. In ein kleines Gefäß abfüllen und verschließen, wenn er erkaltet ist.
Auf die Fingerspitzen und Nägel auftragen und gut einmassieren. Die vitalisierende Kur kann täglich angewendet werden.

Wind- und Wetterschutzbalsam

MHD 1 Jahr

Schützt bei strapazierten Händen

Zutaten

20 g Ringelblumenöl
5 g Bienenwachs (alternativ 3 g Beerenwachs oder 2 g Carnaubawachs)
20 g Sheabutter
6 Tr. ätherisches Lavendöl oder ätherisches Teebaumöl

Zubereitung

Die festen Bestandteile im Wasserbad schmelzen, das Öl im Wasserbad auf die gleiche Temperatur bringen und beides unter ständigem Rühren miteinander vermischen. Am Ende das ätherische Öl hinzufügen. Den Balsam noch warm in einen Tiegel abfüllen und erst nach dem Erkalten verschließen.

Tipp Wenn Sie über Nacht Baumwollhandschuhe tragen, kann der Balsam darunter besonders gut einwirken.

Rainfarntinktur

MHD 1 Jahr

Für aufgesprungene Hände und Furunkel

Zutaten

1 Handvoll Rainfarnblüten
125 ml Alkohol

Zubereitung

Die Blüten vollständig mit dem Alkohol bedecken und 1 Woche ziehen lassen, dann abseihen. Die Tinktur wird auf die betroffenen Stellen einmal täglich aufgetupft.
Die Sammelzeit ist von Juni bis August.

Achtung!
Nur äußerlich anwenden, da die Tinktur giftig ist.

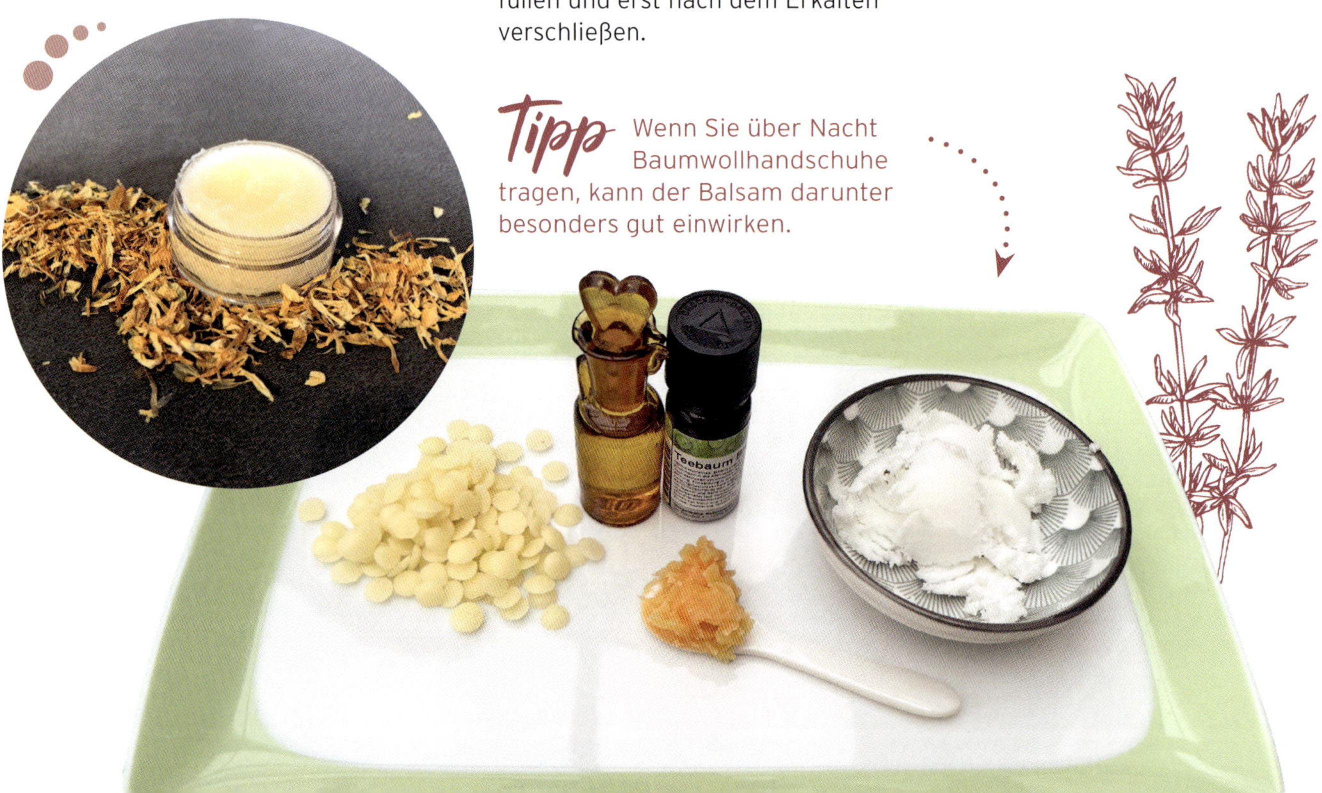

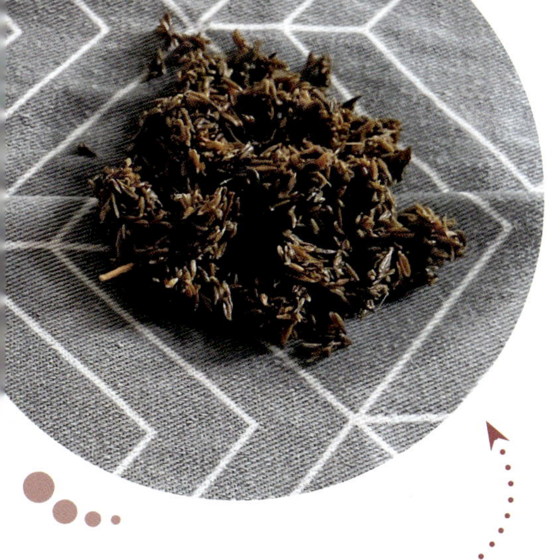

Heublumenauflage

Hilft bei Gelenksschmerzen

Zutaten

3 EL Heublumen

Zubereitung

Die Heublumen in ein dünnes Baumwolltuch schlagen, mit Wasserdampf erwärmen und ungefähr 5–10 Minuten auf die betroffene Stelle legen. Die ätherischen Öle der Heublume wirken beruhigend und schmerzlindernd. Nicht für Allergiker geeignet.

Kohlwickel

Hilft bei akuter Gicht

Zutaten

Blätter vom Weißkohl

Zubereitung

Die Weißkohlblätter waschen und mit Wasserdampf erwärmen. Anschließend mit einem Nudelholz so lange über die Blätter rollen, bis deren Saft austritt. Die Kohlblätter auf die betroffene Stelle legen und mit einem Baumwolltuch fixieren. Mindestens 1 Stunde einwirken lassen.

Kreuzkümmelauflage

Hilft bei Arthrose, wirkt entzündungshemmend und schmerzlindernd

Zutaten

1 EL Kreuzkümmel
1 TL Apfelessig

Zubereitung

Den Kreuzkümmel mahlen und mit dem Apfelessig vermischen. Alles in ein dünnes Baumwolltuch schlagen und auf die betroffene Stelle legen. Sobald sich der Brei nach ungefähr 5–10 Minuten zu sehr erwärmt hat, sollte er entfernt werden

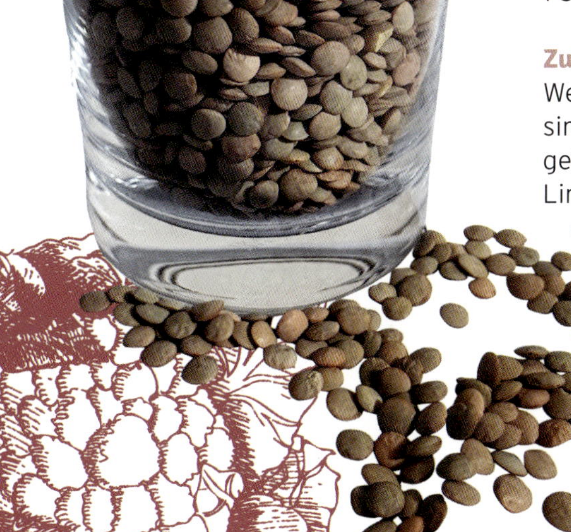

Linsen-Fingerbad

Für steife Finger am Morgen

Zutaten

1 Schale Linsen

Zubereitung

Wenn die Finger morgens noch steif sind, die Hände in eine Schale Linsen geben und mit den Fingern durch die Linsen fahren. Sobald sich die Linsen dadurch leicht erwärmen, lindern die Linsen die Steifigkeit und helfen bei Schwellungen.

Beine und Füße – gesund und munter

Dreimal um die Welt tragen uns unsere Füße im Laufe unseres Lebens – eine ordentliche Herausforderung, wodurch unsere Füße des Öfteren dann mal krank werden.

Ein Viertel aller Knochen befindet sich in unseren Füßen, 26 Stück, und 2 Sesambeine. Bei den Sesambeinen handelt es sind um zwei kleine Knochen, die in der Sehne des großen Zehs liegen. Sie dienen dazu, die Sehnen zu schützen und die Hebelwirkung der großen Zehen zu unterstützen und zu verbessern. Hinzu kommen 27 Gelenke sowie 32 Muskeln und Sehnen, mehr als 100 Bänder und über 1.700 Nervenenden. Sehr viele Menschen leiden an Platt-, Senk-, Knick-, Spreiz- oder Hohlfüßen, diversen Fehlstellungen oder unter Halluxzehen.

Wenn nicht richtig auf die Füße geachtet wird, kann dies zu Problemen des gesamten Bewegungsapparates führen. Auf dem gesamten Fuß sind circa über 90.000 Schweißdrüsen verteilt, diese scheiden täglich mehr als einen halben Liter Sekret ab.

Der menschliche Fuß ist sehr ausgeklügelt aufgebaut, schließlich muss er unser komplettes Körpergewicht tragen und ist zudem noch für den aufrechten Gang verantwortlich. Das Fußskelett ist in Sprunggelenk, Fußwurzel, Mittelfuß und die Zehen untergliedert. Der Fuß wird in den Vorfuß, wozu Mittelfuß und die Zehen zählen, und in den Rückfuß unterteilt, der sich in die oberen und unteren Sprunggelenke sowie die Fußwurzel gliedert.

Es gibt unzählige Ursachen für Fußfehlstellungen, einige sind angeboren und andere erworben. Diese Fehlstellungen sollten frühzeitig behandelt werden, da ansonsten bei jedem Schritt die Gelenke anders belastet werden und somit dem Bewegungsapparat einiges zugemutet wird. Dies kann zur Folge haben, dass durch eine falsche Belastung Gelenke und Weichteile unnötig schnell verschleißen. Eine Laufanalyse kann hierbei Klarheit verschaffen.

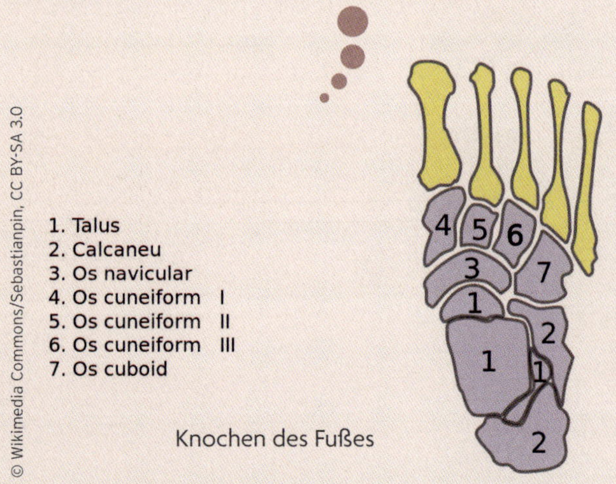

Knochen des Fußes

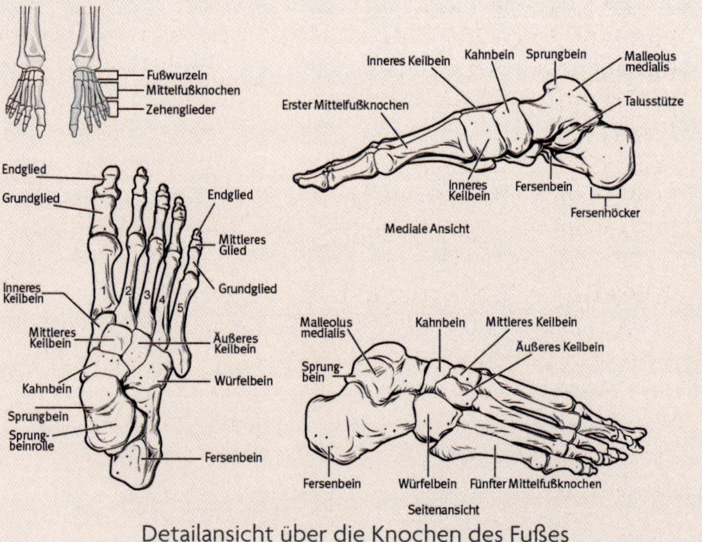

Detailansicht über die Knochen des Fußes

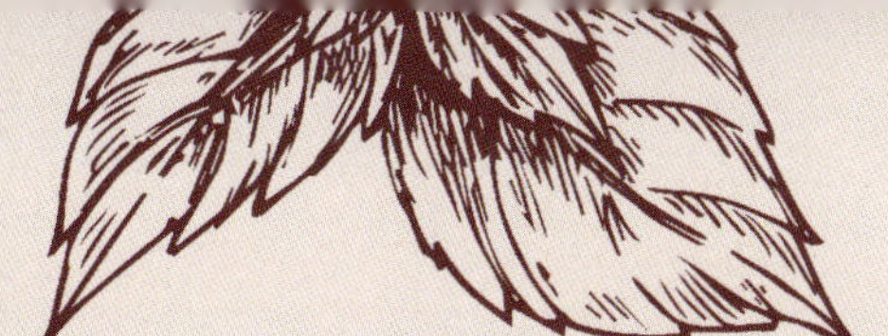

Knieschmerzen gehören zu sehr häufigen Beschwerden an den Beinen. Die Knie sind bei jedem Schritt immer einer sehr hohen Belastung ausgesetzt. Je nach Art und Dauer der Belastung werden sie unterschiedlich stark beansprucht. Das Knie ist nicht nur das am meisten beanspruchte Gelenk in unserem Körper, sondern auch zugleich das größte. Die zwei Menisken dienen als Stoßdämpfer und Druckverteiler, sie sind halbmondförmig und passen sich den unterschiedlichen Strukturen von Knochen und Gelenken des Ober- und Unterschenkels an. Für die Stabilität sorgen Seiten- und Kreuzbänder, welche alles miteinander verbinden und zusammenhalten.

Oft kann es bei den Gelenken zu Arthrose kommen. Hierbei handelt es sich um eine Abnutzung eines Gelenks, was auch als Gelenksverschleiß bezeichnet wird. Dabei baut sich der Knorpel immer mehr ab und am Ende kann er so weit zurückgegangen sein, dass die Knochen aneinanderreiben. Dies kann durch übermäßige Belastung oder durch Läsionen (Schädigung, Verletzung oder Störung) entstehen. Läsionen im Knochen können verschiedene Ursachen haben, wie Frakturen oder Risse, absterbendes Knochengewebe (Osteonekrose), Entzündungen und vieles mehr. Symptome sind Schmerzen an der betroffenen Stelle, Schwellungen und Bewegungseinschränkungen.

In den Beinen hat man gefühlt den meisten Muskelkater, besonders in den Waden. Der so genannte Muskelkater entsteht, wenn die Muskeln sauer werden. Der Körper produziert durchgängig Laktat für die Glykolyse. Laktat ist ein Salz der Milchsäure und wird vom Körper produziert, wenn er unter hoher Belastung steht und der Sauerstoff durch die Atmung nicht ausreicht, um unsere Muskeln mit der nötigen Energie zu versorgen. Dieser Stoffwechselprozess dient zum Abbau von Glukose, was wiederum zur Energiegewinnung dient. Glukose wird bei ausreichender Sauerstoffzufuhr vollständig zu Kohlendioxid und Wasser umgewandelt. Bei anhaltender hoher Belastung kommt es zu einem Rückstau von Pyruvat, bei dem es sich um ein Stoffwechsel-Zwischenprodukt handelt, wodurch die Laktatproduktion gesteigert wird. Hierbei entsteht eine Muskelübersäuerung, welche auch Azidose genannt wird. Alle Muskelfunktionen verlangsamen sich dadurch, die Muskeln ermüden sozusagen. Der Muskel benötigt mehr Sauerstoff, um den Abbau gewährleisten zu können, der Körper kommt jedoch damit nicht hinterher und somit kommt es zu einem stark erhöhten Blutlaktatgehalt. Durch den unzureichenden Sauerstoffgehalt findet dieser Ausstauch aerob außerhalb der Zellen statt. Dies ist ein natürlicher Schutzmechanismus, welcher vor der Zerstörung von Muskel-Protein-Zellen schützt.

Muskelkater ist meistens innerhalb von einigen Tagen oder einer Woche vorüber. Es ist wichtig, sich vor dem Sport ausreichend aufzuwärmen und das Training kontinuierlich zu steigern, um einen Muskelkater zu minimieren. Nach dem Training sollte man sich angemessen erholen, dehnen und eine ausreichende Flüssigkeitszufuhr sicherstellen.

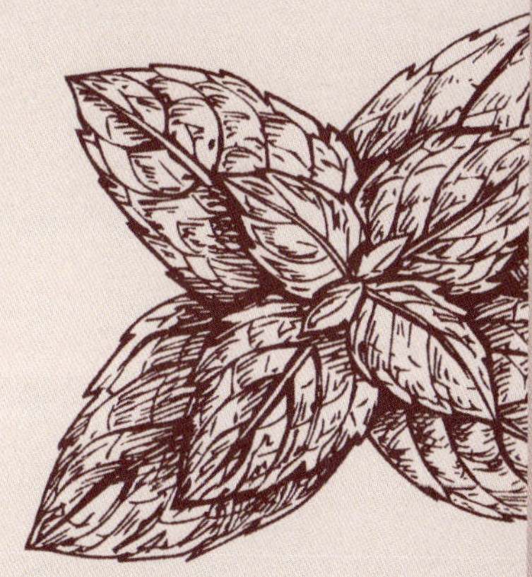

Beinwellgel

MHD 1 Monat
Bei Gelenksschmerzen 

Zutaten

10 cm Beinwellwurzel
1 EL Arnikablüten
4 g Gelbildner
150 ml Wasser

Zubereitung

Die Wurzel gut säubern, in Stücke schneiden und 30 Minuten im Wasser köcheln lassen, nicht kochen. Daraufhin abseihen und mit dem Wasser die Arnikablüten übergießen und weiter 10 Minuten ziehen lassen. Nochmal kurz aufkochen, den Gelbildner hinzufügen und so lange rühren, bis der Sud eine gelartige Konsistenz bekommt. Bei Bedarf das Gel mehrmals täglich auf die betroffene Stelle auftragen.

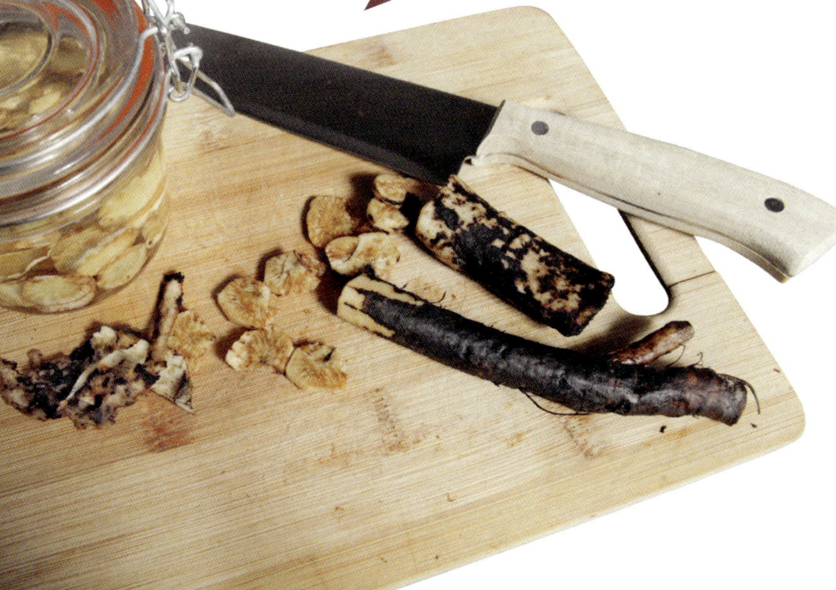

Fußbad bei Schwitzefüßchen

Das Fußbad sorgt für ein frisches und kühlendes Gefühl an den Füßen 

Zutaten

Salbei- oder Ehrenpreisauszug

Zubereitung

1 EL von dem Auszug in ein warmes Wasserbad (38–40 °C) geben und die Füße 15 Minuten in das Fußbad stellen. Kann immer nach Bedarf angewendet werden. Es kann auch eine Kur gemacht werden und das Fußbad 2 Wochen lang einmal täglich genommen werden.

Info
Für den Auszug 10 g getrocknete Salbei- und Ehrenpreispflanzen zu gleichen Teilen mit 50 ml Alkohol mischen und 4 Wochen ziehen lassen. Dann abseihen und in eine dunkle Flasche abfüllen.

Arnika-Fußsalbe

MHD 1 Jahr
Entspannt die Füße und lindert Schmerzen
Bei Schmerzen und Verstauchungen

Zutaten

50 ml Arnikaölauszug
4 g Bienenwachs (alternativ 3 g Beerenwachs oder 2 g Carnaubawachs)

Zubereitung

Das Wachs im Wasserbad schmelzen und den Ölauszug langsam hinzufügen. Die Salbe noch flüssig abfüllen und den Tiegel erst nach dem Erkalten verschließen.

Info
Für den Auszug 15 g getrocknete Blüten mit 150 ml Öl mischen. Alle Pflanzenteile müssen bedeckt sein. Das Gemisch 4 Wochen ziehen lassen, dann abseihen und in eine dunkle Flasche abfüllen.

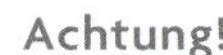

Achtung!
Arnika steht unter Naturschutz und sollte daher nur in der Apotheke erworben werden.

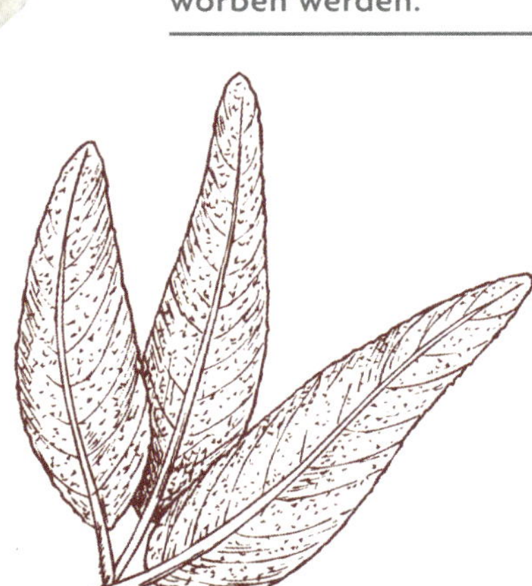

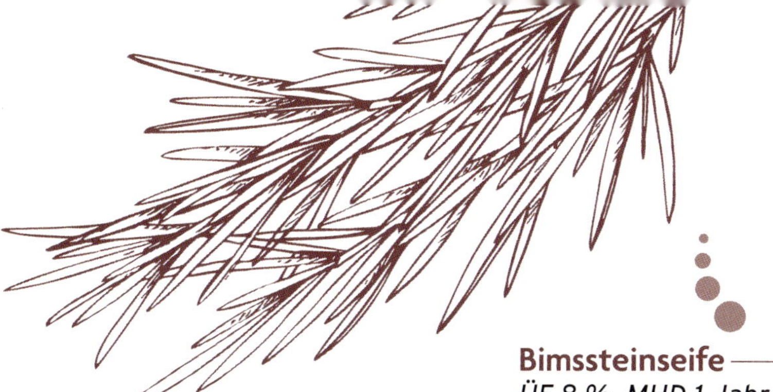

Schrundensalbe

MHD 1 Jahr
Feuchtigkeitsspendend, entzündungshemmend, weich machend

Zutaten
10 ml Calendulaölauszug
30 g Olivenöl oder Rapsöl
10 g Bienenwachs (alternativ 6 g Beerenwachs oder 5 g Carnaubawachs)

Zubereitung
Das Wachs im Wasserbad schmelzen und die Öle langsam hinzufügen. Die Salbe noch flüssig abfüllen und den Tiegel erst nach dem Erkalten verschließen.

Info
Für den Auszug 15 g getrocknete Blüten mit 150 ml Öl mischen. Alle Pflanzenteile müssen bedeckt sein. Das Gemisch 4 Wochen ziehen lassen, dann abseihen und in eine dunkle Flasche abfüllen.

Senfsocken

Bei schmerzenden und kalten Füßen

Zutaten
50 ml Senföl
3 Tr. ätherisches Salbeiöl
2 Tr. ätherisches Thymianöl

Zubereitung
Das Senföl leicht erwärmen und die ätherischen Öle hinzufügen. Die Füße damit einreiben und Baumwollsocken darüber anziehen. Über Nacht einziehen lassen.

Weiden-Fußbalsam

MHD 6 Monate
Gegen rheumatische Beschwerden und zur Stärkung des Immunsystems

Zutaten
50 g getrocknete Weidenrinde
10 g Ingwer
100 ml Olivenöl
75 g Bienenwachs (alternativ 35 g Beerenwachs oder 27 g Carnaubawachs)
5 Tr. ätherisches Thymianöl

Zubereitung
Den Ingwer schälen und in Scheiben schneiden. Einmal kurz im Olivenöl aufkochen, danach 10 Minuten auf geringer Stufe köcheln lassen und abseihen. Die getrocknete Weidenrinde in ein Schraubglas füllen und mit dem Ingwer-Olivenöl auffüllen. Alle Pflanzenteile müssen mit dem Öl bedeckt sein. 2 Wochen an einen sonnigen Platz stellen und regelmäßig schütteln. Abseihen, nochmal erhitzen und das Wachs darin schmelzen. Jetzt das ätherische Öl hinzufügen. Noch warm in einen Tiegel abfüllen und erst, wenn der Balsam erkaltet ist, den Tiegel verschließen. Der Balsam kann mehrmals täglich an den betroffenen Stellen verwendet werden.

Bimssteinseife

ÜF 8 %, MHD 1 Jahr
Peeling für die Füße und Hände bei starken Verschmutzungen oder Hornhaut

Zutaten
150 g Kokosnussöl
250 g Mandelöl
100 g Babassuöl
25 g Bienenwachs
10 g ätherisches Teebaumöl
10 g ätherisches Calendulaöl
30–40 g gemahlener Bimsstein

Lauge
74,34 g NaOH
176 g Wasser

Zubereitung
Die Lauge unter Einhaltung der Sicherheitsvorgaben ansetzen und auskühlen lassen. Die festen Öle einschmelzen und die restlichen Öle und das Bienenwachs dazumischen. Die abgekühlte Lauge durch ein Sieb in die flüssige Öl-Mischung gießen. Die Masse so lange rühren, bis sich der gewünschte Seifenleim bildet. Jetzt kann der gemahlene Bimsstein hinzugefügt werden. Das Ganze leicht pürieren, damit sich alles gleichmäßig verteilt. Am Ende wird das ätherische Öl hinzugefügt. Daraufhin alles in die vorbereitete Form füllen. Die Seife zum Auskühlen an einen kühlen, trockenen Ort stellen und gut abdecken.
Reifung: 40 Tage

Senfmehl-Fußbad

Hilft schmerzenden Füßen und Waden

Zutaten

2 Rosmarinzweige
1 TL Wacholderbeeren
2 TL Senfmehl
5 Salbeiblätter

Zubereitung

Alle Zutaten in ein warmes Wasserbad (38–40 °C) geben und die Füße 15 Minuten in das Fußbad stellen. Das Bad kann immer nach Bedarf angewendet werden. Es kann auch eine Kur gemacht werden, dabei das Fußbad 2 Wochen lang einmal täglich anwenden. Dieses Fußbad sorgt zusätzlich dafür, dass überschüssige Harnsäure ausgeschieden wird, und wirkt wahre Wunder bei Muskelkater.

Belebender Sommerkick mit Erdbeeren und Ingwer

Gegen schlaffe Oberschenkel

Zutaten

circa 10 cm Ingwerwurzel
2 EL Kaolin
8 reife Erdbeeren

Zubereitung

Alle Zutaten miteinander in einem Mixer auf höchster Stufe pürieren. Es sollte eine joghurtartige Konsistenz entstehen. Ansonsten kann noch etwas mehr Kaolin hinzugefügt werden. Die Masse auf die betroffenen Stellen auftragen und antrocknen lassen. Durch die Enzyme in der Erdbeere und im Ingwer werden die betroffenen Stellen erwärmt und die Hautpartien werden stimuliert.

Efeuöl

MHD 6 Monate
Fördert die Durchblutung, hilft bei der Faszienbildung

Zutaten

25 g getrocknete Efeublätter
250 ml Mandelöl oder Olivenöl

Zubereitung

Die Efeublätter mit dem Mörser zerkleinern. Die Pflanzenteile mit dem Öl übergießen und 4–6 Wochen ziehen lassen, danach abseihen. Das Öl kann sanft in die Haut einmassiert werden.

Fußpuder aus Minze mit Kaolin

MHD 6 Monate
Wirkt antimykotisch und antibakteriell

Zutaten

15 Blätter getrocknete Pfefferminze
180 g Kaolin
2 Tr. ätherisches Pfefferminzöl
1 Tr. ätherisches Rosenholzöl

Zubereitung

Die Minzeblätter im Mörser sehr fein zerstoßen. Das Kaolinpuder mit den ätherischen Ölen vermischen und die Minze hinzufügen. Alle Gerätschaften müssen komplett trocken sein, sonst verklumpt das Puder zu sehr.

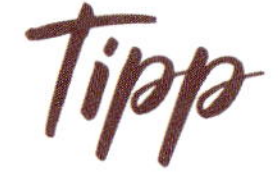

Für entspannte Füße am besten nach dem Baden auftragen.

Anregendes Peeling für Muskeln und Gelenke der Füße

Fördert die Durchblutung und macht die Füße zart

Zutaten

6 EL Naturjoghurt
2 EL geriebene Mandeln oder Hafer
1 TL Honig
5 Tr. ätherisches Grapefruitöl

Zubereitung

Alle Zutaten miteinander vermischen und in die feuchte Haut einmassieren. Anschließend gut abspülen. Das Grapefruitöl wirkt antiseptisch, antibakteriell und fördert die Durchblutung.

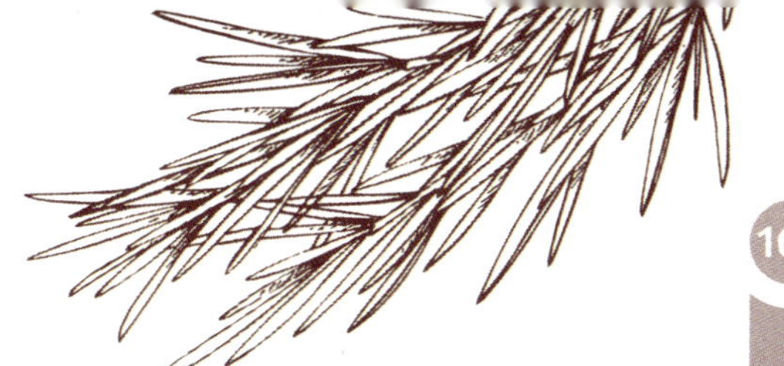

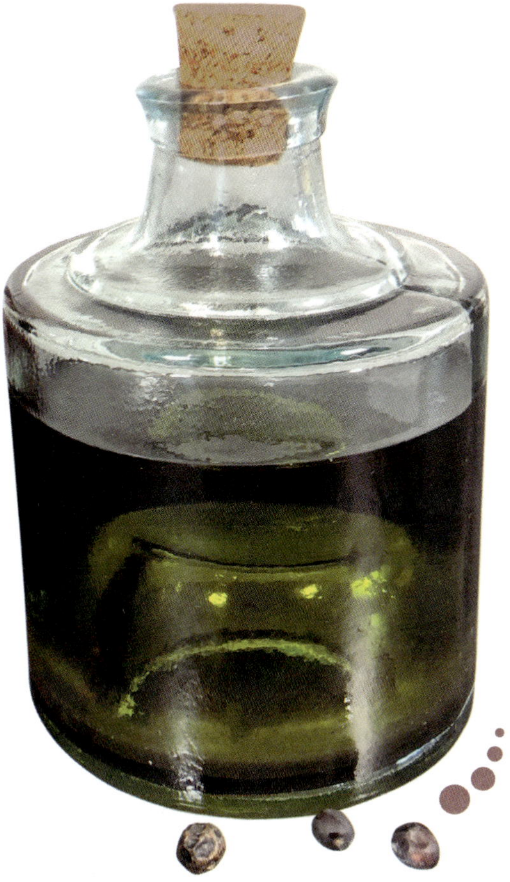

Kühlender Teebaum-Zitronen-Spray

MHD 1 Woche

Wirkt kühlend, erfrischend und antibakteriell

Zutaten

2 TL frischer Zitronensaft
2 EL Alkohol
2 EL Wasser
3 Tr. ätherisches Zitronenöl
3 Tr. ätherisches Teebaumöl

Zubereitung

Alle Zutaten in eine Sprühflasche füllen und vor Gebrauch gut schütteln. Frischer Zitronensaft konserviert natürlich.

Rubbelcreme

MHD 6 Monate

Sehr feuchtigkeitsspendend, sehr gut bei trockener Haut, antibakteriell

Zutaten

30 g Kakaobutter
10 ml Ringelblumentinktur
3 g Ringelblumenblüten
1 g Kamillenblüten

Zubereitung

Die Kakaobutter im Wasserbad erwärmen, die Tinktur auch erwärmen und diese dann mit der Kakaobutter vermischen. Die Pflanzenteile hinzufügen. Sie können bei Bedarf gemörsert werden.
Die Feuchtigkeitscreme gut in die Füße einmassieren. Durch die reichhaltige Kakaobutter ist die Creme besonders feuchtigkeitsspendend.

Ackerschachtelhalmbad

Für ein straffes Bindegewebe

Zutaten

25 frische Wacholderbeeren
1 Stängel (circa 10 cm) Ackerschachtelhalm
250 ml Wasser

Zubereitung

Die Wacholderbeeren zerdrücken und den Ackerschachtelhalm mit dem Mörser klein stoßen. Die Pflanzenteile mit kochendem Wasser aufgießen und nach 1 Stunde abseihen. Die Tinktur kann komplett zum Badewasser hinzugefügt werden.

Winter-Fußbad

MHD 2 Jahre

Anregendes Badesalz, fördert die Durchblutung, lindert rheumatische Beschwerden und Muskelschmerzen und entspannt die Muskulatur

Zutaten

25 g Meersalz
50 g Natron
10 ml Mazerat aus Wacholderbeeren (mit Olivenöl)
3 ml Apfelessig
4 ml ätherisches Rosmarinöl
5 Tr. ätherisches Eukalyptusöl
5 Tr. ätherisches Limettenöl
5 Tr. ätherisches Wachholderbeerenöl
5 Tr. feinstoffliche Essenz aus Klettenlabkraut oder 3 ml Mazerat aus Klettenlabkraut (mit Olivenöl)

Zubereitung

Das Meersalz mit einem Mörser pulverisieren. Danach alle weiteren Zutaten hinzugeben und alles gut miteinander vermischen. Das Badesalz eignet sich besonders gut nach dem Sport oder langem Stehen.
Zudem wärmt es im Winter kalte Füße.

Tipp Das Badesalz kann auch für ein komplettes Bad verwendet werden, jedoch nicht in der Schwangerschaft, bei empfindlicher Haut und es ist nicht für Kinder geeignet. Da es eine aktivierende Wirkung hat, sollte es nicht vor dem Schlafengehen angewendet werden.

Kurpackung für die Füße

Wirkt beruhigend, kühlt und entspannt

Zutaten

1/2 Salatgurke
1 Tr. ätherisches Minzöl
15 Blätter Minze
15 g Kaolin oder Heilerde
90 g Naturjoghurt

Zubereitung

Alle Zutaten in einem Mixer pürieren, bis eine cremige Konsistenz entsteht. Bei Bedarf für eine festere Masse mehr Heilerde hinzufügen. Vor der Anwendung 1 Stunde im Kühlschrank kühlen lassen. Vor jeder Anwendung frisch zubereiten, damit sich die positiven Eigenschaften der Gurke voll entfalten können. Die Füße damit komplett bedecken und einziehen lassen, bis die Kurpackung eingetrocknet ist. Dann mit Wasser abspülen.

Hühneraugen ade

Aufweichend, antibakteriell, antiseptisch

Zutaten

1 Zwiebel
2 TL Zitronensaft
1 EL Salz

Zubereitung

Die Zwiebel pürieren und mit den anderen Zutaten vermischen. Das Mus auf die betroffene Stelle auftragen und über Nacht einwirken lassen. Am besten mit einem Mulltuch abdecken. Die betroffene Stelle weicht ein, sodass man die tiefliegenden Hühneraugen gut herauslösen kann. Bei Bedarf wiederholen.

Schlehen-Blüten für eine kühlende Beinpflege

MHD 1 Jahr
Kühlend, entzündungshemmend, antiseptisch, beruhigend

Zutaten

1 EL natives Olivenöl
45 ml Schlehenblütenmazerat
10 Tr. ätherisches Mentholöl
6 Tr. ätherisches Rosmarinöl
4 Tr. ätherisches Lemongrasöl

Zubereitung

Das Olivenöl im Becherglas erwärmen (nicht kochen lassen) und die ätherischen Öle hinzufügen. In eine sterile Flasche füllen und das Mazerat hinzufügen. Alles gut schütteln.
Das Öl ist besonders gut geeignet für trockene Haut der Beine und kräftigt zudem die Kapillaren und die Gefäßwände, was zusätzlich die Durchblutung fördert. Das Menthol kühlt zusätzlich, was für schwere Beine besonders angenehm ist. Die Beinpflege kann beliebig oft angewendet werden.

Basilikum-Sprudelperlen

MHD 1 Jahr
Für müde Füße

Zutaten

1 EL Basilikumkraut
50 g Natron
50 g Zitronensäure
15 g Maisstärke
25 g Kokosöl
2 Tr. ätherisches Basilikumöl
2 Tr. Mandelöl

Zubereitung

Kokosöl und Mandelöl auf geringer Stufe köcheln lassen und schmelzen. Basilikum, Natron, Zitronensäure und Maisstärke miteinander vermischen. Diese Zutaten dem Öl hinzugeben und gut rühren, damit keine Klümpchen entstehen. Am Ende das ätherische Öl hinzufügen. Alle Zutaten miteinander vermischen und kneten. Daraus die Badebomben formen oder in eine entsprechende Form pressen. Falls die Badebomben zu weich sind, etwas Stärke hinzufügen. Falls die Kugeln nicht in der Form halten, etwas Mandelöl hinzufügen.
Eine Badekugel für ein Fußbad verwenden und die Füße darin 10 Minuten einwirken lassen.

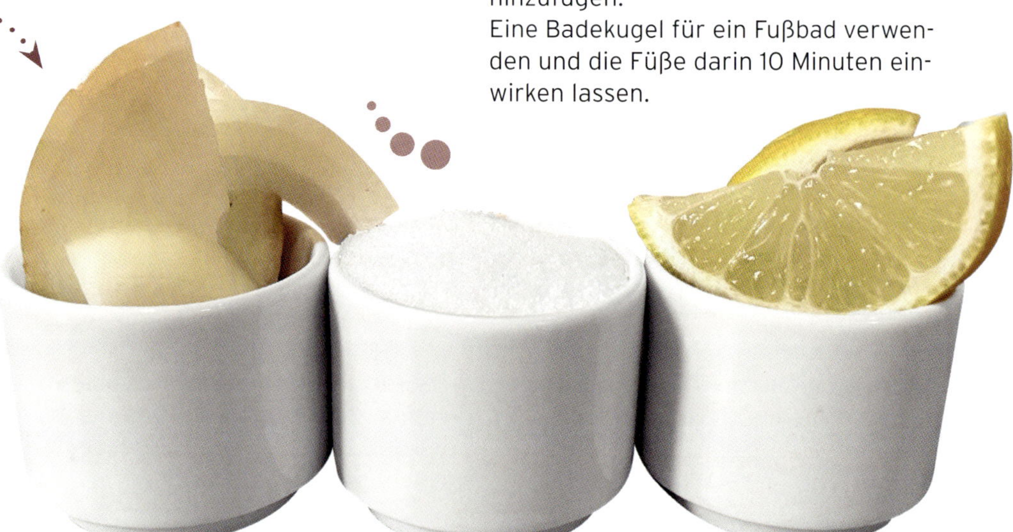

Steinkleetee

Macht müde Beine munter

Zutaten

1 TL getrocknetes (fein geschnitten), blühendes Steinkleekraut
250 ml Wasser

Zubereitung

Das Kraut mit kochendem Wasser übergießen und nach 5–10 Minuten abseihen. 2–3 Tassen können täglich getrunken werden. Der Tee fördert stark die Durchblutung und den Lymphfluss, dichtet Gefäße ab und wirkt blutverdünnend. Deswegen ist der Tee nicht für Schwangere, stillende oder Menschen mit Leberschäden geeignet.

Info

Steinklee (*Melilotus officinalis*), der auch als Honigklee bezeichnet wird, wächst gerne an sonnigen Plätzen, wo es meist sehr trocken ist, und blüht den ganzen Sommer über. Wenn das Kraut getrocknet wird, riecht es ähnlich wie Waldmeister.

Achtung!

Die Einnahme des Tees sollte wegen des hohen Cumarinanteils in der Pflanze einen Zeitraum von 4–6 Wochen nicht überschreiten, da dies Leberprobleme hervorrufen oder zu Blutungsstörungen führen kann.

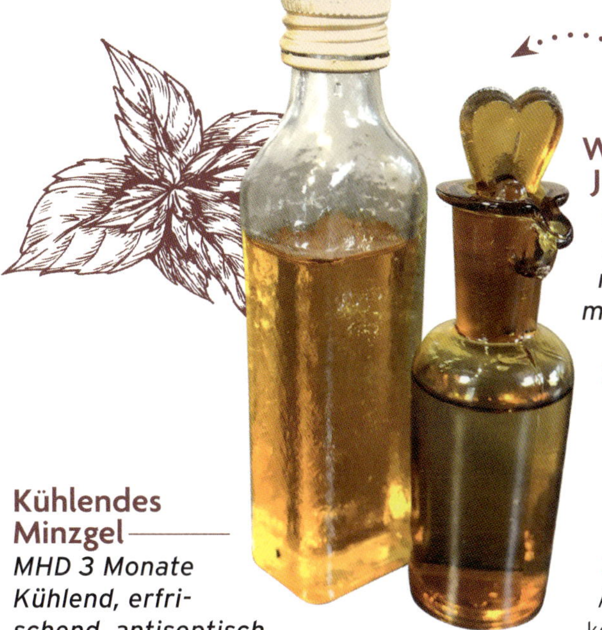

Kühlendes Minzgel

MHD 3 Monate
Kühlend, erfrischend, antiseptisch, krampflösend

Zutaten

25 ml Minztinktur
50 ml Pfefferminzhydrolat
5 Tr. Vitamin K
2 g Xanthan
2 EL Olivenöl
10 Tr. Pfefferminzöl
5 Tr. ätherisches Lavendelöl

Zubereitung

Tinktur und Hydrolat miteinander vermischen, das Xanthan langsam unterrühren und so lange rühren, bis eine gelartige Konsistenz entsteht. Am Ende alle weiteren Zutaten unterrühren und so lange miteinander vermischen, bis alles zu einem schönen Gel geworden ist. Das Gel an den betroffenen Stellen einmassieren. Es kann täglich angewendet werden.

Tipp Auch bei starken Kopfschmerzen kann es angewendet werden, dafür an den Schläfen einmassieren.

Wurmfarn-Beinwell-Johanniskraut-Tinktur

MHD 1 Jahr
Schmerzlindernd, entspannend, entzündungshemmend

Zutaten

15 g Wurmfarnwurzel
15 g Beinwellwurzel
15 g Johanniskraut
250 ml Alkohol

Zubereitung

Alle Pflanzenteile mit dem Alkohol vermischen, sie müssen vollständig bedeckt sein. 4–6 Wochen ziehen lassen, abseihen und in eine dunkle Flasche umfüllen. Die Tinktur kann morgens und abends auf die betroffenen Stellen aufgebracht werden.

Basilikum-Fußbalsam

MHD 6 Monate
Bei Gelenksschmerzen

Zutaten

100 ml Basilikumöl
10 g Bienenwachs (alternativ 7 g Beerenwachs oder 5 g Carnaubawachs)
5 Tr. ätherisches Basilikumöl

Zubereitung

Das Basilikumöl erhitzen, das Wachs darin schmelzen. Jetzt kann das ätherische Öl hinzugefügt werden. Noch warm in einen Tiegel abfüllen und erst, wenn der Balsam erkaltet ist, den Tiegel verschließen. Der Balsam kann mehrmals täglich an den betroffenen Stellen angewendet werden.

Glossar

Acemannan: Hauptwirkstoff in der Aloe vera. Stärkt und unterstützt das Immunsystem, indem es die Makrophagen (Antikörper und Killerzellen) aktiviert.
Acetylcholin Scopoletin: Ist ein Cumarin (natürlicher aromatischer Pflanzenstoff), das sich in den Blättern und Wurzeln der Nachtschattengewächse, aber auch in der Brennnessel befindet.
Acetylcholin: Hierbei handelt es sich um einen Neurotransmitter, welcher die Übertragung z. B. zwischen Nerv und Muskel vermittelt. In der Pflanzen- und Tierwelt dient es zum Schutz und wird für uns somit als sehr schmerzhaft empfunden.
Achillin: Gehört zu den Bitterstoffen.
Aesculin: Glucosid der Rosskastanie.
Alkalische Phosphatase: Hierbei handelt es sich um Enzyme, die Phosphorsäureester hydrolysieren (Spaltung einer (bio-)chemischen Verbindung durch eine Reaktion mit Wasser), sie arbeiten bei einem alkalischen pH-Wert.
Alkaloide: Ist eine organische Verbindung, die auf den tierischen und menschlichen Organismus einwirkt.
Alkylcysteinsulfoxide (Alliin): Schwefelhaltige Aminosäure, welche in Lauchgewächsen vorkommt und ein antibiotisches Abwehrsystem gegen Schädlinge hat.
Allantoin: Ein Abbauprodukt der Nukleinsäure (Bausteine der Nukleotide).
Allylisothiocyanat: Bildet sich bei der Hydrolyse von Senfölglykosiden.
Aloin: Wirkt stark laxierend und befindet sich genau unter der Blattrinde der Aloe vera.
Aloenin: Chromon-Derivat, dieses weist 4 anstatt 2 Wasseratome auf. Hierbei handelt es sich um einen Bitterstoff.
Alpha-Bisabolol: Hauptbestandteil des Kamillenöls.
Alpha-Hederin: Schwach wasserlösliches Saponin.
Alpha-Pinen/Pinen: Ätherisches Öl, in Wasser unlöslich.
Ameisensäure: Farblos und ätzend. Sie wird als Verteidigungsmittel in der Natur verwendet und ist wasserlöslich.
Amylase: Ist ein Enzym, welches Kohlenhydrate (Polysaccharide) abbaut.
Anisaldehyde: Zwischenprodukt, welches bei der Synthese von Arzneistoffen und Duftstoffen verwendet wird.
Anthocanglykoside: Gehört zu der Gruppe der Cyanidine, den Pflanzenfarbstoffen, die rot bis violett sind.
Anthocyane: Pflanzenfarbstoff, der wasserlöslich und intensiv rot bis violett oder blau ist.
Arnicin: Ätherisches Öl.
Betulinsäure: Kommt in vielen Baumrinden vor und ist für die Apoptose, den plötzlichen Zelltod, verantwortlich.
Biochanin A: Siehe Flavonoide.
Bitterstoffe: Kommen in Pflanzen vor und dienen als Fraßschutz. Sie zeichnen sich durch ihren bitteren Geschmack aus.
Blausäure: Farblose bis gelbliche, brennbare Flüssigkeit, welche hochgradig giftig ist.
Borneol: Ätherisches Öl, das aus Pflanzen gewonnen wird.
Cadinen: Ätherisches Öl aus Wacholderholz.
Calcium: Kommt in der Natur nur in gebundener Form vor. Es handelt sich um einen Mineralstoff, den der Körper nicht selbst herstellen kann und der somit über die Nahrung aufgenommen werden muss.
Camphen: Weißer, wachsartiger Feststoff.
Chamazulen: Braun-schwarze Lösung des ätherischen Öls von Kamillenblüten.
Cholin: Hilft bei der Bildung von Acetylcholin.
Citral: Duft und Aromastoff.
Citronellol: Ätherisches Öl.
Cumarin: Natürlicher aromatischer Pflanzenstoff, der nach Vanille schmeckt und oft als Duftstoff verwendet wird.
Cyanidins: Siehe Anthocanglykoside.
Cyanogene Glykoside: Pflanzengift aus der Gruppe der Glykoside.
Cyclitole: Befinden sich in den getrockneten Pflanzenteilen der Mistel.
D-Glucose: Hierbei handelt es sich um ein Monosaccharid, einen Einfachzucker, auch bekannt als Traubenzucker.
D-Mannose: Natürliche Hexose (Einfachzucker) und Baustein pflanzlicher Polysaccharide (Kohlenhydrate).

Diphenylamin: Kommt in frischen Zwiebeln vor.
Eisen: Essentielles Spurenelement, das für die Blutbildung sehr wichtig ist.
Eugenol: Ätherisches Öl.
Equiestonin/Equisetogenin: Gehören zu den Flavonen.
Falcarinol: Natürlicher ungesättigter Alkohol.
Farnesol: Ist ein Pheromon, das Insekten anlockt.
Flavone/Flavonole: Gelbe Pflanzenfarbstoffe, die zu der Gruppe der Flavonoiden gehören (sekundäre Pflanzenfarbstoffe) und für die Blütenfarbe zuständig sind.
Formononetin: Gehört zu den Phytoöstrogenen, die im Rotklee vorkommen.
Fruchtsäuren: Haben Einfluss auf den Geschmack in Früchten.
Fructane: Gehören zu den Schleimstoffen.
Geraniol: Ätherisches Öl.
Gerbstoffe: Kommen in Pflanzen vor und zählen zur Gruppe der Tannine, welche als Fraßschutz dienen.
Galactose: Gehört in die Gruppe der Monosaccharide und wird als Schleimzucker bezeichnet.
Glykoprotein: Ist ein Protein, das aus mehreren kovalent gebundenen Zuckergruppen besteht (Kohlenhydrate). Kovalente Verbindungen sind chemische Bindungen, bei denen zwei oder mehrere Atome Elektronen gemeinsam benutzen, um stabile Moleküle zu benutzen.
Harzsäuren: Gehören zu den Carbonsäuren.
Hederacosid: Schwach wasserlösliches Saponin.
Hernianin: Zählt zu den Cumarinen.
Hyperosid: Siehe Flavone.
Invertzucker: Gemisch aus Traubenzucker und Fruchtzucker.
Isolinolsäure: Natürliches Aroma, was in Milchpulver vorkommt.
Kaffeesäurederivate: Gehören zur Gruppe der Phenolsäuren, die chemisch einen aromatischen Ring vorweisen, an den mehrere Hydroxygruppen (-OH) gebunden sind.
Kalium: Ist unter anderem in den Blattzellen vertreten und erhöht den Turgordruck für das Blattwachstum und die Zellstreckung. Zudem spielt es auch eine Rolle bei der Aufrechterhaltung des pH-Werts, dem Transport der Nährstoffe und Wasser und es ist an der Aktivierung und Regulierung von Enzymen in verschiedenen Stoffwechselprozessen beteiligt.
Karotin: Gehört zu den Terpenen und zu den Naturfarbstoffen.
Kämpferol: Natürliches Flavonoid.
Lecithine: Hierbei handelt es sich um Phospholipide, die zu den polaren Lipiden gehören.
Lignane: Pflanzliche farblose, kristalline, geruchlose chemische Verbindung.
Lipase: Enzyme, die freie Fettsäuren abspalten, diesen Vorgang nennt man Lipolyse.
Linalool: Ist ein Alkohol, der Bestandteil vieler ätherischer Öle ist.
Linolensäure: Dreifach ungesättigte Fettsäure, welche zu der Gruppe der Omega-3-Fettsäuren gehört.
Linolsäure: Zweifach ungesättigte Fettsäure und gehört zu der Gruppe der Omega-6-Fettsäuren.
Luteolin: Gelber Farbstoff, der zur Gruppe der Polyphenole und Flavonoiden gehört.
Linalylazetat: Salze und Ester der Essigsäure.
Magnesium: Kommt sowohl in Mineralstoffen als auch im Blattgrün vor. Der Körper kann es selbst synthetisieren, es ist im Blutplasma an die Proteine gebunden.
Methylanthranylat: Hierbei handelt es sich um einen Duftstoff.
Monoterpen: Hauptbestandteil von ätherischen Ölen.
Myrosinase: Ist das Enzym, das die Hydrolyse von Senfölglykosiden einleitet.
Nerol: Kommt in Lavendel und Rosenöl vor.
Niacin (Nicotinsäure): Vitamin aus dem B-Komplex (hier sind acht verschiedene Vitamine zusammengefasst).
Nigellidin: Siehe Alkaloide.
Nitrate: Salze, die wasserlöslich sind. Wichtige Nährstoffe für Pflanzen.
Oxide: Sauerstoffverbindung eines Elements.
Ölsäure: Einfach ungesättigte Fettsäure.
P-Cymen: Ätherisches Öl des Teebaumöls.

Peonidin: siehe Anthocanglykoside.
Peroxidase: Ein Enzym, es fängt H_2O_2 aus dem Stoffwechsel ab und wandelt es in Wasser um. Dieser Vorgang schützt das Gewebe vor oxidativem Stress.
Phenolcarbonsäure: Hierbei handelt es sich um eine aromatische Verbindung.
Phosphor: Phosphorverbindungen sind Bestandteile der DNA und spielen eine entscheidende Rolle für den Energiestoffwechsel im Körper.
Phytonzide Substanzen: Kommunikation zwischen Zellen zur Abwehr von Fressfeinden.
Pratensein: Siehe Flavonoide.
Proanthocyanidine: Gehören zur Gruppe der Flavanole.
Proteaseinhibitoren: Spalten Enzyme und Proteine.
Purinderivate: Gehören zu der Stoffgruppe der Purine, die ein wichtiger Bestandteil der Nukleinsäure sind.
Pollen: Blütenstaub, dient zur Befruchtung der Pflanzen.
Polyacetylene (PAC): Ist ein chemischer Stoff, aus dem Makromoleküle bestehen. Dazu gehören unter anderem Proteine, Polysaccharide, Antikörper und viele mehr.
Pyrrolizidinalkaloide: Pflanzenstoff, der zur Abwehr beiträgt.
Quercetin: Gelber Farbstoff, der zur Gruppe der Polyphenole und Flavonoide gehört.
Resinate: Salze von Harzsäure.
Rosmarinsäure: Ist eine Phenylacrylsäure. Die Pflanze synthetisiert diese als Abwehrstoff gegen Pilze und Bakterien. Für den Menschen wirkt sie antibakteriell und antiinflammatorisch.
Rutin: Siehe Flavone.
Salicylsäure: Diese Verbindung wurde erstmals in der Weide, in deren Rinde isoliert. Es kommt auch im Saft von Mädesüß vor, der für die pflanzliche Abwehr von Pathogenen zuständig ist. Die synthetische Variante der Salicylsäure ist Acetylsalicylsäure, welche auch unter „Aspirin" bekannt ist.
Saponine: Leitet sich von lateinisch *sapo* für Seife ab. Saponine bilden einen festen Schaum und beeinflussen die Membranpermeabilität (Dinge durch die Membran hindurchlassen).
Schleimstoffe: Gehören zu den Biopolymeren, welche hauptsächlich aus Polysacchariden bestehen. Diese dienen als Schutz vor Fressfeinden.
Senföle: Gehören zur Gruppe der Senfölglykoside, die den Kreuzblütlern den scharfen und bitteren Geschmack verleihen.
Sesquiterpene: Untergruppe der Terpene, die den Hauptbestandteil der Produktion der ätherischen Öle ausmachen.

Sesquiterpenole: Hierbei handelt es sich um einen Alkohol, welcher in der Kamille vorhanden ist.
Spiraeosid: Siehe Flavone.
Stearinsäure: Hierbei handelt es sich um eine sehr schwache Säure. Ausgangsstoff für Waschmittel.
Steroide: Gehören in die Stoffklasse der Lipide, die wasserunlöslich sind. Sie sind an der Herstellung von Vitaminen und Sexualhormonen beteiligt.
Steroidhormone (beta-Sitosterol): Gehören zur Gruppe der Phytosterine (pflanzliche Gruppe der Sterine), die eine ähnliche chemische Struktur aufweisen wie Cholesterin.
Syringin: Ein Stoff, der im Flieder vorkommt und die Glukosekonzentration im Blut senkt.
Trans-Zimtaldehyd: Gehört zu den aromatischen Aldehyden.
Thujon: Ätherisches Öl.
Triterpensaponine: Triterpene sind natürliche Stoffe, die unter anderem mit den Saponinen, die auch an der Schaumbildung mitwirken, eine chemische Verbindung eingehen.
Triterpensäuren: Sehr große Kohlenstoffgerüste, welche nur eine geringe Anzahl an funktionellen Atomgruppen aufweisen.
Tropanalkaloide (Hederacin): Siehe Alkaloide.
Thymochion: Ätherisches Öl.
Umbelliferon: Zählt zu den Kumarinen.
Viscotoxin: Gehört zu der Gruppe der Toxine, die in der Mistel vorkommen, sie wirkt toxisch.
Vitamin B_{12}: Wichtig für die Zellteilung, Blutbildung und das Nervensystem.
Vitamin C: Auch Ascorbinsäure genannt. Vitamin C ist ein wichtiges Enzym für die Biosynthese von Eiweiß. Es kann nur über die Nahrung aufgenommen werden.
Vitamin E: Fettlösliches Vitamin, schützt vor Oxidation.
Xanthophylle: Gehören zur Gruppe der Carotinen, sie sind schlecht wasserlöslich. Sie gehören auch zu den Pflanzenfarbstoffen und haben eine gelbe, rote oder orange Färbung.
Xylose: Hierbei handelt es sich um einen Holzzucker, eine Zuckerart mit fünf Kohlenstoff-Atomen, und gehört zu den Aldopentosen.
Zink: Gehört zu den essentiellen Spurenelementen und wirkt stark am Immunsystem mit. Es ist beteiligt an der Zellteilung, der Wundheilung und den Stoffwechselprozessen von Proteinen und Nukleinsäuren.
Zwiebel-Alliinase: Siehe Alkylcysteinsulfoxide.

Anhang

Quellen

* Ingeborg Josel: Naturseifen selbst sieden: Anleitungen, Rezepte, Tipps & Tricks, Leopold Stocker Verlag 2014
* Jean Pütz, Christine Niklas: Hobbythek Cremes und sanfte Seifen: Kosmetik zum Selbermachen. Natürlich und gesund, Universitätsdruckerei H. Stürtz AG, 5. Korrigierte Auflage 1987
* Siegrid Hirsch: Kräuter-Rezeptbuch: Hausmittel, Salben, Säfte, Marmeladen, Kräuterwein, Liköre, Essig, Öl. Freya Verlag GmbH 2016
* http://www.nhv-theophrastus.de/site/index.php?option=com_content&view=article&id=1&Itemid=63
* Aliacura e. K. HRA 11249 https://www.aliacura.de/produkte/konservierung/kaliumsorbat-granulat/#cc-m-product-7237521476
* Brigitte Bräutigam, www.hobby-kosmetik.de (2002–2020)
* Aktuelles aus der Lebensmittelchemie (Herausgegeben von der Gesellschaft Deutscher Chemiker) 2010, ISBN 978-3-936028-64-5
* Heike Käser: Naturkosmetische Rohstoffe, Freya Verlag, 3. Auflage, Linz 2010/2011
* Hamburger Lebensmittelstiftung, gemeinnützige Stiftung, F. Ahlers, https://www.zusatzstoffmuseum.de/lexikon-der-zusatzstoffe/benzoesaeure.html, Hamburg (2008-2018)
* Hans-Hasso Frey und weitere: Lehrbuch der Pharmakologie und Toxikologie für die Veterinärmedizin. Georg Thieme Verlag, 2007, S. 469.
* Strupp, Justine: Naturkosmetik aus Kräutern im Jahreslauf: Seifen, Salben, Tinkturen, Auszüge und vieles mehr, Leopold Stocker Verlag 2019
* Myriam Veit: Heilkosmetik aus der Natur: Pflegende Salben, Öle und Essenzen selber machen. Franckh Kosmos Verlag GmbH & Co. KG, Stuttgart 2013
* Kai Möller: Tisch- und Kleindestillen: Essenzen, Brände und ätherische Öle selbst erzeugen. Leopold Stocker Verlag, Graz, 2. Auflage 2017
* NHV Theophratus, www.kraeuterkontor.de

Bezugsquellen meiner Rohstoffe

Hiermit möchte ich mich auch nochmal herzlich bei den Firmen bedanken, von denen ich die Materialien und Rohstoffe bezogen habe.
Biber: www.biber.de
Blattpost: www.blattpost.de
Destillatio: www.destillatio.eu
Dragonspice Naturwaren: www.dragonspice.de
Flaschenland GmbH: www.flaschenland.de
Gärtnerei Hassinger: www.blumenhaus-hassinger.de

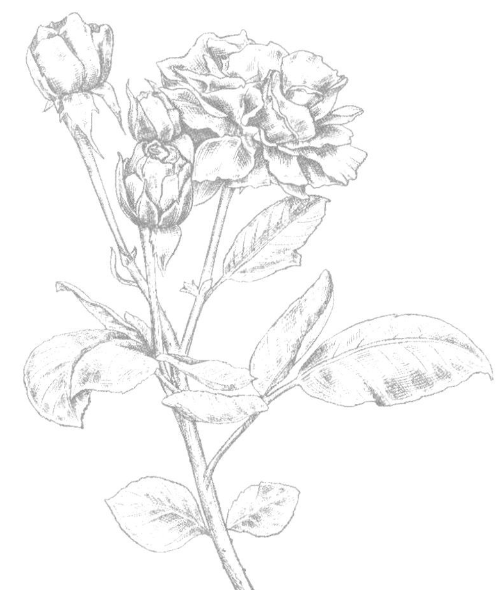